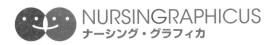

NURSINGRAPHICUS
ナーシング・グラフィカ

疾病の成り立ちと回復の促進③

臨床微生物・医動物

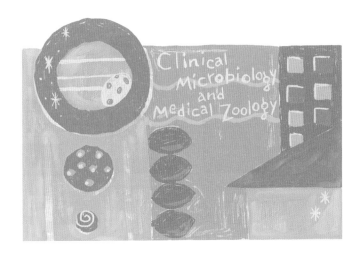

MC メディカ出版

「メディカAR」の使い方

「メディカ AR」アプリを起動し，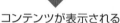マークのある図をスマートフォンやタブレット端末で映すと，飛び出す画像や動画，アニメーションを見ることができます．

アプリのインストール方法　　🔍 メディカ AR　で検索

お手元のスマートフォンやタブレットで，App Store（iOS）もしくは Google Play（Android）から，「メディカ AR」を検索し，インストールしてください（アプリは無料です）．

アプリの使い方

①「メディカAR」アプリを起動する　　②カメラモードで，マークがついている **図全体** を映す

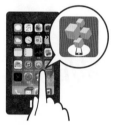

コンテンツが表示される

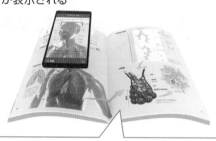

※カメラへのアクセスを求められたら，「許可」または「OK」を選択してください．

⭕ 正しい例　　❌ 誤った例

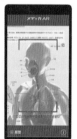

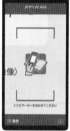
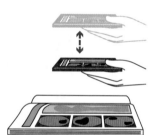

ページが平らになるように本を置き，マークのついた図とカメラが平行になるようにしてください．

マークのついた図全体を画面に収めてください．マークだけを映しても正しく再生されません．

読み取りにくいときは，カメラをマークのついた図に近づけてからゆっくり遠ざけてください．

正しく再生されないときは
・連続してARコンテンツを再生しようとすると，正常に読み取れないことがあります．
・不具合が生じた場合は，一旦アプリを終了してください．
・アプリを終了しても不具合が解消されない場合は，端末を再起動してください．

※アプリを使用する際は，Wi-Fi等，通信環境の整った場所でご利用ください．
※iOS，Android の機種が対象です．動作確認済みのバージョンについては，下記サイトでご確認ください．
※ARコンテンツの提供期間は，奥付にある最新の発行年月日から4年間です．

関連情報やお問い合わせ先等は，以下のサイトをご覧ください．
https://www.medica.co.jp/topcontents/ng_ar/

　感染症には，誰もが経験したことのある鼻かぜや食あたり，皮膚の化膿症のような軽いものから，生命に危険が及ぶ重篤なものまである．人や物の交流が迅速，頻繁に行われ，広域化した現代社会では，かつては地域の風土病とされていた感染症が，地球上を席巻する規模で流行する危険が生じ，社会問題にまで発展することがある．

　感染症をなくすことはできないが，早期に治療して症状を軽減したり流行を拡大させないよう予防したりすることは可能である．そのためには「病原体」を知り，「病原体と宿主（ヒト）との関係」を理解することが不可欠である．しかし，病原体は肉眼で観察できない微生物（細菌，ウイルス，真菌，原虫など）や肉眼で観察できる小動物（寄生虫，節足動物など：医動物）など多種多様であり，宿主の抵抗力もさまざまで，実際の感染症の様相は複雑である．

　長年，看護微生物学の教育に当たってきた者として，系統分類に基づき，細菌学，ウイルス学，真菌学，寄生虫学に沿って病原体の総論・各論を学ぶ方法では，ラテン名で羅列的に登場する病原体に興味をもちにくいことや，病原体がどのように感染症の発症につながり，人々の健康を脅かす問題となるか，医療従事者としてどのように感染症患者に接し，感染を予防すればよいかなどを，限られた授業時間内で提示する難しさを感じていた．

　2019年末以来，世界中がほぼ同時に，新型コロナウイルスによるパンデミックの渦の中に巻き込まれた．これによって医療現場はもとより，社会・経済活動から日常生活の有り様まで大きな影響を受けた．臨床微生物・医動物が引き起こす感染症の脅威を否が応でも実感した年月であった．COVID-19の予防には，手指衛生，マスク，換気などの基本的な対策とワクチンの接種が，個人にとっても社会にとっても大切であると認識されるようになった．感染症の制御に当たっては，看護師がしっかりした知識と実践のもとに，指導的役割を果たすことが重要である．

　かつての疫病－天然痘やペストの大流行は歴史の転換点になった．今般のパンデミックも，21世紀の社会的転換期になるかもしれない．経済発展一辺倒の産業政策の結果としての地球環境破壊が，新興感染症の流行と無関係とはいえない．パンデミックの収束のためには，まずは，発展途上地域を含め，世界中で同時にワクチン接種を達成することが望まれる．そして，地球環境保護にも世界協調が求められる時代となった．

本書は，2004年10月初版，2013年1月第2版，2015年1月第3版，2022年1月第4版と版を重ねる中で，教員や学生から意見・質問をいただき，病原体の解説と患者事例の順序を工夫したり，巻頭に臨床微生物・医動物一覧を追加して検索性を高めたり，各解説により詳しい記述を加えたり，動画等が視聴できる「メディカAR」へのアクセスを可能にしたりと，改善を重ねてきた．さらに，めまぐるしく変化している感染症の現状や行政対応に合わせて，毎年のように細かな修正を加えている．その間，執筆者の交代，患者事例の刷新，「メディカAR」の充実などもなされた．

　改訂第5版では，編者に医学監修（四柳）が加わり，感染症の推移や国家試験の出題内容を精査した．時代に即した記述となるようすべての章で内容の見直しを行い，さらに新たに多くの専門家も執筆者として加わったことで，最新の知見に基づいた教科書となっている．また，構成も見直し，学生がより理解しやすいように後半にあった「感染症の分類と感染防御機構」を2章に移動させた．そして確実な知識の修得ができるように，細かなところにも丁寧な工夫をした．例えば，病原体はイメージしやすい模式図で示した上でその特徴を明示し，「臨床場面で考えてみよう」はストーリー性をもたせた事例とそれに対する設問を挙げて考えたり調べたりできるようにし，加えて全体での用語の統一も行った．

　本書を，専門基礎分野だけでなく，内科，外科，小児科等の臨床科目で感染症や感染コントロールを学ぶときにも参照していただければ，より臨床に根ざした看護とも結びつくと思う．インフェクションコントロールナース（ICN）を目指して勉強している臨床看護師の方々にも，現場での経験や実践に照らし合わせて活用いただきたい．

　本書の改訂に当たり，今回も関係の方々に大変お世話になった．心から感謝の意を表したい．

編者一同

本書の特徴

読者の自己学習を促す構成とし，必要最低限の知識を簡潔明瞭に記述しました．
全ページカラーで図表を多く配置し，視覚的に理解しやすいよう工夫しました．

学習目標

各章のはじめに学習目標を記載．ここで何を学ぶのか，何を理解すればよいのかを明示し，
主体的な学習のきっかけをつくります．

用語解説 *

本文に出てくる*のついた用語について解説し，本文の理解を助けます．

plus α

知っておくとよい関連事項についてまとめています．

このマークのある図や写真に，「メディカAR」アプリ（無料）をインストールした
スマートフォンやタブレット端末をかざすと，関連する動画や画像を見ることができます．
（詳しくはp.2「メディカAR」の使い方をご覧ください）

重要用語

これだけは覚えておいてほしい用語を記載しました．学内でのテストの前や国家試験に
むけて，ポイント学習のキーワードとして役立ててください．

◆ **学習参考文献**

本書の内容をさらに詳しく調べたい読者のために，読んでほしい文献や関連ウェブサイト
を紹介しました．

臨床場面で考えてみよう

学習した知識を実際の看護につなげるため，本文の最後に課題を提示しています．臨床判
断能力を養います．

看護師国家試験出題基準対照表

看護師国家試験出題基準（令和5年版）と本書の内容の対照表を掲載しました．国家試験
に即した学習に活用してください．

Contents

臨床微生物・医動物

■本書で使用する単位について
　本書では，国際単位系（SI単位系）を表記の基本としています．
　本書に出てくる主な単位記号と単位の名称は次のとおりです．
　m：メートル　kg：キログラム　L：リットル
　℃：セルシウス度　°：度　mmH_2O：水柱ミリメートル
　IU：国際単位
　SI接頭語
　c：センチ10^{-2}　m：ミリ10^{-3}　μ：マイクロ10^{-6}
　n：ナノ10^{-9}

編集・執筆

:: 編　集

矢野　久子　やの ひさこ　名古屋市立大学大学院看護学研究科感染予防看護学教授

安田　陽子　やすだ ようこ　元 金城学院大学薬学部教授

四柳　　宏　よつやなぎ ひろし　東京大学医科学研究所先端医療研究センター感染症分野教授

:: 執　筆（掲載順）

安田　陽子　やすだ ようこ　元 金城学院大学薬学部教授
……本書『臨床微生物・医動物』で学ぶこと，臨床微生物・医動物一覧，1章，2章2節，3章3節，5章1節

矢野　久子　やの ひさこ　名古屋市立大学大学院看護学研究科感染予防看護学教授
……臨床微生物・医動物一覧，2章1節，5章3節

太田　伸生　おおた のぶお　鈴鹿医療科学大学保健衛生学部教授……臨床場面で出合う医動物，4章1・2節

小幡　由紀　おばた ゆき　金城学院大学大学院薬学研究科准教授……2章2節，3章3節，5章1節

中村　　敦　なかむら あつし　名古屋市立大学大学院医学研究科臨床感染制御学教授……3章1節

川島　正裕　かわしま まさひろ　国立病院機構東京病院呼吸器センター呼吸器内科医長……3章2節

井上　貴子　いのうえ たかこ　名古屋市立大学病院中央臨床検査部部長……3章4節

田中　靖人　たなか やすひと　熊本大学大学院生命科学研究部生体機能病態学分野消化器内科学講座教授……3章4節

吉丸　洋子　よしまる ようこ　熊本大学大学院生命科学研究部生体機能病態学分野消化器内科学講座特任助教
……3章4節

楢原　哲史　ならはら さとし　熊本大学大学院生命科学研究部生体機能病態学分野消化器内科学講座医員……3章4節

渡邊　丈久　わたなべ たけひさ　熊本大学大学院生命科学研究部生体機能病態学分野消化器内科学講座助教……3章4節

吉川　寛美　よしかわ ひろみ　名古屋市立大学大学院看護学研究科感染予防看護学講師……3章5節

市川　誠一　いちかわ せいいち　金城学院大学看護学部看護学科教授……3章6節

長谷川忠男　はせがわ ただお　名古屋市立大学大学院医学研究科細菌学分野教授……3章7節

矢野　邦夫　やの くにお　浜松医療センター感染症内科・感染症管理特別顧問……3章8節

脇本　寛子　わきもと ひろこ　名古屋市立大学大学院看護学研究科性生殖看護学・助産学教授
……3章9節，4章4・10節

村端真由美　むらばた まゆみ　三重大学大学院医学系研究科看護学専攻准教授……4章3節

青山　恵美　あおやま えみ　愛知医科大学看護学部感染看護学准教授……4章5節

新改　法子　しんかい のりこ　青森県立保健大学健康科学部看護学科准教授……4章6節

福井　幸子　ふくい さちこ　青森県立保健大学健康科学部看護学科教授……4章7節

大毛　宏喜　おおげ ひろき　広島大学病院感染症科教授……4章8節

安岡　砂織　やすおか さおり　名古屋市立大学大学院看護学研究科感染予防看護学准教授……4章9節

馬場　重好　ばば しげよし　東京医科歯科大学病院材料部特任助教……5章2節

岡本　典子　おかもと のりこ　名古屋市立大学病院診療技術部臨床検査技術科……6章1節

薊　隆文　あざみ たかふみ　名古屋市立大学大学院看護学研究科先端医療看護学教授……6章2節

本書では，**感染症**とその原因となる**病原体**について学ぶ．病原体とは，身体に感染（寄生）して増殖し，結果として疾病を引き起こすものをいう．病原体には，ウイルス，細菌，真菌，寄生虫，節足動物などがあり，大きさも生物学的特徴も多種多様である．本書ではそれらを包括して『臨床微生物・医動物』と呼んでいる．

❶ 病原体としての臨床微生物・医動物

第1章では，まず，病原体すなわち臨床微生物・医動物の種類と特徴を生物学的に把握する．これは，後述の各論の理解を深めるための，重要な最初のステップである．

❷ 宿主側の感染抵抗力

感染を受ける身体（**宿主**という）の側も，その**感染抵抗力**の差により，症状が現れない場合から重篤な臨床症状を呈する場合まであり，感染経路を含め，病原体側と宿主側の生物間で生み出される相互関係は大変複雑なものになる．

宿主側の感染抵抗力については，第2章で学ぶ．身体には元来，外部から侵入してきた異物を排除するしくみが備わっており，異物としての病原体に対してもそれは例外ではない．病原体が初めて侵入したときの**一般的な感染防御**のしくみに加え，再び侵入したときには，さらに効率よく排除するしくみ（**免疫のしくみ**）が準備されている．

❸ さまざまな感染症

ある病原体は宿主に全身症状を生じさせ，別の病原体は宿主の特定の臓器のみに症状を現す．また，同じ病原体でも，宿主のもつ因子によって症状の有無や程度は異なる．

第3章では，臓器・組織系別に一般的にみられる感染症を，第4章では，宿主を取り巻く因子（環境，年齢，感染抵抗力）がその発症に大きく関わる感染症を具体的に取り上げて，原因となる病原体，臨床症状，治療法，予防法などを学ぶ．病原体と感染症の対応は臨床微生物・医動物一覧にまとめてある．

❹ 感染症の予防

医療機器などに付着した汚れを除去したり（**洗浄**），感染する恐れのある病原体をあらかじめ殺したり（**滅菌**），**消毒**したりする感染予防法，および身体の感染抵抗力（免疫のしくみ）を活用した**ワクチン接種**による発症予防法などについては，第5章で学ぶ．

❺ 感染症の行政対応

感染症は患者個人の疾病であるばかりでなく，病原体が広く**伝播**すると，家族や集団への流行へと発展することがあり，**公衆衛生学的**な側面も見逃せない．特に，新しい感染症（**新興感染症**）が国際的な広がりをみせる場合には，検疫など，国や地域の行政面での対応が重要となる．これらについても第5章で学ぶ．

❻ 感染症の検査・治療

感染症の検査法，治療法については第6章で学ぶ．患者の現症状が特定の病原体の感染によって引き起こされていることが診断できれば，治療へと直結させることができる．感染症の治療は，ターゲットである病原体を身体から排除することで成し遂げられる**原因療法**であり，これは対症療法のみに頼らなければならない疾病と違って大きな利点である．事実，これまでに多くの優れた薬剤（例えば**抗菌薬**）が開発されたおかげで，従来しばしば大流行し，死亡率が高いため恐れられてきた疫病，伝染病の多くが克服されてきた．

❼ 身の回りの微生物

上記の病原体とは別の観点から，微生物をより広くとらえてみよう．健康な身体の皮膚や粘膜表面には，おびただしい数の微生物（主に細菌）が付着，生育している．これら**常在微生物**の，身体との相互作用，特に，健康維持への関わりについて第1章で学ぶ．加えて，地球生態系における微生物の役割，発酵食品への応用面など，身の回りの微生物についても考える．

臨床微生物・医動物一覧 （アルファベット順・50音順）

本書記載の名称を中心に菌種名，属名，科名，通称などを含む．
⇒は，同じ病原体の別名を表す．
ラテン語の学名はイタリック体で表記している．

 ## 細 菌

グラム染色…すべての細菌は細胞壁の構造の違いによって，青紫色に染まるグラム陽性菌と赤色に染まるグラム陰性菌に大別できる（⇒p.248，図6.1-3）．

菌 名		グラム染色	形 状	備 考 　〔 〕内は記載ページ
A群溶血性レンサ球菌（化膿レンサ球菌）	group A *Streptococcus*：GAS *Streptococcus pyogenes*	陽性	球菌連鎖状配列	β溶血性，各種臓器の急性化膿性炎症，続発症（リウマチ熱，糸球体腎炎），劇症型A群レンサ球菌感染症．〔p.115，161〕
B群レンサ球菌	group B *Streptococcus*：GBS *Streptococcus agalactiae*	陽性	球菌連鎖状配列	新生児髄膜炎，敗血症．垂直感染．〔p.164〕
ESBL産生菌	⇒大腸菌，クレブシエラ・ニューモニエを参照〔p.209〕			
MAC	*Mycobacterium avium* complex	陽性〔抗酸菌染色陽性〕	桿菌	日和見感染．*M. avium*＋*M. intracellulare*⇒非結核性抗酸菌を参照
MDRP	⇒多剤耐性緑膿菌を参照			
MDR-TB	⇒多剤耐性結核菌を参照			
MRSA	⇒メチシリン耐性黄色ブドウ球菌を参照			
Q熱コクシエラ	*Coxiella burnetii*	陰性	短桿菌	偏性細胞内寄生性，人獣共通感染症，Q熱．
VRE	⇒バンコマイシン耐性腸球菌を参照			
秋やみレプトスピラ	⇒レプトスピラを参照			
アシネトバクター（属）	*Acinetobacter*	陰性	桿菌	日和見感染．肺炎，菌血症，敗血症，尿路感染．医療関連感染（院内感染）．薬剤耐性アシネトバクターもある．
インフルエンザ菌	*Haemophilus influenzae*	陰性	桿菌	上気道に常在．肺炎，結膜炎，副鼻腔炎，乳幼児髄膜炎，敗血症，侵襲性インフルエンザ菌感染症．インフルエンザ菌b型（Hib）ワクチン．〔p.61，131〕
ウェルシュ菌	*Clostridium perfringens*	陽性	桿菌芽胞形成	偏性嫌気性．ガス壊疽，食中毒．〔p.80，195〕
ウシ型結核菌	*Mycobacterium bovis*	陽性〔抗酸菌染色陽性〕	桿菌	人獣共通感染症．弱毒生ワクチン（BCG）．
エルシニア・エンテロコリチカ（腸炎エルシニア）	*Yersinia enterocolitica*	陰性	桿菌	食中毒．人獣共通感染症．〔p.83〕
エンテロバクター（属）	*Enterobacter*	陰性	桿菌	日和見感染
黄色ブドウ球菌	*Staphylococcus aureus*	陽性	球菌ブドウの房状配列	各種臓器の急性化膿性炎症，毒素型食中毒，毒素ショック症候群，表皮剥離性皮膚炎．〔p.118〕
オウム病クラミジア	*Chlamydia psittaci*	陰性	球形（基本小体，網様体）	偏性細胞内寄生性．オウム病（異型肺炎）．〔p.138〕

菌　名		グラム染色	形　状	備　考　〔　〕内は記載ページ
仮性結核菌	*Yersinia pseudotuberculosis*	陰性	桿菌	人獣共通感染症
化膿レンサ球菌	⇒A群（溶血性）レンサ球菌を参照			
カンピロバクター（属）	*Campylobacter*	陰性	らせん菌	食中毒〔p.80〕
クラミジア（属）	*Chlamydia*	陰性	球形 (基本小体, 網様体)	偏性細胞内寄生性. トラコーマクラミジア, オウム病クラミジア, 肺炎クラミジアが属する.〔p.61〕
クラミジア・トラコマチス	⇒トラコーマクラミジアを参照			
クラミジア・ニューモニエ	⇒肺炎クラミジアを参照			
クレブシエラ（属）	*Klebsiella*	陰性	桿菌	腸内に常在, 肺炎桿菌が属する.
クレブシエラ・ニューモニエ（肺炎桿菌）	*Klebsiella pneumoniae*	陰性	桿菌	日和見感染, 呼吸器感染症, 尿路感染症. ESBL産生菌もある.
クロストリジウム（属）	*Clostridium*	陽性	桿菌 芽胞形成	偏性嫌気性, 土・腸管に生息. 破傷風菌, ボツリヌス菌, ウェルシュ菌が属する.
クロストリディオイデス・デフィシル（クロストリジウム・デフィシル）	*Clostridioides difficile* (*Clostridium difficile*)	陽性	桿菌 芽胞形成	偏性嫌気性, 医療関連感染（院内感染）. 抗菌薬投与後の偽膜性大腸炎.〔p.82〕
クロストリジウム・パーフリンジェンス	⇒ウェルシュ菌を参照			
結核菌	*Mycobacterium tuberculosis*	陽性 〔抗酸菌染色陽性〕	桿菌	結核（二類感染症）〔p.62〕 薬剤耐性結核菌もある.
嫌気性レンサ球菌（属）	*Peptostreptococcus*	陽性	球菌 連鎖状配列	偏性嫌気性, 腸内に常在.
コアグラーゼ陰性ブドウ球菌	coagulase-negative Staphylococci：CNS	陽性	球菌 ブドウの房状配列	日和見感染. 表皮ブドウ球菌, 腐生ブドウ球菌などがある.〔p.201〕
枯草菌	*Bacillus subtilis*	陽性	桿菌 芽胞形成	非病原性, 環境に常在, 納豆菌.〔p.228, 249〕
コレラ菌	*Vibrio cholerae*	陰性	コンマ状短桿菌	コレラ（三類感染症）〔p.74〕
サルモネラ（属）	*Salmonella*	陰性	桿菌	食中毒（サルモネラ腸炎）〔p.82〕 （チフス菌, パラチフスA菌は食中毒起因サルモネラ菌と区別する）
ジフテリア菌	*Corynebacterium diphtheriae*	陽性	桿菌	ジフテリア（二類感染症）. ジフテリアトキソイドはDPT3種混合ワクチン, DPT-IPV4種混合ワクチンの一部.〔p.222〕
新型コレラ菌	*Vibrio cholerae* O139	陰性	桿菌	O139血清型抗原を有するコレラ菌, コレラ（三類感染症）.〔p.75〕
髄膜炎菌	*Neisseria meningitidis*	陰性	双球菌	流行性脳脊髄膜炎, 侵襲性髄膜炎菌感染症.〔p.127〕不活化ワクチン.
スタフィロコッカス・ルグドゥネンシス	*Staphylococcus lugdunensis*	陽性	球菌 ブドウの房状配列	皮膚に常在. 病原性が高い. 血管内カテーテル感染.〔p.202〕

菌　名		グラム染色	形　状	備　考　　〔　〕内は記載ページ
赤痢菌	*Shigella dysenteriae*（志賀赤痢菌） *S. flexneri*（フレクスナー赤痢菌） *S. boydii*（ボイド赤痢菌） *S. sonnei*（ソンネイ赤痢菌）	陰性	桿菌	細菌性赤痢（三類感染症）〔p.75〕
セパシア菌	*Burkholderia cepacia*	陰性	桿菌	医療関連感染（院内感染），日和見感染，植物に付着．〔p.185〕
セラチア菌	*Serratia marcescens*	陰性	桿菌	別名は霊菌．医療関連感染（院内感染），尿路感染，肺炎．薬剤耐性菌が多い．
セレウス菌	*Bacillus cereus*	陽性	桿菌 芽胞形成	食中毒
多剤耐性結核菌	multidrug-resistant tuberculosis：MDR-TB	陽性	桿菌	〔p.210〕
多剤耐性緑膿菌	multiple-drug-resistant *Pseudomonas aeruginosa*：MDRP	陰性	桿菌	〔p.210〕
大腸菌	*Escherichia coli*	陰性	桿菌	腸内に常在．尿路感染症などの異所性感染．下痢原性の病原性大腸菌もある．〔p.97〕ESBL産生菌もある．
炭疽菌	*Bacillus anthracis*	陽性	桿菌 芽胞形成	人獣共通感染症，炭疽（肺炭疽は致死的）．生物テロが懸念．
チフス菌	*Salmonella* serovar Typhi	陰性	桿菌	腸チフス（三類感染症）〔p.76〕
腸炎ビブリオ	*Vibrio parahaemolyticus*	陰性	桿菌	食中毒〔p.82〕
腸管凝集付着性大腸菌	enteroaggregative *E. coli*	陰性	桿菌	下痢原性（病原性）大腸菌　小児慢性下痢
腸管出血性大腸菌	enterohemorrhagic *E. coli*	陰性	桿菌	ベロ毒素．O157血清型など食中毒，血便，溶血性尿毒症症候群．〔p.72〕
腸管組織侵入性大腸菌	enteroinvasive *E. coli*	陰性	桿菌	赤痢様下痢
腸管毒素原性大腸菌	enterotoxigenic *E. coli*	陰性	桿菌	コレラ様下痢
腸管病原性大腸菌	enteropathogenic *E. coli*	陰性	桿菌	サルモネラ腸炎様下痢
腸球菌（属）	*Enterococcus*	陽性	球菌 連鎖状配列	腸管に常在．日和見感染，バンコマイシン耐性腸球菌（VRE）もある．
つつが虫病リケッチア（つつが虫病オリエンチア）	*Orientia tsutsugamushi*	陰性	球桿菌	偏性細胞内寄生性，つつが虫病．〔p.124〕（属名：リケッチア属→オリエンチア属）
トラコーマクラミジア	*Chlamydia trachomatis*	陰性	球形 （基本小体，網様体）	偏性細胞内寄生性，尿路性器感染症（STD），新生児結膜炎・肺炎，トラコーマ．〔p.109〕
軟性下疳菌	*Haemophilus ducreyi*	陰性	桿菌	軟性下疳（STD）
日本紅斑熱リケッチア	*Rickettsia japonica*	陰性	短桿菌	偏性細胞内寄生性，日本紅斑熱．
乳酸桿菌（属）	*Lactobacillus*	陽性	桿菌	腸管・腟内に常在，非病原性，プロバイオティクスとして利用．
ノカルジア（属）	*Nocardia*	陽性 〔抗酸菌染色部分陽性〕	分枝状の桿菌	ノカルジア症
肺炎桿菌	⇒クレブシエラ・ニューモニエを参照			

菌　名		グラム染色	形　状	備　考　　〔　〕内は記載ページ
肺炎球菌	*Streptococcus pneumoniae*	陽性	双球菌	侵襲性肺炎球菌感染症の起炎菌．代表的な市中肺炎，中耳炎，副鼻腔炎，髄膜炎，敗血症，心内膜炎．肺炎球菌ワクチン．〔p.57〕
肺炎クラミジア	*Chlamydia pneumoniae*	陰性	球形 (基本小体，網様体)	肺炎（非定型肺炎）〔p.61〕
肺炎マイコプラズマ	*Mycoplasma pneumoniae*	陰性	多形態性	マイコプラズマ肺炎（非定型肺炎）〔p.61〕
梅毒トレポネーマ	*Treponema pallidum*	陰性	らせん菌	梅毒（STD）〔p.170〕
バクテロイデス（属）	*Bacteroides*	陰性	桿菌	偏性嫌気性，日和見感染．口腔，腸管，性器に常在．〔p.197〕
破傷風菌	*Clostridium tetani*	陽性	桿菌 芽胞形成	偏性嫌気性，破傷風．破傷風トキソイドはDPT3種混合ワクチン，DPT-IPV4種混合ワクチンの一部．〔p.194〕
バシラス（属）	*Bacillus*	陽性	桿菌 芽胞形成	炭疽菌，セレウス菌，枯草菌が属する．〔p.228〕
パスツレラ（属）	*Pasteurella*	陰性	桿菌	人獣共通感染症
パラチフスA菌	*Salmonella* serovar Paratyphi A	陰性	桿菌	パラチフス〔p.76〕
パラ百日咳菌	*Bordetella parapertussis*	陰性	桿菌	気道感染
バルトネラ菌	*Bartonella henselae*	陰性	桿菌	ネコひっかき病〔p.142〕
バンコマイシン耐性腸球菌	vancomycin-resistant *Enterococcus*：VRE	陽性	球菌 連鎖状配列	医療関連感染（院内感染）．耐性菌．⇒腸球菌を参照．〔p.207〕
非結核性抗酸菌 （非定型抗酸菌）	nontuberculous mycobacteria：atypical mycobacteria	陽性 〔抗酸菌染色陽性〕	桿菌	日和見感染．*Mycobacteriun avium*, *M. intracellulare*, *M. bovis*, *M. kansasii*などが含まれる．
ビフィズス菌（属）	*Bifidobacterium*	陽性	桿菌	偏性嫌気性．口腔，腸管，腟などに常在，非病原性，プロバイオティクスとして利用．
百日咳菌	*Bordetella pertussis*	陰性	桿菌	百日咳，百日咳トキソイド＋菌体成分はDPT3種混合ワクチン，DPT-IPV4種混合ワクチンの一部．〔p.159〕
病原性大腸菌 （下痢原性大腸菌）	enteropathogenic *E. coli*	陰性	桿菌	腸内常在の大腸菌と異なり，下痢原性を示す大腸菌の総称．〔p.80〕
表皮ブドウ球菌	*Staphylococcus epidermidis*	陽性	球菌 ブドウの房状配列	皮膚に常在．日和見感染，血管内カテーテル感染．〔p.202〕
腐生ブドウ球菌	*Staphylococcus saprophyticus*	陽性	球菌 ブドウの房状配列	日和見感染，尿路感染．〔p.202〕
ブタ丹毒菌	*Erysipelothrix rhusiopathiae*	陽性	桿菌	人獣共通感染症
ブドウ球菌（属）	*Staphylococcus*	陽性	球菌 ブドウの房状配列	黄色ブドウ球菌，表皮ブドウ球菌，腐生ブドウ球菌などが属する．耐性菌がある．〔p.202〕
ブランハメラ	⇒モラクセラを参照			
ブルセラ（属）	*Brucella*	陰性	桿菌	人獣共通感染症，ブルセラ症．
プロテウス（属）	*Proteus*	陰性	桿菌	腸内に常在，日和見感染，尿路感染．

菌 名		グラム染色	形 状	備 考 〔 〕内は記載ページ
プロピオニバクテリウム（属）	*Propionibacterium*	陽性	桿菌	偏性嫌気性，皮膚に常在.
ペスト菌	*Yersinia pestis*	陰性	桿菌	ペスト（一類感染症）
ペニシリン耐性肺炎球菌	penicillin-resistant *Streptococcus pneumoniae*：PRSP	陽性	双球菌	⇒肺炎球菌を参照
ヘリコバクター・ピロリ	*Helicobacter pylori*	陰性	らせん菌	胃炎，胃・十二指腸潰瘍，胃癌.〔p.79〕
放線菌（属）	*Actinomyces*	陽性	桿菌	偏性嫌気性，口腔に常在. 放線菌症.
発疹チフスリケッチア	*Rickettsia prowazekii*	陰性	短桿菌	偏性細胞内寄生性，発疹チフス.
ボツリヌス菌	*Clostridium botulinum*	陽性	桿菌 芽胞形成	偏性嫌気性，毒素型食中毒.〔p.132〕
マイコプラズマ（属）	*Mycoplasma*	陰性	多形態性	*M. pneumoniae*（肺炎マイコプラズマ），*M. hominis*が属する.
メチシリン耐性黄色ブドウ球菌	methicillin-resistant *Staphylococcus aureus*：MRSA	陽性	球菌 ブドウの房状配列	メチシリンはじめ多剤に耐性. 医療関連感染（院内感染）.〔p.207〕 ⇒黄色ブドウ球菌を参照.
モラクセラ（属）	*Moraxella*	陰性	双球菌	モラクセラ亜属とブランハメラ亜属がある. 日和見感染.
野兎病菌	*Francisella tularensis*	陰性	桿菌	人獣共通感染症
ユウバクテリウム（属）	*Eubacterium*	陽性	桿菌	偏性嫌気性，腸管・口腔に常在.
らい菌	*Mycobacterium leprae*	陽性〔抗酸菌染色陽性〕	桿菌	ハンセン病
ライム病ボレリア	*Borrelia burgdorferi*	陰性	らせん菌	ライム病. 人獣共通感染症.
リケッチア（属）	*Rickettsia*	陰性	短桿菌	偏性細胞内寄生性，発疹チフスリケッチア，日本紅斑熱リケッチアなどが属する.
リステリア菌	*Listeria monocytogenes*	陽性	桿菌	人獣共通感染症
緑色レンサ球菌	viridans streptococci	陽性	球菌 連鎖状配列	口腔内常在のα溶血性レンサ球菌の総称. 日和見感染，感染性心内膜炎.
緑膿菌	*Pseudomonas aeruginosa*	陰性	桿菌	水まわりに生息，医療関連感染（院内感染），日和見感染，尿路感染，熱傷感染.〔p.99〕 薬剤耐性緑膿菌もある.〔p.210〕
淋菌	*Neisseria gonorrhoeae*	陰性	双球菌	淋菌感染症（STD）〔p.111〕
レジオネラ（属）	*Legionella*	陰性	桿菌	日和見感染，レジオネラ肺炎（異型肺炎）.〔p.184〕
レプトスピラ（属）	*Leptospira*	陰性	らせん菌	人獣共通感染症. ワイル病レプトスピラ，秋やみレプトスピラが属する. 不活化ワクチン.
レンサ球菌（属）	*Streptococcus*	陽性	球菌 連鎖状配列	A群（溶血性）レンサ球菌，B群レンサ球菌，肺炎球菌，緑色レンサ球菌が属する.
ワイル病レプトスピラ（黄疸出血性レプトスピラ）	⇒レプトスピラを参照			

略号　STD：sexually transmitted diseases，性感染症
　　　DPT三種混合ワクチン：diphtheria-pertussis-tetanus vaccine，ジフテリア−百日咳−破傷風三種混合ワクチン
　　　DPT-IPV四種混合ワクチン：diphtheria-pertussis-tetanus-inactivated poliovirus vaccine，
　　　　　　　　ジフテリア−百日咳−破傷風−不活化ポリオウイルス四種混合ワクチン

■ ウイルス

DNA／RNAウイルス…ウイルスは核酸の種類によってDNAウイルスとRNAウイルスに分けられる.
エンベロープ…ウイルス粒子の周囲にある膜状の構造.

ウイルス名		科	DNA／RNA ウイルス	エンベ ロープ	備 考 〔 〕内は記載ページ
A型肝炎ウイルス	*Hepatitis A virus*：HAV	ピコルナウ イルス科	RNAウイルス	－	流行性肝炎〔p.85〕
Bウイルス	*B virus (Macacine alphaherpesvirus 1)*	ヘルペスウ イルス科	DNAウイルス	＋	サルが保有，重症脳脊髄炎.
B型肝炎ウイルス	*Hepatitis B virus*：HBV	ヘパドナウ イルス科	DNAウイルス	＋	肝炎，肝臓癌. HBsワクチン. 〔p.87〕
C型肝炎ウイルス	*Hepatitis C virus*：HCV	フラビウイ ルス科	RNAウイルス	＋	慢性肝炎，肝硬変から肝臓癌に移行. 〔p.89〕
D型肝炎ウイルス	*Hepatitis delta virus*：HDV	未分類	RNAウイルス	＋	B型肝炎ウイルスと共存し，肝炎の重 症化.〔p.91〕
E型肝炎ウイルス	*Hepatitis E virus*：HEV	カリシウイ ルス科	RNAウイルス	－	肝炎，食中毒（ブタ，シカ，イノシシ などの肉).〔p.90〕
EBウイルス	⇒エプスタイン・バーウイルスを参照				
HIV	⇒ヒト免疫不全ウイルスを参照				
MERSコロナウイルス	Middle East respiratory syndrome coronavirus ：MERS-CoV	コロナウイ ルス科	RNAウイルス	＋	中東呼吸器症候群（MERS） 〔p.61〕
M痘ウイルス	⇒エムポックスウイルスを参照				
RSウイルス	RS virus（Respiratory Syncytial virus）：RSV	パラミクソ ウイルス科	RNAウイルス	＋	乳幼児が冬季感染，近年では夏季から 流行，かぜ症状〜肺炎.〔p.60〕
SARSコロナウイルス	severe acute respiratory syndrome coronavirus ：SARS-CoV	コロナウイ ルス科	RNAウイルス	＋	重症急性呼吸器症候群（SARS）（二類 感染症）〔p.61〕
SFTSウイルス	severe fever with thrombocytopenia syndrome virus	ブニヤウイ ルス科	RNAウイルス	＋	重症熱性血小板減少症候群 （四類感染症)
アデノウイルス	Adenovirus	アデノウイ ルス科	DNAウイルス	－	咽頭結膜熱（プール熱），流行性角結 膜炎，乳幼児の急性胃腸炎.〔p.60〕
インフルエンザウイル ス	*Influenza virus*	オルソミク ソウイルス 科	RNAウイルス	＋	インフルエンザ. 新型インフルエンザ （感染症法，p.243). インフルエンザHAワクチン.〔p.52〕
ウエストナイルウイル ス	*West Nile virus*	フラビウイ ルス科	RNAウイルス	＋	脳炎，髄膜脳炎.
エコーウイルス	echovirus	ピコルナウ イルス科	RNAウイルス	－	夏かぜ，無菌性髄膜炎.
エプスタイン・バーウ イルス	Epstein-Barr virus：EBV （EBウイルス）	ヘルペスウ イルス科	DNAウイルス	＋	伝染性単核症，上咽頭癌.〔p.91〕
エボラウイルス	*Ebolavirus*	フィロウイ ルス科	RNAウイルス	＋	エボラ出血熱（一類感染症). 弱毒生ワクチン（2019)
エムポックスウイルス	Mpox virus, Monkeypox virus	ポックスウ イルス科	DNAウイルス	＋	エムポックス（M痘，サル痘）（四類 感染症)，動物からヒトへの接触感染 が確認されている，ワクチンは種痘が 有効.〔p.125〕

ウイルス名		科	DNA／RNA ウイルス	エンベロープ	備　考　〔　〕内は記載ページ
エンテロウイルス（属）	*Enterovirus*	ピコルナウイルス科	RNAウイルス	－	エンテロウイルス属にはポリオウイルス，コクサッキーウイルス，エコーウイルス，エンテロウイルス68〜71血清型が属する. ポリオ：ポリオウイルス／手足口病：コクサッキーウイルス，エンテロウイルス71〔p.125〕／夏かぜ，無菌性髄膜炎：コクサッキーウイルス，エコーウイルス，エンテロウイルス各型.
黄熱ウイルス	*Yellow fever virus*	フラビウイルス科	RNAウイルス	＋	黄熱. 弱毒生ワクチン.
おたふくかぜウイルス	⇒ムンプスウイルスを参照				
狂犬病ウイルス	*Rabies virus*	ラブドウイルス科	RNAウイルス	＋	狂犬病. 不活化ワクチン.〔p.136〕
クリミア・コンゴ出血熱ウイルス	Crimean-Congo hemorrhagic fever virus	ブニヤウイルス科	RNAウイルス	＋	クリミア・コンゴ出血熱（一類感染症）
小型球形ウイルス	Small round structured virus：SRSV	⇒ノロウイルスを参照			
コクサッキーウイルス	coxsackievirus	ピコルナウイルス科	RNAウイルス	－	ヘルパンギーナ，手足口病，無菌性髄膜炎.〔p.60〕
コロナウイルス	Coronavirus	コロナウイルス科	RNAウイルス	＋	普通かぜ（鼻かぜ）〔p.60〕
新型コロナウイルス	SARS-CoV-2	コロナウイルス科	RNAウイルス	＋	新型コロナウイルス感染症（COVID-19）〔p.55〕
サイトメガロウイルス	*Cytomegalovirus*：CMV	ヘルペスウイルス科	DNAウイルス	＋	サイトメガロウイルス単核症. 潜伏感染.〔p.188〕
サル痘ウイルス	⇒エムポックスウイルスを参照				
ジカウイルス	*Zika virus*	フラビウイルス科	RNAウイルス	＋	ジカウイルス感染症（四類感染症）. 妊婦への感染で胎児に小頭症，蚊媒介性.
水痘・帯状疱疹ウイルス	Varicella-zoster virus：VZV	ヘルペスウイルス科	DNAウイルス	＋	水痘，帯状疱疹. 潜伏感染. 弱毒生ワクチン. 不活化ワクチン.〔p.122〕
単純ヘルペスウイルス	Herpes simplex virus：HSV	ヘルペスウイルス科	DNAウイルス	＋	1型：口唇ヘルペス，角膜ヘルペス. 2型：性器ヘルペス（STD）. 潜伏感染. 〔p.169〕
デングウイルス	*Dengue virus*	フラビウイルス科	RNAウイルス	＋	デング熱. 主たる媒介蚊はネッタイシマカ.〔p.126〕
伝染性軟属腫ウイルス	*Molluscum contagiosum virus*	ポックスウイルス科	DNAウイルス	＋	伝染性のいぼ
天然痘ウイルス	⇒痘瘡ウイルスを参照				
痘瘡ウイルス（天然痘ウイルス）	*Variola virus*	ポックスウイルス科	DNAウイルス	＋	痘瘡（一類感染症）. ワクチン（種痘）で根絶，生物テロが懸念.
鳥インフルエンザウイルス（H5N1）	avian influenza A (H5N1) virus	オルソミクソウイルス科	RNAウイルス	＋	急性呼吸促迫症候群（二類感染症）〔p.53〕
南米出血熱ウイルス	*Junín virus* *Sabiá virus* *Guanarito virus* *Machupo virus*	アレナウイルス科	RNAウイルス	＋	アルゼンチン出血熱，ブラジル出血熱，ベネズエラ出血熱，ボリビア出血熱の総称（一類感染症）.

ウイルス名		科	DNA／RNA ウイルス	エンベロープ	備考　〔　〕内は記載ページ
日本脳炎ウイルス	*Japanese encephalitis virus*	フラビウイルス科	RNAウイルス	+	日本脳炎. 不活化ワクチン. 〔p.128〕
ノロウイルス	*Norovirus*	カリシウイルス科	RNAウイルス	−	食中毒, 感染性胃腸炎, 医療関連感染 (院内感染). 〔p.77〕
パラインフルエンザウイルス	*Parainfluenza virus*	パラミクソウイルス科	RNAウイルス	+	鼻炎, 咽頭炎. 〔p.60〕
ハンタウイルス（属）	*Hantavirus*	ブニヤウイルス科	RNAウイルス	+	腎症候性出血熱
ヒトT細胞白血病ウイルス	human T-cell leukemia virus : HTLV	レトロウイルス科	RNAウイルス	+	成人T細胞白血病. 垂直感染. 〔p.168〕
ヒトパピローマウイルス	Human papillomavirus : HPV	パポバウイルス科	DNAウイルス	−	尖圭コンジローマ (STD), 子宮頸癌. ヒトパピローマウイルスワクチン. 〔p.114〕
ヒトパルボウイルスB19	Human parvovirus B19	パルボウイルス科	DNAウイルス	−	伝染性紅斑 (りんご病) 〔p.126〕
ヒトヘルペスウイルス6, 7	Human herpesvirus 6, 7	ヘルペスウイルス科	DNAウイルス	+	乳児の突発性発疹 〔p.126〕
ヒトヘルペスウイルス8	Human herpesvirus 8	ヘルペスウイルス科	DNAウイルス	+	カポジ肉腫 〔p.106〕
ヒト免疫不全ウイルス	human immunodeficiency virus : HIV	レトロウイルス科	RNAウイルス	+	後天性免疫不全症候群 (AIDS) (STD) 〔p.105〕
風疹ウイルス	*Rubella virus*	トガウイルス科	RNAウイルス	+	風疹 (三日はしか). 弱毒生ワクチン. 〔p.166〕 MR混合ワクチンの一部.
ヘルペスウイルス（科）	*Herpesviridae*	ヘルペスウイルス科	DNAウイルス	+	単純ヘルペスウイルス, 水痘・帯状疱疹ウイルス, サイトメガロウイルス, EBウイルス, ヒトヘルペスウイルス6, 7, 8が属する.
ポリオウイルス	Poliovirus	ピコルナウイルス科	RNAウイルス	−	急性灰白髄炎 (ポリオ) (二類感染症). 生ワクチン, 不活化ワクチン. 不活化ワクチンはDPT-IPV4種混合ワクチンの一部.
麻疹ウイルス	*Measles virus*	パラミクソウイルス科	RNAウイルス	+	麻疹 (はしか). 弱毒生ワクチン. 〔p.120〕 MR混合ワクチンの一部.
マールブルグウイルス	*Marburg virus*	フィロウイルス科	RNAウイルス	+	マールブルグ病 (一類感染症)
ムンプスウイルス（おたふくかぜウイルス, 流行性耳下腺炎ウイルス）	*Mumps virus*	パラミクソウイルス科	RNAウイルス	+	流行性耳下腺炎 (おたふくかぜ). 弱毒生ワクチン.
ライノウイルス	rhinovirus	ピコルナウイルス科	RNAウイルス	−	普通かぜ (鼻かぜ) 〔p.59〕
ラッサウイルス	*Lassa virus*	アレナウイルス科	RNAウイルス	+	ラッサ熱 (一類感染症)
流行性耳下腺炎ウイルス	⇒ムンプスウイルスを参照				

ウイルス名		科	DNA／RNA ウイルス	エンベロープ	備 考　〔 〕内は記載ページ
ロタウイルス	*Rotavirus*	レオウイルス科	RNAウイルス	－	乳児嘔吐下痢症，感染性胃腸炎．弱毒生ワクチン．〔p.157〕

略号　STD：sexually transmitted diseases，性感染症
　　　MR混合ワクチン：measles-rubella vaccine，麻疹－風疹混合ワクチン
　　　DPT-IPV4種混合ワクチン：diphtheria-pertussis-tetanus-inactivated poliovirus vaccine，ジフテリアー百日咳－破傷
　　　　　　風－不活化ポリオウイルス4種混合ワクチン

プリオン

病原体		備 考　　　　　　　　　　　　　　　〔 〕内は記載ページ
プリオン	prion protein	クロイツフェルト・ヤコブ病，ウシ海綿状脳症などの病原タンパク質．〔p.132〕

真 菌

真菌名		備 考　　　　　　　　　　　　　　〔 〕内は記載ページ
アスペルギルス（属）	*Aspergillus*	菌糸型，分生子（胞子）形成．日和見感染．アスペルギルス症．醸造に利用される菌株もある．〔p.190〕
カンジダ（属）	*Candida*	酵母型と菌糸型，分生子（胞子）形成．皮膚，口腔，消化管に常在．カンジダ・アルビカンスが属する．
カンジダ・アルビカンス	*Candida albicans*	日和見感染，カンジダ症（食道，腸管，口腔，腟，皮膚）．⇒カンジダを参照．〔p.203〕
クリプトコッカス・ネオフォルマンス	*Cryptococcus neoformans*	酵母型．日和見感染．クリプトコッカス症，髄膜炎．
コクシジオイデス・イミチス	*Coccidioides immitis*	菌糸型，胞子形成．コクシジオイデス症．アメリカ南西部乾燥地帯に生息．真菌では感染力が最強．
ニューモシスチス・イロベジイ（旧名ニューモシスチス・カリニ）	*Pneumocystis jirovecii*（旧名*P. carinii*）	日和見感染．ニューモシスチス肺炎（カリニ肺炎）．形態や薬剤感受性は原虫に似る．〔p.187〕
ニューモシスチス・カリニ		⇒ニューモシスチス・イロベジイを参照
白癬菌（属）	*Trichophyton*	菌糸型，分生子（胞子）形成．白癬（ミズムシ，タムシなど）．
皮膚糸状菌	dermatophytes	菌糸型．皮膚真菌症，白癬菌属が属する．
ペニシリウム（属）	*Penicillium*	菌糸型，分生子（胞子）形成，日和見感染，ペニシリウム症．アオカビ．チーズやペニシリン製造株もある．
ムーコル（ケカビ目）	*Mucorales*	菌糸型．日和見感染．ムーコル症．

医動物〔原虫・蠕虫（線虫，条虫，吸虫）・節足動物〕

肉眼で観察できない単細胞性の原虫と，肉眼で観察可能な多細胞性の蠕虫，節足動物が含まれる．原虫，蠕虫をまとめて寄生虫と呼ぶことが多い．

医動物名		分類	備考　〔 〕内は記載ページ
アニサキス（属）	Anisakis	線虫	アニサキス症．海産魚の刺身．〔p.144〕
イソスポーラ	Isospora belli	原虫	イソスポーラ症．経口感染．
イヌ回虫	Toxocara canis	線虫	土壌，砂場の虫卵の摂取．人獣共通感染症．
エキノコックス（属）	Echinococcus	条虫	エキノコックス症（包虫症）．人獣共通感染症．〔p.140〕
疥癬虫（ヒゼンダニ）	Sarcoptes scabiei	節足動物	疥癬，角化型疥癬．〔p.155，174〕
回虫	Ascaris lumbricoides	線虫	回虫症．虫卵の経口摂取．
肝吸虫	Clonorchis sinensis	吸虫	肝吸虫症．淡水魚の生食．
蟯虫	Enterobius vermicularis	線虫	蟯虫症〔p.146〕
クリプトスポリジウム	Cryptosporidium	原虫	クリプトスポリジウム症．経口感染．〔p.155〕
ケジラミ	Phthirus pubis	節足動物	接触感染（STD）
鉤虫（上科）	Ancylostomatoidea	線虫	鉤虫症．ズビニ鉤虫，アメリカ鉤虫が属する．経口感染，経皮感染．
サイクロスポーラ	Cyclospora cayetanensis	原虫	サイクロスポーラ症，激しい下痢．〔p.154〕
住血吸虫	Schistosoma	吸虫	住血吸虫症．日本住血吸虫，マンソン住血吸虫，ビルハルツ住血吸虫などが属する．水系で経皮感染．
赤痢アメーバ	Entamoeba histolytica	原虫	アメーバ赤痢．経口感染．〔p.81〕
旋尾線虫（亜目）	Spirurina	線虫	皮膚爬行症，腸閉塞．ホタルイカの生食．
腟トリコモナス	Trichomonas vaginalis	原虫	腟トリコモナス症（STD）
トキソプラズマ	Toxoplasma gondii	原虫	食肉中の嚢子による感染．垂直感染．人獣共通感染症．〔p.148〕
トリパノソーマ（属）	Trypanosoma	原虫	アフリカ睡眠病，シャーガス病．吸血性昆虫（ツェツェバエ，サシガメ）が媒介．
日本海裂頭条虫	Diphyllobothrium nihonkaiense	条虫	広節裂頭条虫の一種．中間宿主（サクラマス）の生食で感染．
ネコ回虫	Toxocara cati	線虫	土壌，砂場の虫卵の摂取．人獣共通感染症．
熱帯熱マラリア原虫	Plasmodium falciparum	原虫	熱帯熱マラリア，重症マラリア．〔p.151〕
肺吸虫（属）	Paragonimus	吸虫	肺吸虫症．サワガニの経口摂取．ウエステルマン肺吸虫，宮崎肺吸虫が属する．
バンクロフト糸状虫	Wuchereria bancrofti	線虫	リンパ浮腫，象皮病．蚊が媒介．
ヒゼンダニ			⇒疥癬虫を参照
ヒョウヒダニ	Pyroglyphidae	節足動物	アレルギー性疾患
フィラリア（糸状虫）	filaria	線虫	フィラリア症．バンクロフト糸状虫，回旋糸状虫（オンコセルカ）などが属する．
糞線虫	Strongyloides stercoralis	線虫	糞線虫症．経口感染．
鞭虫	Trichuris trichiura	線虫	鞭虫症．虫卵の経口感染．
マダニ（亜目）	Metastigmata	節足動物	皮膚炎．ベクターとなる（リケッチア症，ボレリア症，ウイルス性脳炎・出血熱，重症熱性血小板減少症候群）．

医動物名		分類	備考　〔 〕内は記載ページ
マラリア原虫（属）	*Plasmodium*	原虫	マラリア. ハマダラカの刺咬. 熱帯熱マラリア原虫, 三日熱マラリア原虫, 四日熱マラリア原虫, 卵形マラリア原虫が属する.〔p.151〕
ミクロスポーラ （微胞子虫）	Microspora	原虫	日和見感染
三日熱マラリア原虫	*Plasmodium vivax*	原虫	三日熱マラリア〔p.151〕
無鉤条虫 <small>（むこうじょうちゅう）</small>	*Taenia saginata*	条虫	無症状〜軽度腹痛. 牛肉の生食.
有鉤条虫 <small>（ゆうこう）</small>	*Taenia solium*	条虫	有鉤嚢虫症. 豚肉（不完全調理）の摂取.
横川吸虫	*Metagonimus yokogawai*	吸虫	淡水魚の生食
四日熱マラリア原虫	*Plasmodium malariae*	原虫	四日熱マラリア〔p.151〕
卵形マラリア原虫	*Plasmodium ovale*	原虫	卵形マラリア〔p.151〕
ランブル鞭毛虫	*Giardia lamblia*	原虫	ジアルジア症. 経口感染.
リーシュマニア（属）	*Leishmania*	原虫	内臓リーシュマニア症（カラアザール）, 皮膚リーシュマニア症. サシチョウバエが媒介.

略号　STD：sexually transmitted diseases, 性感染症

臨床場面で出合う医動物

マダニ

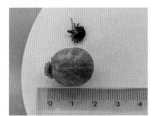

日本全域の山間部に生息し, ヒトの野外活動中に寄生すると, 十分な吸血状態（飽血）になるまで体表にとどまる.
ライム病, 重症熱性血小板減少症（SFTS）などの媒介者として重要である.

野生動物に寄生したタカサゴキララマダニ
上：吸血前　下：飽血状態
写真提供：国立感染症研究所昆虫医科学部　小林大介先生

日本海裂頭条虫

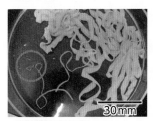

サケやマス等の生食で感染し, 腸管に寄生する. 1個の頭節と数千個の片節から構成される.
頭節が腸管内に残っている限り, ヒトは定期的に片節のつながりを排泄するが, 組織侵入性はなく症状は比較的軽微である.

日本海裂頭条虫の成虫.
赤い丸印が頭節.

肺吸虫

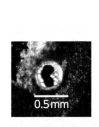

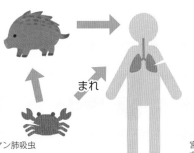

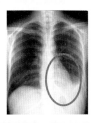

イノシシやシカなどが待機宿主（➡p.145参照）であり, それらの肉の調理が不完全な状態で摂食することにより感染する. 成虫が肺実質に寄生し, 胸膜刺激症状として胸痛, 胸水貯留, 呼吸困難などを引き起こす（肺吸虫症）. 比較的重篤な場合が多い. 西日本で多く発生する.

サワガニ体内のウエステルマン肺吸虫
（メタセルカリアの段階）.
写真提供：東京医科歯科大学　赤尾信明先生

宮崎肺吸虫による肺吸虫症の胸部単純X線写真.
左胸水貯留が認められる.
写真提供：鈴鹿医療科学大学　大西健児先生

感染症の歴史と医学・医療の発展

石弘之. 感染症の世界史. 株式会社KADOKAWA, 2018 を参考に作成.
画像：国立国会図書館. 近代日本人の肖像.
https://www.ndl.go.jp/portrait/,（参照2023-08-28）.

13 世紀

ハンセン病の流行
東方遠征を行った十字軍が菌を持ち帰り，ヨーロッパで蔓延.

シルクロード交易の活発化
中国と西アジア・地中海沿岸地方間での交易が活発化したことに伴い，さまざまな感染症がユーラシア大陸を横断して拡大.

そのはるか昔でも……
人類は誕生以来，さまざまな病気によって悩まされてきた. 特に農耕が始まると，集落が大きくなり，家畜由来の感染症や水辺の生物由来の感染症が流行した.

14 世紀

ペストの流行
シルクロード交易の活発化をきっかけに，東から西へとペストが拡大. ヨーロッパでは感染爆発を起こした.

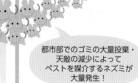

15-16 世紀

コロンブスによる新大陸の発見
アメリカ大陸の発見以降，植民地化に伴ってさまざまな感染症がアメリカ大陸へと持ち込まれた.

都市部でのゴミの大量投棄・天敵の減少によってペストを媒介するネズミが大量発生！

レーウェンフックは微生物学の父と呼ばれているよ

梅毒の流行
流行地に侵攻していたフランス軍に多数の梅毒感染者が出たのをきっかけに，ヨーロッパ全体に蔓延. その後アジアにも広がった.

天然痘の流行
天然痘がアメリカ大陸に持ち込まれると，先住民族の間で大流行. アステカ帝国の崩壊を引き起こしたとされる.

1674 年 顕微鏡による微生物の観察に初めて成功
—レーウェンフック（van Leeuwenhoek, A.）

ワクチンの歴史が始まるんだね！

17-18 世紀

産業革命による感染症の蔓延
イギリスで産業革命が始まり，ヨーロッパの都市部で人口が急激に増加. 不衛生な過密環境により皮膚病や発疹チフスなどが蔓延した.

安全な天然痘ワクチンが開発される

1796 年 種痘の開始—ジェンナー（Jenner, E.）

1854-1856 年 クリミア戦争での医療衛生改革
—ナイチンゲール（Nightingale, F.）

19 世紀

コレラの流行
元はインドのベンガル地方で流行していたが，イギリスによる侵略をきっかけにして世界中に広まった.

1873 年 らい菌の発見—ハンセン（Hansen, G. H. A.）
1885 年 狂犬病ワクチンの接種成功
—パスツール（Pasteur, L.）
1894 年 ペスト菌の発見—北里柴三郎
1898 年 赤痢菌の発見—志賀潔
1882 年 結核菌の発見—コッホ（Koch, H. H. R.）

結核の流行
都市部の人口増加，不衛生な環境下での過酷な労働が背景となって爆発的に流行.

結核ワクチンが開発される

日本では19世紀末から20世紀にかけて大流行

1921 年 BCGワクチンの実用化
—カルメット（Calmette, L. C. A.）ら
1928 年 ペニシリンの発見—フレミング（Fleming, A.）

20-21 世紀

インフルエンザの流行
短期間で世界中に広がり，特に「スペインかぜ」は歴史上，1 回の流行として最大の死者・感染者を出した.

さまざまな抗菌薬の開発につながる

エイズの流行
発見当時は同性間性交渉を行う男性にみられる疾患であったが，異性愛者での感染や母子感染もみられるようになっていった.

1980 年 天然痘の根絶宣言（WHO）

抗生物質の発見によって人類が感染症に対抗できる時代が始まるよ

新型コロナウイルス感染症の流行
2019年に武漢で初の感染者が報告され，その後ウイルスは変異を続けながら世界的に広まっていった.

感染症に関する著名な機関

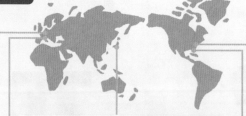

● **パスツール研究所—フランス**
1887 年，パスツールの呼びかけに応じて国内外から寄付が集まり，パリに設立された. 現在ではフランス国外にも多くのパスツール研究所が設立されている.

● **ジョンズ・ホプキンズ大学—アメリカ**
メリーランド州ボルティモアにある大学. 1876 年，J. ホプキンズの寄付により設立された. 公衆衛生（Public Health）の分野を初めて開拓した大学である.

● **世界保健機関（WHO）—スイス（本部）**
世界保健憲章に基づき，「すべての人々が可能な最高の健康水準に到達すること」を目的として1948年に設立. 毎年5月に，ジュネーブで世界保健総会が開催されている.

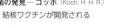

● **国立感染症研究所—日本**
1947年（昭和22年）設立. 「感染症を制圧し，国民の保健医療の向上を図る予防医学の立場から，広く感染症に関する研究を先導的・独創的かつ総合的に行う」ことを研究所の目的としている.

国立感染症研究所. 国立感染症研究所概要. https://www.niid.go.jp/niid/images/PDF/gaiyou_230330.pdf,（参照2023-08-28）.

● **米国疾病予防管理センター（CDC）—アメリカ**
ジョージア州アトランタにある感染症対策の総合研究所. 1946年に設立され，健康の増進や感染症の予防・管理のために世界的な研究活動を行っている.

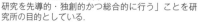

1 微生物・医動物とは

学習目標

- 臨床微生物・医動物の種類と特徴を理解できる.
- 常在微生物の健康への関わりを理解できる.

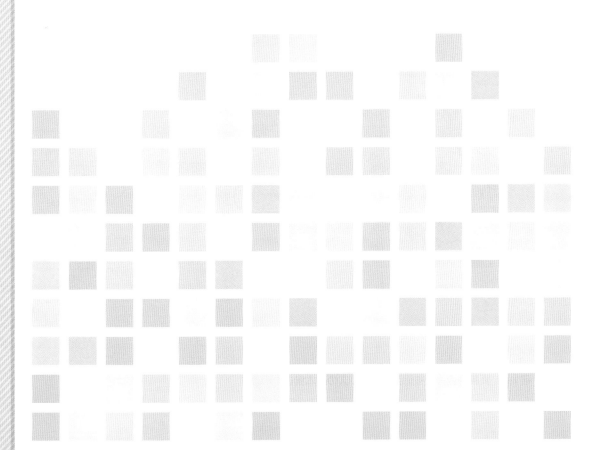

1 臨床微生物・医動物の特徴

細胞には**原核細胞**と**真核細胞**があり，これらの細胞で構成される生物を，それぞれ**原核生物**と**真核生物**という．本書では，原核生物である単細胞の**細菌**（一般の細菌のほか，**マイコプラズマ**，**リケッチア**，**クラミジア**を含む），真核生物である単細胞の**真菌**，および原核生物でも真核生物でもなく粒子状の形態をとる**ウイルス**を微生物として扱い，真核生物である単細胞の**原虫**と多細胞の**寄生蠕虫**，**節足動物**を医動物として扱う．

1 真核生物と原核生物の基本構造 （図1-1，表1-1）

真菌の細胞では，遺伝子DNAを含む染色体（相同染色体，すなわち二倍体*）は核膜で覆われた核内に複数本に分かれて存在し，その周りには細胞質があり，外周を細胞膜が取り囲んでいる．このような構造をもつ細胞を**真核細胞**といい，真核細胞から成る生物を真核生物という．

一方，細菌の細胞では，核膜はなく，環状の遺伝子DNAである染色体（一倍体*）1個が細胞質内に存在し，その周りを細胞膜が取り囲んでいる．最外層には硬い細胞壁がある．このような細胞を**原核細胞**と呼び，原核細胞から成る生物を原核生物という．

いずれの細胞も細胞質内にRNAやリボソーム粒子をもち，独自のタンパク質合成を行って代謝・増殖している．真核細胞にはミトコンドリア，小胞体，ゴルジ体などの小器官や細胞骨格がみられるが，原核細胞はそれらをもたない．

なお，真菌のほか，植物やヒトを含む動物も真核生物に分類される．ヒトを含む動物とは異なり，真菌や植物細胞には細胞壁があるが，その成分は細菌のものとは異なっている．

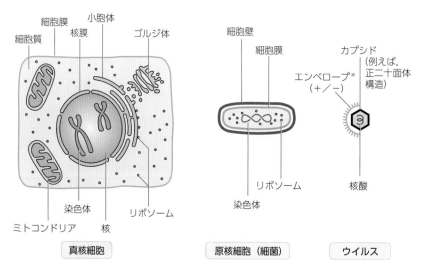

ミトコンドリアと原核細胞（細菌）には類似性がある．

図1-1　真核細胞，原核細胞，ウイルスの基本構造

---

plus α

バイキン

日常生活では，有害な微生物として「バイキン」の用語が汎用される．これは，真菌（カビ）を示す「黴（ばい）」と，細菌を示す「菌」の両方を含んだ一般用語である．

用語解説 *

一倍体，二倍体

細菌（原核細胞）および減数分裂した真核細胞の染色体は一倍体．真核細胞の染色体は，父方，母方由来の相同染色体から成るため二倍体．相同染色体の組数は複数個で，生物種により決まっている．

plus α

細菌の形

球状の球菌，細長い形をした桿（かん）菌，らせん状のらせん菌がある（➡ p.249 参照）．

用語解説 *

エンベロープ

脂質に富んだ細胞膜類似の膜．エンベロープの脂質成分はアルコールに溶ける性質をもち，アルコール消毒が可能である．一方，エンベロープをもたないウイルスはアルコール消毒が効きにくい．

表1-1　真核生物，原核生物，ウイルスの比較

	真核生物					原核生物				ウイルス
微生物 医動物	多細胞			単細胞		単細胞				
構造 増殖様式 その他	節足動物	寄生虫		真菌	一般の細菌		小型の細菌			ウイルス
		寄生蠕虫	原虫				マイコプラズマ	リケッチア	クラミジア	
観察	肉眼			光学顕微鏡						電子顕微鏡
増殖	固有の生活環を営む			人工培地でも増殖可				細胞内でのみ増殖		
	有性生殖・無性生殖				二分裂					一度に多粒子出現
核酸	DNA + RNA				DNA + RNA					DNAまたはRNA
染色体	二倍体（相同染色体）が複数				一倍体が1個					（ヌクレオカプシド）
核膜	あり				なし					なし
細胞壁	なし			キチン グルカン マンナン	ペプチド グリカン	なし		あり（一般の細菌と異なる）		なし
細胞膜	あり				あり					エンベロープ あり/なし
リボソーム	あり				あり					なし
ミトコンドリア 小胞体 ゴルジ体 細胞骨格	あり				なし					なし
感受性薬剤	殺虫剤	抗蠕虫薬	抗原虫薬	抗真菌薬	抗菌薬（多くの抗生物質を含む）					抗ウイルス薬

2　ウイルスの基本構造

　ウイルスは，核酸（DNAまたはRNA）をタンパク質の殻（**カプシド**）が取り囲んでいるという単純な粒子状構造（**ヌクレオカプシド**という）をしており，カプシドは正二十面体の結晶状構造をとっている場合が多い．ヌクレオカプシドがらせん構造をしている種類もある．さらに，一部のウイルスには細胞膜成分（脂質含有）とタンパク質，糖鎖などから成る**エンベロープ**（ウイルス周囲の膜）をかぶっているものがあるが，細胞の形はとらない．ウイルスは，原核生物でも真核生物でもない（図1-1，表1-1）．

3　プリオン

　プリオンは，微生物ではないが，感染性をもち病原性を示すタンパク質の一種としてとらえられている．

4　臨床微生物・医動物の大きさの比較（図1-2）

　大きさの単位は，m，cm，mm，μm，nmと幅広い．**肉眼**（解像度*40μm）では寄生蠕虫（例えば，線虫類1mm〜1cm，条虫類1m以上）や節足動物（例えば，ヒゼンダニ0.5mm程度）が確認でき，**光学顕微鏡**（解像度0.2

plus α

微生物の大きさを表す単位

マイクロメートル μm
= 0.001 mm (10^{-3}mm)
= 0.000001m (10^{-6}m)
ナノメートル nm
= 0.001 μm ($10^{-3}\mu$m)
= 0.000000001m (10^{-9}m)

用語解説 *

解像度

見分けることのできる2点間の最小距離．

μm）では原虫（例えば，マラリア原虫10μm程度），真菌（例えば，カンジダ10μm程度）や一般の細菌（球菌：1μm程度，桿菌：数μm程度，らせん菌：十数μm程度），マイコプラズマ，リケッチア，クラミジア（100〜数百nm）が観察可能である．ウイルス（20〜300 nm）は，**電子顕微鏡**（解像度3 nm）でなければ観察できない．それぞれの内部微細構造の観察には，電子顕微鏡が用いられる．

5 臨床微生物・医動物の増殖のしかたの違いと病原性（表1-1）

1 真核生物

真核生物は，単細胞，多細胞にかかわらず**無性生殖**，**有性生殖**を含んだ複雑な増殖様式をとる．特定の環境で固有の**生活環**＊をもつ節足動物，寄生蠕虫，原虫は，その生活環の一部が宿主の体内（皮膚，消化管，赤血球など）で営まれることで，宿主に特有の症状を現す．

本来高湿度，貧栄養の環境中に生息している真菌は，**菌糸**（きんし）や**胞子**（ほうし）を産生して増殖する．好気的条件では人工培地＊でも**培養**可能である．通常，健常者には感染しづらく，感染抵抗力が低下した宿主に感染する（**日和見感染**，➡p.183参照）と，粘膜，皮膚，肺などに炎症を起こす．

2 原核生物

原核細胞は，単純な**二分裂**で増える．原核細胞には限られた栄養素を含む人工培地でも培養可能な細菌，マイコプラズマや，一部の代謝を宿主の細胞成分に依存するため細胞内でのみ増殖できるリケッチア，クラミジアがある．

細菌にはさまざまな種類があり，栄養要求性の高いものは体液中や臓器内でのみ生育でき，低いものは粘膜表面や皮膚表面などでも生育が可能である．酸素が必須のもの（**好気性細菌**），酸素があると増殖できないもの（**嫌気性細菌**），酸素があってもなくても増殖できるもの（**通性嫌気性細菌**）があり，それぞれに適した部位に定着して分裂・増殖する．

1個の細菌が分裂に要する時間（**世代時間**）は，例えば，大腸菌や黄色ブドウ球菌などの多くの細菌では20〜30分であるが，腸炎ビブリオやウェルシュ菌などのある種の食中毒原因菌では，食品中の最も適した条件下においては5〜8分である．これは，1個の細菌が数時間で100万個以上に増えることを意味する．身体内では宿主の防御機構と競合しながら増殖するため，培地上と比べ世代時間が長くなることを考慮しても，短時間での発症につながり得ることが想像できる（**潜伏期間**が短い）．

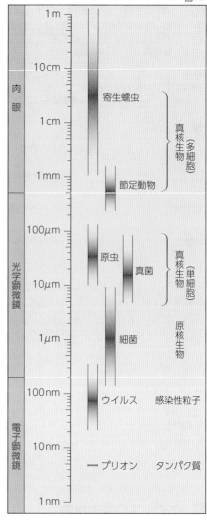

図1-2 臨床微生物・医動物の種類と大きさ

用語解説＊
生活環
生物が成長し，生殖に伴う変化が一通り出現する一周期の過程．

用語解説＊
培地
微生物の培養（人工的に増殖させる）に用いる栄養を含んだ液体，またはそれを寒天などで固めたもの．培養後の増殖の状態は液体培地では濁りの程度として，固形培地ではコロニー（固まり）として観察される．

細菌が増殖する過程では，**菌体成分**や溶血毒，神経毒，腸管毒などの**毒素**が産生され，これらが発熱や特異な症状を現す**病原因子**になる．宿主の食菌作用に抵抗する**莢膜**（きょうまく）（➡p.57参照）などの菌体成分で宿主の防御機能に対抗したり，**線毛**などの定着因子で特定の組織表面に付着・定着して感染部位を確保したり，組織を破壊する**酵素**を産生して感染部位を拡大したりするなどの働きをもつ病原因子も知られている．

細菌が血液中に入り，血液培養により一時的に検出される場合を**菌血症**といい，持続的に検出される状態を**敗血症**という．敗血症は菌血症に臓器障害を伴う状態であり，重篤な症状である**播種性血管内凝固症候群**（しゅ）（disseminated intravascular coagulation：**DIC**，➡p.116参照）や多臓器不全（multiple organ failure：MOF），ショックなどにつながることがある．

➡ 敗血症については，6章2節p.267参照．

|3| ウイルス

ウイルスは細菌や真菌とは異なり培地では増殖できず，生きた細胞（真核細胞，原核細胞）に感染し，細胞内でのみ増殖することができる．受容体から標的細胞の中に侵入し，細胞のもつさまざまなタンパク質や酵素を利用して，ウイルスの遺伝子の複製や，それによりコードされるタンパク質の合成を行い，新たなウイルス粒子を合成する．この段階ではウイルス粒子は検出されないため，**暗黒期**と呼ばれる．

次の段階では，素材を集合させてウイルス粒子を一度に多数形成する．細胞にダメージを与え，細胞から放出された成熟ウイルス粒子が別の細胞へ侵入して感染を広げていく．この時に感染する細胞は，その表面に**ウイルス受容体**をもつものに限られるため，特定の臓器のみが特定のウイルス感染を受けて症状を現すことになる．細胞から放出されたウイルス粒子が血液中に存在する場合を，**ウイルス血症**という．

ウイルスの中には，遺伝子を宿主細胞内に長期間保持し続けていて，宿主の免疫能が低下したときにウイルス粒子を形成して症状が再燃するもの，細胞の遺伝子に働きかけてがん化を引き起こすものなどもある．前者の例として，水痘・帯状疱疹ウイルスが知覚神経節に**潜伏感染**し，後者の例として，ヒトパピローマウイルスが子宮頸管粘膜に**持続感染**して子宮頸癌の発生に関連する．

6 臨床微生物・医動物の基本構造に基づく薬剤感受性の違い

病原体の基本構造や増殖のしかたの違いを知ると，病態を理解できるだけでなく，**殺虫剤，抗蠕虫薬，抗原虫薬，抗真菌薬，抗菌薬**（**抗生物質**を含む），**抗ウイルス薬**など，対象とする病原体によって有効な薬剤が異なることも容易に理解できる（**表1-1**）．

例えば，細菌細胞のみがもつ細胞壁の**ペプチドグリカン**＊を標的にした薬剤は，これをもたない真菌やウイルスには無効であることや，ヒト細胞にはペプチドグリカンがないため，ヒトにとって副作用の少ない優れた細菌感染症の治療薬となることがわかる（マイコプラズマ感染症などを除く）．また，臨床検

用語解説 ＊
ペプチドグリカン

細菌の細胞壁構成成分の一つ．糖鎖がペプチド鎖で架橋（かきょう）され，固い網目状の構造をとって細菌細胞を取り巻くことでその形（球菌・桿菌）を決めている．細菌独特の物質である．そのため，ペプチドグリカンに障害が生じると細菌は溶菌してしまう．例えば，リゾチームは溶菌酵素として働き，ペニシリンは抗菌薬として作用する．

体から細菌を分離・培養して顕微鏡観察する検査において，細胞壁の構造の違いを細菌の**グラム染色性**により大きくグループ分けし，形態と組み合わせて菌種をある程度絞り込んで推定できると，適切な治療薬を選択する際の助けとなる．例えば，グラム陽性球菌であればペニシリン系抗菌薬，グラム陰性桿菌であればアミノグリコシド系抗菌薬などとなる．

➡ 抗感染症薬については，6章2節p.257参照.

➡ グラム染色については，p.248参照.

　真菌の細胞膜成分の**ステロール**＊（**エルゴステロール**）を標的にした抗真菌薬は真菌に選択的で，ステロールを含まない細菌には働かないが，真核細胞である宿主の細胞（コレステロール含有）に対しては副作用が出やすい．

用語解説＊
ステロール
脂質の成分の一つ.

　抗ウイルス薬はいまだ種類が少ない．ウイルス感染症には抗菌薬は効かない．ウイルスは生きた細胞が増殖の場であり，人工培地での培養ができないため，それぞれのウイルスと細胞との相互作用のしくみを解明することが薬剤開発につながる．実際に，ある種のウイルスに対しては，細胞への**侵入**，細胞内での**合成**，細胞からの**遊離**などを抑える薬剤が実用化されている（インフルエンザウイルスに対するザナミビルや，ヘルペスウイルスに対するアシクロビルなど）．

　消毒の際にも，ウイルスの基本構造を理解した上で薬剤を選択する必要がある．例えば，インフルエンザウイルスなどのエンベロープをもつウイルスに対しては，脂質を溶かすアルコールが消毒薬として有効であり，ノロウイルスなどのエンベロープをもたないものに対しては，次亜塩素酸ナトリウムなどのタンパク質変性効果のある消毒薬が有効である．

➡ 消毒薬の選択については，p.232 表5.2-5 参照.

2 身の回りの微生物

1 常在微生物

　1μm程度の大きさであるためその存在を日常で意識することはほとんどない細菌も，培地に培養して数を増やせば，目に見えるほどの固まり（**コロニー**）にまで増殖し，肉眼的に確かめられるようになる．手のひらに付着している細菌を培養した例を**図1-3**に示す．このように，身の回りには数々の微生物が存在しており，あるものは環境から一時的に付着し，あるものはヒトと共存して生息している．後者を**常在微生物**という．

　特に，ヒトの腸管内には1万種類以上，1千兆個に近い細菌が一定のすみ分けをしながら生息しており，これを**腸内細菌叢**（腸内フローラ，**腸内微生物叢**）という．ヒトの体は約37兆個の細胞から成るが，その細胞数をはるかに上回る数の細菌が腸管内に生息しており，重量にして約1kgにもなる．糞便の3分の1程度は細菌で占められており，糞便1gには6千億〜1兆個の細菌が含まれているという事実は驚きである．酸素が乏しい大腸内の環境に生育する腸内細菌叢では，**偏性嫌気性細菌**が優勢（99%以上）である．

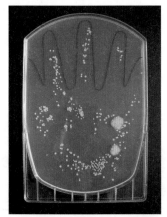

石けんで手洗い後，手のひらを培地に押し付けてから，37℃で1日培養した．点状に見えるのは細菌のコロニーである．一つのコロニーは，少なくとも100万個以上の細菌から成る．これらの細菌は，通常，病原性を現す細菌ではない．

図1-3　皮膚の常在細菌の培養（ハンドスタンプ法）

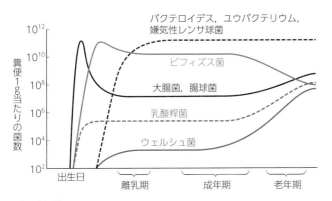

図1-4 年齢とともに移り変わる腸内細菌叢（模式図）

赤：有用菌
青：有害菌
黒：時として有用性を示したり，有害性を示したりする菌
光岡知足．腸内細菌の話．岩波書店，1978，p.81.

　腸内細菌叢には，ビタミンやタンパク質の合成，消化・吸収の補助，乳酸・酢酸・酪酸などを産生し酸性環境をつくることによる病原菌の増殖抑制，免疫能増強などの有益な働きがある．一方，摂取食品の成分と関連してアンモニア，アミン，硫化水素，インドールなどの有害物質の生成，発がん性物質の生成，毒素の産生などの有害な働きもあることが知られている．

　ヒトは胎内では無菌状態であるが，出生とともに外界の微生物と接して腸内細菌叢を獲得していく（図1-4）．細菌叢の構成は個人に固有のものであり，母乳栄養児と人工栄養児，高齢者と若年者では違いがみられ，さらに，食生活（肉食か炭水化物食か，食物繊維の量など）やストレスなど，さまざまな因子によっても変動する．腸内の健康状態は，乳酸菌*に代表される，いわゆる「有用菌」や，ウェルシュ菌に代表される「有害菌」の生息バランスによって影響を受けることがわかっているため，それらの代謝産物を含んでいる糞便の色やにおい（有用菌優勢では酸臭，有害菌優勢では腐敗臭）などを観察することは，日常の健康管理の一指標となる．

　また，常在微生物は，皮膚や大腸のほか，鼻腔，口腔，咽頭，腟などの粘膜にも生息している（図1-5）．

用語解説 *
乳酸菌

糖を利用して増殖し，多量の乳酸（＋酢酸）を産生する非病原菌で，動物の腸管内，口腔，腟などに常在していたり，乳製品，漬物などの加工に利用されたりする．乳酸桿菌，ビフィズス菌のほかにも多種類がある．

●常在微生物〈動画〉

鼻腔：表皮ブドウ球菌
　　　黄色ブドウ球菌

口腔・咽頭：レンサ球菌
　　　　　　歯周病菌

皮膚：表皮ブドウ球菌
　　　プロピオニバクテリウム

大腸：バクテロイデス
　　　ユウバクテリウム
　　　嫌気性レンサ球菌
　　　ビフィズス菌
　　　大腸菌
　　　腸球菌
　　　乳酸桿菌
　　　ウェルシュ菌

腟：乳酸桿菌

図1-5 主なヒトの常在微生物

2 発酵食品とプロバイオティクス

　微生物を利用して作った食品には，醤油，味噌，アルコール飲料，漬物，納豆，鰹節，なれ鮨，ヨーグルト，チーズ，発酵バターなどがある．用いる微生物と材料成分により独特の風味が醸し出されるこれらの**発酵食品**は，栄養価の点でも，保存性の点でも優れ，広く利用されている．

　食品として生きた乳酸菌を摂取しても，それらを長期間にわたり腸内に定着させることは難しい．しかし，それらは菌体成分や代謝産物の働きでヒト固有のビフィズス菌や乳酸桿菌を増やし，腸内環境を酸性化し，有害菌の増殖の抑制，便秘の解消，免疫能の増強などに働く．健康増進のために摂取される生きた微生物のことを**プロバイオティクス***と呼び，それを含んだ発酵食品は「保健機能食品」として，科学的根拠が近年次々と明らかになり，注目されている．

　また，ある種のオリゴ糖は，ビフィズス菌や乳酸菌の栄養源となって腸内での増殖を助けるため，同時に摂取すると有用効果が高まることが示されている．肝硬変などで肝臓の解毒能が低下した患者にプロバイオティクスとオリゴ糖を投与し続けると，腸内の有用菌が増えて有害菌によるアンモニアやアミンなどの産生が抑えられ，結果として肝性昏睡*の予防につながる．また，腹部外科手術後にプロバイオティクスとオリゴ糖を持続投与して，術前の抗菌薬投与で攪乱された腸内細菌叢のバランスを整え，体調回復を助けるという臨床における応用もされている．

3 環境と微生物

　土壌中，水中，空中にも無数の微生物が存在している．土壌 1 g 中には 10^6 ～ 10^7 個の細菌，10^5 個程度の真菌や原虫が生息している．それらの中には，環境中の無機物を有機物に転換（例えば，大気中の窒素や二酸化炭素，無機物をもとにしてアミノ酸や糖を合成）する細菌が存在しており，二酸化炭素から糖を光合成する植物とともに種々の生物の栄養源やエネルギー源を提供している．また，動物の排泄物や死体，枯れ木や落ち葉といった有機物を無機物に分解するのも，多くの微生物の共同作業によってなされる．このように，**地球生態系における物質循環**に微生物の果たす役割は大変大きい．

　こうした自然の営みの一部を応用した身近な例として，微生物の食物連鎖を利用した下水処理技術，生ゴミのコンポスト化*によるリサイクル技術などがある．石油化学製品であるプラスチックは微生物による分解を受けにくく，その大量処理に苦慮しているが，微生物による分解を受けやすい生分解性プラスチックが実用化されている．ヒトの営みによって自然界における物質循環のバランスを壊さないことが大切である．

用語解説*
プロバイオティクス
共生（probiosis）に由来している用語．腸内細菌叢のバランスを改善することにより有益な作用をもたらす生きた微生物のこと．これを含んだ食品としてヨーグルトや乳酸菌飲料などがある．

用語解説*
肝性昏睡
肝硬変など，肝臓の解毒能が低下した状態においては，腸管その他からの窒素化合物（アンモニア等）が脳神経系に蓄積されてしまい，昏睡をはじめとする脳症が引き起こされる．

用語解説*
コンポスト化
生ゴミ，家畜の糞尿，木くずなどの有機物を，微生物により分解し，堆肥化すること．

重要用語

真核生物	真菌	常在微生物
原核生物	原虫	腸内細菌叢
細菌	寄生蠕虫	プロバイオティクス
ウイルス	節足動物	

◇ 学習参考文献

❶ 白田昭．微生物に学ぶ．工業調査会，2001．

微生物の多様性，微生物が作り出す機能性成分，毒素，抗菌薬や農薬，環境保全への役割など微生物の多面的な姿を学ぶことができる．

❷ 光岡知足監修．ミクロの住人たち：腸内細菌の世界を探る．ヤクルト本社，1988．

生涯の伴侶である腸内フローラの構成菌の種類や数の多さ，それらの代謝産物の有用性と有害性を理解し，健康維持のための日々の食事成分やプロバイオティクス摂取の意義について学ぶことができる．

❸ 旦部幸博ほか．ブルーバックス：最小にして人類最大の宿敵　病原体の世界－歴史をも動かすミクロの攻防．講談社，2022．

病原体の種類，構造から感染のしかた，免疫のしくみまで，具体例について学ぶことができる．

2 感染症の分類と感染防御機構

学習目標

- 感染症の主な分類を理解できる.
- 感染予防の基本を理解できる.
- 感染に対する抵抗力（感染防御能）とは何であるかを理解できる.
- 体液性免疫と細胞性免疫を理解できる.
- 細菌やウイルスに対する感染防御機構を，体液性免疫と細胞性免疫に分けて理解できる.

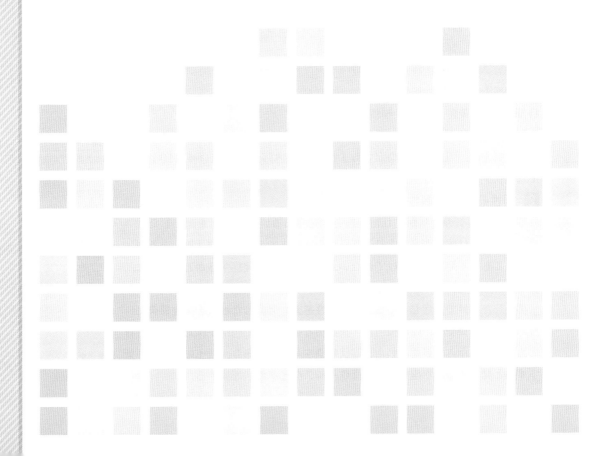

1 感染症と臨床微生物・医動物

1 感染症に関する主な分類

感染とは，臨床微生物・医動物が宿主の組織内部や粘膜表面で増殖して，宿主（ヒト）が防御反応（**炎症反応**と**免疫応答**）を生じた状態をいう．臨床微生物・医動物が単に付着している状態は，感染ではない．また，増殖しても防御反応を起こさない場合は**定着**と呼ぶ．

感染症および感染は，さまざまな基準によって分類される．

1 感染症の分類

|1| 臨床微生物・医動物の種類による分類

臨床微生物・医動物の種類によって感染症は分類される（➡臨床微生物・医動物一覧，p.15参照）．細菌による感染症を**細菌感染症**，ウイルスによる感染症を**ウイルス感染症**という．感染症名は，感染した臨床微生物・医動物の名称に続ける形で表すことがある．例えば，黄色ブドウ球菌の感染であると，黄色ブドウ球菌感染症となる．

|2| 人体部位による分類

感染症は，感染症を起こした人体部位によっても分類される．

❶ **全身感染症** 敗血症*，感染性心内膜炎*

❷ **呼吸器感染症** 気管支炎，肺炎

❸ **肝臓感染症（消化器感染症）** 肝炎，肝膿瘍

❹ **腸管感染症（消化器感染症）** 腸炎（食中毒を含む）

❺ **尿路感染症** 腎盂腎炎，膀胱炎，尿道炎

❻ **皮膚感染症** 帯状疱疹，蜂窩織炎

❼ **筋肉感染症** 細菌性筋膜炎

❽ **脳神経系感染症** 脳炎*，髄膜炎*

同じ人体部位での感染症でも，感染した臓器が異なると症状が異なることがある．例えば，同じ尿路感染症であっても，腎盂腎炎と膀胱炎（➡p.100参照）では症状・所見が異なる．

2 顕性感染と不顕性感染

感染して病気の症状が現れた状態を，発症あるいは感染症を起こしたという．発症前には感染が必ずあり，感染から発症までの間には潜伏期があるが，感染しても必ず発症するわけではない．感染成立後に発症するかどうかには，宿主－寄生体関係（➡p.186 図4.6-3 参照）が関与する．

感染しただけで発症しないことを**不顕性感染**，発症した場合を**顕性感染**という．不顕性感染では，臨床微生物・医動物と宿主の間で均衡が保たれる．特有の臨床症状を示さず長期にわたり**潜伏感染**することがあり，宿主の免疫能が低下すると発症する．水痘・帯状疱疹ウイルスなどが潜伏感染する．

用語解説 *
敗血症
肺炎や腎盂腎炎，胆嚢炎，褥瘡（じょくそう）感染などの感染症を起こしている部位から臨床微生物・医動物（病原体）が侵入し，重篤な全身症状を引き起こす症候群のこと．悪寒・戦慄を伴う発熱がある，あるいは重症の場合には，低体温，心拍数・呼吸数の増加，血圧低下，意識障害を生じショック状態に陥って死亡することがある（➡p.267参照）．

用語解説 *
感染性心内膜炎
心内膜や弁膜に贅腫（ぜいしゅ）という感染巣を有する敗血症のこと．抜歯などの歯科処置等により血液中に細菌が侵入して心臓内部に付着・増殖し，感染巣を形成する．

用語解説 *
脳 炎
脳の炎症性疾患の総称．脳実質に生じた炎症のために発熱，頭痛，意識障害，麻痺などの症状を呈する．

用語解説 *
髄膜炎
ウイルスや細菌などにより髄膜に炎症が生じた状態のこと．頭痛，項部硬直（➡p.130参照），発熱，嘔吐，意識障害などの症状を呈する．

➡ 水痘・帯状疱疹ウイルスについては，3章8節p.122参照．

3 内因性感染と外因性感染

感染を引き起こした臨床微生物・医動物の存在する場所による，感染の分類である．

|1| 内因性感染

自分自身が保有している常在微生物による感染のこと．**自己感染**ともいう．日和見感染（➡p.183参照），異所性感染（➡p.97参照），菌交代現象（➡p.99参照）が該当する．

|2| 外因性感染

環境や他の人など，自分以外から臨床微生物・医動物が伝播されることで生じる感染のこと．**交差感染**ともいう．外因性感染は，さらに**水平感染**と**垂直感染（母子感染）** に分類される．

❶**水平感染** ヒトからヒト，汚染物体からヒトへと，直接あるいは間接的に伝播する場合をいう．代表的な水平感染には，空気感染（飛沫核感染），飛沫感染，接触感染がある．看護師が手指衛生をしなかったために，患者に医療関連感染（院内感染）が生じた場合は，外因性感染（主に接触感染）に該当する．

❷**垂直感染** 母から子（または胎児）へ出産前後に伝播する場合をいう（母子感染）．垂直感染は，出産前には胎盤，出産時には産道，出産後には母乳などを介して生じる．

➡ 母子感染については，4章4節p.164参照．

4 医療関連感染（院内感染）と市中感染

|1| 医療関連感染（院内感染）

病院等の施設内で臨床微生物・医動物が伝播したことによって生じる感染をいう．入院後（一般的には48時間以降）に感染が生じた場合と，退院後であっても病院内での微生物伝播により感染した場合が該当する．対象は患者のみでなく，医療従事者（学生を含む），面会者など，病院等の施設に関係したすべての人になる．医療従事者が業務中に感染した場合を，**職業感染**という（➡p.65，95，105，155参照）．

|2| 市中感染（市井感染）

通常の社会生活や家庭生活の場で起こる感染をいう．医療関連感染（院内感染）と比較して，基礎疾患のない宿主が大半であり，一般的には病原性の強い病原体によって起こる．

感染症の中には，流行しやすい季節があるものがある（表2.1-1）．市中感染が病院等に持ち込まれ，医療関連感染が流行することもある．

看護する際には，市中感染の流行状況にも留意し，特に，**易感染宿主**（➡p.186参照）が感染しないように**標準予防策**を実践し，医療関連感染を予防することが重要である．

plus α

医療関連感染

医療現場が急性期病院から慢性医療や在宅医療に拡大し，臨床微生物・医動物に曝露して感染が成立した場所を特定するのが困難になってきた．病院，在宅などの場所を問わず，医療に関連した感染のことをまとめて医療関連感染という．

plus α

五類感染症

感染症法で五類に分類される感染症は，一般医療機関で対応する身近な感染症である．五類感染症は，「国が感染症発生動向調査を行い，その結果等に基づいて必要な情報を一般国民や医療関係者に提供・公開していくことによって，発生・拡大を防止すべき感染症」とされている（➡感染症法については，5章3節p.241参照）．

表2.1-1 流行しやすい季節がある感染症の例

流行しやすい季節	感染症 • 臨床微生物名	参照頁
夏 季	ヘルパンギーナ	60
	手足口病	125
	咽頭結膜熱（プール熱）	60
	細菌性食中毒 • 腸管出血性大腸菌 • カンピロバクター • サルモネラ • 腸炎ビブリオ • 黄色ブドウ球菌	80
冬 季	インフルエンザ	52
	感染性胃腸炎 • 主にノロウイルス	77

市中感染から医療関連感染へと発展した例

● 例1

インフルエンザに罹患している面会者により，インフルエンザ（市中感染）が病院に持ち込まれ，入院患者や職員間でインフルエンザ（医療関連感染）が流行した．

● 例2

感染性胃腸炎の代表であるノロウイルス感染症は，回復した後も1週間程度は糞便中にウイルスを排出する．二枚貝の食中毒としてノロウイルス感染症（市中感染）に罹患した高齢者施設の職員が，職場復帰後，不十分な手指衛生で看護を実践し，施設内でノロウイルス感染症（医療関連感染）が流行した．

2 感染成立の3要因と感染予防の基本

1 感染成立の3要因

　感染の成立には①**感染源**，②**感受性宿主**（感染を受けやすい人），③**感染経路**の3要因がそろっていることが必要となる（図2.1-1）．**感染対策**とは，これらの要因のうちのいずれかをなくして，感染の連鎖を断ち切ることである．

1 感染源

　感染源とは，患者や職員，面会者などのヒト（保菌者*を含む）や，汚染器具，食物，動物・昆虫等の生物などを指す．発症前からウイルスを排出する感染症である麻疹や新型コロナウイルス感染症（COVID-19）に感染したヒトも感染源となる．

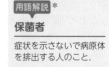

図2.1-1 感染成立の3要因

（図中）空気感染　飛沫感染　接触感染
感染源　感染経路　感受性宿主

用語解説*
保菌者
症状を示さないで病原体を排出する人のこと．

|2| 感受性宿主

感受性宿主とは，臨床微生物・医動物が感染して感染症を起こす可能性がある人をいう．年齢や基礎疾患，ワクチン接種の有無など，宿主の免疫能が感染症を起こすかどうかを左右する（➡p.186参照）．

感染した後に獲得した免疫（**病後免疫**）によって，再び同じ臨床微生物・医動物に曝露した際に，感染または発症を予防できる．これを応用した方法（感受性宿主対策）が，**受動免疫**の免疫グロブリン製剤と**能動免疫**のワクチンである（➡p.220参照）．医療従事者には，職業感染予防のためにワクチン接種が勧告されている．

|3| 感染経路

感染源から臨床微生物・医動物が感受性宿主に伝播する経路が**感染経路**である．主な感染経路には，**空気感染（飛沫核感染）**，**飛沫感染**，**接触感染**がある．

❶**空気感染**　咳，くしゃみ，会話，気管内吸引などとともに排出される微生物を含む分泌物のうち，粒径5μm未満の飛沫核を吸入することで生じる．飛沫核は微小なため，長期間空中に浮遊する．感染源である人が去った後や距離が離れた状態でも伝播する可能性がある．

❷**飛沫感染**　咳，くしゃみ，会話，気管内吸引などとともに排出される微生物を含む分泌物のうち，粒径5μm以上の飛沫に付着した微生物により生じる．粒径が大きいため，数秒以内に床や地面に落下し，伝播距離は約1〜2mである．

❸**接触感染**　感染源に接触して生じる．直接接触感染と間接接触感染に分類される．**直接接触感染**とは，感染源と感受性宿主である人が，手指などで直接接触することによって感染することである．動物に咬まれたことで生じる感染症（➡p.136参照）は，直接接触感染である．性交による感染症は，性器粘膜の直接接触感染であるが，感染対策上，性感染症（➡p.114参照）として扱われ，性交時にはコンドームを使用して予防する．**間接接触感染**とは，微生物によって汚染された媒介物によって感染することである．媒介物には，ドアノブや手すり，タオル，医療器具のほか，食物（食中毒，➡p.80参照），血液（B型・C型肝炎，➡p.87参照），蚊・ダニ・ノミなどの節足動物（ベクター，➡p.128参照）がある．

感染経路と主な感染症を表2.1-2に示す．結核の場合は，飛沫核が肺胞まで吸入されることが感染に必須であり，空気感染が唯一の感染経路であるが，感染症によっては複数の感染経路を有する．例えば，麻疹や水痘の主な感染経路は空気感染であるが，接触感染や飛沫感染も起こる．

また一般的に，飛沫感染する感染症は接触感染もする．これは，飛沫により汚染された環境に接触し，その手で口や鼻に触れることが主な原因である．そのため，飛沫感染する感染症の患者を看護する場合は，接触感染を考慮して，標準予防策を実践するとともにベッド周囲などの療養環境を清掃する．

---

plus α

医療従事者（学生を含む）に接種が勧告されているワクチン

日本環境感染学会では，医療関係者のためのワクチンガイドライン（第3版，2020）において，学生を含めた医療従事者に対して，B型肝炎ワクチン，麻疹・風疹・流行性耳下腺炎・水痘ワクチン，インフルエンザワクチン，髄膜炎菌ワクチン，破傷風トキソイドワクチン，百日咳含有ワクチン，帯状疱疹ワクチンの接種を勧告している（➡ワクチン接種については，5章1節p.220参照）．

plus α

エアロゾル感染

新型コロナウイルス感染症（COVID-19）の主たる感染経路は，飛沫感染である．この感染症には，飛沫感染と空気感染の境界に，エアロゾル（マイクロ飛沫）感染という経路が存在することが推定されている．これを新たな感染経路として定義するのか，空気感染の現象の一部とするのかの議論が続いている．

➡ 環境整備については，5章2節p.236 参照．

表2.1-2 感染経路と主な感染症

感染経路	感染媒体	主な感染症
空気感染 （飛沫核感染）	長期間空中に浮遊する, 粒径5μm未満の粒子（飛沫核）に付着した微生物による感染で, 空気の流れで広範囲にまき散らされ, 吸入することで伝播する.	結核, 麻疹, 水痘
飛沫感染	粒径5μm以上の大きな飛沫粒子に付着した微生物による感染で, 感染源の約1～2mの距離に伝播する.	肺炎, 髄膜炎, 百日咳, インフルエンザ, 風疹, 流行性耳下腺炎（おたふくかぜ）, 新型コロナウイルス感染症（COVID-19）
接触感染	感染源との直接接触や, 微生物で汚染された媒介物を介した間接接触で伝播する.	MRSA感染症, 赤痢, 腸管出血性大腸菌感染症, A型肝炎, B型肝炎, C型肝炎, 流行性角結膜炎, 狂犬病, AIDS, 疥癬（かいせん）, ノロウイルス感染症

2 感染予防の基本

　感染成立の3要因のうち, 感染経路を遮断することで感染予防を行う. 米国疾病予防管理センター（CDC）が提唱した**標準予防策（スタンダードプリコーション）**と**感染経路別予防策**の2段階構成による感染予防対策は, 感染予防の基本である（1996年提唱, 2007年改訂）.

|1| 標準予防策（スタンダードプリコーション）

　標準予防策とは, ①血液, ②体液・分泌物（汗を除く）・排泄物, ③損傷皮膚, ④粘膜に接触する場合はそれらすべてに感染性があるとして考え, 感染症の有無にかかわらず, すべての患者のケア時に適用する感染予防策である.

|2| 感染経路別予防策

　感染経路別予防策とは, 疫学的に重要な臨床微生物・医動物による定着や感染が診断された患者, または疑われる患者を対象として, 標準予防策に追加して実践する感染予防策である. 主に, 空気感染予防策, 飛沫感染予防策, 接触感染予防策の3種類がある.

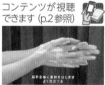

コンテンツが視聴できます (p.2参照)

●手洗い〈動画〉

　コラム　　**侵入門戸と感染**

　臨床微生物・医動物が感受性宿主に侵入する部位のことを**侵入門戸**といい, 粘膜や皮膚などを指す. 消化管, 呼吸器および泌尿生殖器の表面は, 大部分が一層の粘膜で覆われ, 外界に開かれているため侵入門戸になりやすい.

　病原体に汚染された食品や水などを経口摂取し, 腸管感染することを**経口感染**という. また, 気道粘膜からの感染を**経気道感染**, 皮膚からの感染を**経皮感染**という.

✂ **経口感染**

　口から摂取された臨床微生物は, 胃酸や小腸にある胆汁酸等で不活化〔自然免疫（非特異的防御機構）, ➡p.44 図2-2.1 参照〕されないと, 消化管粘膜から侵入する. 例えば, 腸管出血性大腸菌（➡p.72参照）に汚染された食物を口から摂取すると, 経口感染する. ただし, 患者の排泄ケアを行う際に, 看護師の手指にこの菌が付着してもそれだけで感染するわけではない. 菌の付着した手指を介して汚染された食物等を摂取することで感染するため, 手指衛生が重要である.

経気道感染

経気道感染は，結核菌，インフルエンザウイルスなど多数の臨床微生物によって生じる．呼吸の際に空気と共に吸い込まれた臨床微生物は，呼吸器の粘液と線毛運動〔自然免疫（非特異的防御機構）〕を突破すると呼吸器粘膜から侵入し，感染する．

経皮感染

皮膚は粘膜と異なり，物理的に強固な角質層を最外層とする重層扁平上皮で覆われているため，通常では侵入できない〔自然免疫（非特異的防御機構）〕．しかし，皮膚の破綻（褥瘡や創傷，➡p.180，199参照），外傷（破傷風，➡p.194参照），注射や血管内カテーテル等の医療行為（➡p.95，204参照），咬傷（➡p.136参照）あるいは節足動物による刺傷（デング熱や日本脳炎，➡p.126，128参照）により，皮膚から侵入することで感染する．

■ 引用・参考文献

1）神谷茂監修．標準微生物学．第14版，医学書院，2021.
2）日本医療福祉設備協会編．病院設備設計ガイドライン（空調設備編）．日本医療福祉設備協会，2022.
3）CDC. 2007 Guideline for Isolation Precautions : Preventing Transmission of Infectious Agents in Healthcare Settings. 2022-05. https://www.cdc.gov/infectioncontrol/pdf/guidelines/isolation-guidelines-H. pdf，（参照2023-05-17）.
4）日本環境感染学会．医療関係者のためのワクチンガイドライン．第3版，2020. http://www.kankyokansen.org/uploads/
uploads/files/jsipc/vaccine-guideline_03-5.pdf，（参照2023-05-18）.
5）森尾友宏ほか監修．免疫・膠原病・感染症．第2版，メディックメディア，2021，（病気がみえる，vol.6）.
6）Jarvis, W.R. Bennett & Brachman's Hospital Infections. 7th edition，Wolters Kluwer，2023.
7）厚生労働省．ノロウイルスに関するQ&A. https://www.mhlw.go.jp/content/11130500/001004061.pdf，（参照2023-05-18）.

リンク G 解剖生理学 10章2〜4節

2 感染防御機構の基礎

1 感染抵抗力：自然免疫と獲得免疫

病原体が感染すると，ヒト（宿主）は病原体との相互関係によって，発症したりしなかったりする．つまり，宿主側の抵抗力（感染防御能）と病原体側の毒力とのバランスにより，不顕性感染（症状が現れない）に終わったり，発症後に回復したり，あるいは重症化から死亡に至ったりする場合がある（➡p.186参照）.

宿主側の抵抗力に関与するしくみには，**自然免疫**と**獲得免疫（適応免疫）**がある．自然免疫は生来備わっている機構で，感染早期に働く．獲得免疫は感染後に獲得される機構で，各病原体に特異的に働き，一度かかった感染症にはかからなかったり，軽く経過したりする，**免疫学的記憶**という特徴をもった防御のしくみである．このしくみを**特異的防御機構**といい，狭義に「**免疫**」ということもある．これに対して，自然免疫のことを**非特異的防御機構**ともいう．

■1 自然免疫（非特異的防御機構）（図2.2-1）

a 外部環境とのバリアとしての皮膚や粘膜の機能

皮膚（約2m^2）および**粘膜表面**（約400m^2）は外部環境と接しており，常に病原体の侵入門戸となり得る.

plus α
病原体側の毒力

1. **数**（感染数，感染後の増殖能）
2. **病原性**
細菌：毒素（外毒素，内毒素），組織を侵食する酵素，定着因子（例：線毛），抗食菌因子（例：莢膜），細胞侵入因子，食細胞内増殖能，鉄結合能（シデロフォア）など
真菌：カビ毒，酵素，定着因子，抗食菌因子（例：莢膜）など
ウイルス：細胞（受容体）親和性，細胞傷害性，潜伏性，発がん性など

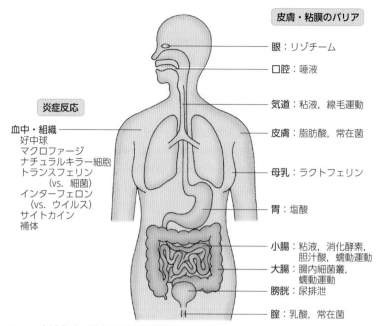

皮膚・粘膜のバリア

眼：リゾチーム

口腔：唾液

気道：粘液，線毛運動

皮膚：脂肪酸，常在菌

母乳：ラクトフェリン

胃：塩酸

小腸：粘液，消化酵素，
　　　胆汁酸，蠕動運動

大腸：腸内細菌叢，
　　　蠕動運動

膀胱：尿排泄

腟：乳酸，常在菌

炎症反応

血中・組織
　好中球
　マクロファージ
　ナチュラルキラー細胞
　トランスフェリン
　　　（vs. 細菌）
　インターフェロン
　　　（vs. ウイルス）
　サイトカイン
　補体

図2.2-1　自然免疫（非特異的防御機構）

- 粘液による異物の捕捉（ほそく）や分泌液による洗浄
- 気道の線毛運動や咳による異物の排出
- 腸管の蠕動運動（ぜんどう）亢進による異物排除（下痢も含む）
- 排尿による尿道の洗浄
- 強酸性の胃酸による殺菌
- 涙液の酵素リゾチームによる細菌溶解
- 消化管内消化酵素や胆汁酸の働き
- 腸内細菌叢（腸内フローラ）による栄養拮抗
- 腟内の乳酸桿菌（かん）による酸性化

などは，自然に備わった感染防御のしくみである．したがって，皮膚の創傷や昆虫による刺傷，分泌液の不足，胃切除や胃酸分泌の低下，腸内フローラの攪（かく）乱（らん）などによって感染が起こりやすくなる．

b 皮膚や粘膜のバリアを突破して組織に侵入してきた病原体に対する防御反応

　感染の局所で**マクロファージ**が病原体を貪食（どんしょく）し始め，**補体**＊が病原体の表面物質により活性化されると，血管の透過性が増し，多数の**好中球**が遊走してきて集積し，病原体を貪食処理する．補体が活性化されると病原体の貪食を促進したり，細菌の膜に穴を開けて細菌を溶解（溶菌）したりする．好中球とその変性崩壊物は膿（うみ）となる．マクロファージの産生する**サイトカイン**＊は**発熱**を起こしたり，急性相反応物質（例えばC反応性タンパク：CRP，➡p.246参照）の産生を促して**炎症反応**を促進したりする．このような炎症反応は生体の防御反応の現れである．

用語解説＊
補体

約20の成分から成り，血中や組織液中に存在している．一連の連鎖反応によって活性化され，感染に対する防御や炎症反応に関与する．自然免疫だけでなく，獲得免疫にも関わる．

用語解説＊
サイトカイン

ある刺激に対して細胞から分泌されるタンパク質の総称で，その受容体をもっている細胞の増殖，分化，活性化，抑制，細胞傷害など細胞間のシグナル伝達に関与する．多種類のサイトカインがあり，標的となる細胞も多種類である．自然免疫，獲得免疫に広く関わっている．

そのほかにも，防御反応に関わるものを以下に挙げる．

❶ **トランスフェリン，ラクトフェリン** 微量栄養素としての鉄イオンを奪い取り，細菌の増殖を抑える．

❷ **ナチュラルキラー（NK）細胞** ウイルス感染細胞を直接攻撃することができる．

❸ **インターフェロン** サイトカインの一種．ウイルス感染細胞が産生し，近傍の細胞でウイルスが増殖するのを抑える．

表2.2-1 病原体と感染防御免疫

	病原体	体液性免疫	細胞性免疫
細菌	黄色ブドウ球菌 緑膿菌 結核菌	○ ○ 	 ○
ウイルス	水痘・帯状疱疹ウイルス インフルエンザウイルス B型肝炎ウイルス	 ○ ○	○ ○ ○
真菌	カンジダ		○
原虫	トキソプラズマ		○

2 獲得免疫（特異的防御機構）

リンパ球（**B細胞，T細胞**）が主役を演じる．侵入してきた病原体を外来物質（＝**抗原**）として認識し，体内でその病原体を専門に闘うしくみ，すなわち「特異的な**抗体***の産生」や「特異的な**感作T細胞の増殖**」が誘導される（通常1週間程度かかる）．特異的な抗体や感作T細胞は，再度同じ抗原が侵入してきたとき（または，感染が持続しているとき），病原体と反応してこれを不活化し，排除する．抗体が関与している場合を**体液性免疫**，感作T細胞が関与している場合を**細胞性免疫**と呼んで区別する．

抗原となるものは生きた病原体に限らず，病原体の成分，植物の花粉，動物の血清，他人の臓器，自己の腫瘍細胞なども含まれ，宿主にとって異物であるタンパク質分子や多糖体分子，それらの複合体も抗原となり得る．病原体の種類によって，その防御に体液性免疫が重要なもの，細胞性免疫が重要なもの，両者が必要なものがある（**表2.2-1**）．花粉や動物の血清が抗原である場合には体液性免疫，移植臓器や腫瘍細胞の場合には細胞性免疫が重要な働きをする．

用語解説*
抗体
免疫グロブリン，γ-グロブリンのこと．抗体はリンパ球のB細胞から産生される．

2 体液性免疫応答のプロセス

免疫応答は，種々の細胞が直接的または間接的に（**サイトカイン**を介して）複雑に相互作用し，促進したり，抑制したりしながら進行するが，単純化して流れを示すと **図2.2-2** のようになる．

1 抗体産生（図2.2-2）

① あらかじめ準備されている無数の**B細胞**から，抗原とぴったり結合するB細胞が選択される（**クローンの選択**）．

② 選択されたB細胞（**感作B細胞**）は，**ヘルパーT細胞**（Th2）の助けを借りて増殖して仲間を増やし，やがて**形質細胞**（プラズマ細胞）に分化する．一部は記憶B細胞として残る．

③ 形質細胞は**抗原に特異的な抗体**を多量に産生する．

2 体液性免疫反応（図2.2-3a）

できた抗体は血液中や分泌液中にあり，再度侵入した抗原と特異的に結合

45

し，これを排除する．例えば，抗原が毒素であれば毒性の中和，ウイルスであれば感染性の中和，細菌であれば凝集して，いずれも好中球による食作用（食菌）を促進し，また，補体の協力を得て食菌処理を促進したり溶菌したりして，病原体の排除を行う．

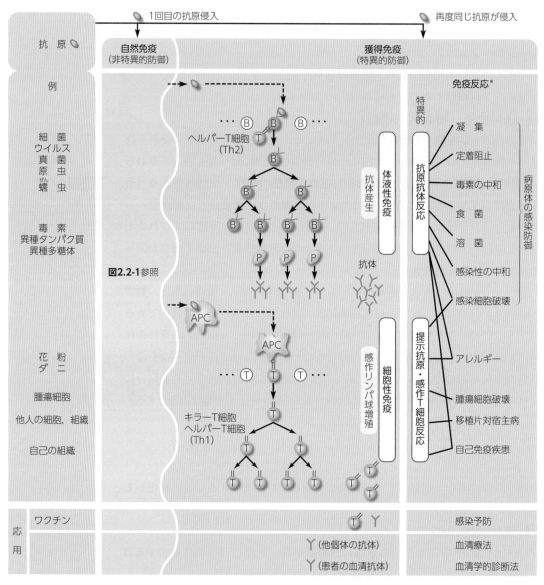

: 抗原, : 抗原の断片, APC : 抗原提示細胞（antigen presenting cell）

Ⓑ : 抗原特異的B細胞クローン（感作B細胞）, Ⓣ : 抗原特異的T細胞クローン（感作T細胞）, Ⓟ : 形質細胞（プラズマ細胞）

B細胞は抗原をそのまま認識できるが，T細胞は抗原提示細胞によって提示された抗原断片のみを認識できる．感作B細胞は分裂・分化して形質細胞になり，抗体を産生する．感作T細胞にはヘルパーT細胞（Th1とTh2），キラーT細胞がある．ヘルパーT細胞はTh1が細胞性免疫に，Th2が体液性免疫に重要な役割を果たす．キラーT細胞は細胞性免疫のエフェクターとして働く．その他，免疫応答の調節に働くT細胞もある．
＊免疫反応は感染防御や腫瘍細胞の破壊など，生体にとって有益な場合と，アレルギーや自己免疫疾患など，生体にとって有害な疾病に関わる場合がある．

図2.2-2　生体防御の流れ

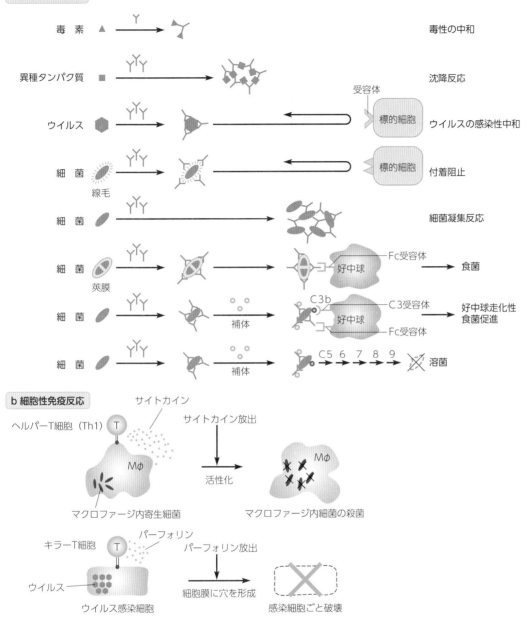

a 体液性免疫反応

毒 素　毒性の中和

異種タンパク質　沈降反応

ウイルス　受容体 標的細胞　ウイルスの感染性中和

細 菌　線毛　標的細胞　付着阻止

細 菌　細菌凝集反応

細 菌　莢膜　Fc受容体 好中球　食菌

細 菌　C3b C3受容体 好中球 Fc受容体 補体　好中球走化性 食菌促進

細 菌　補体 C5 6 7 8 9　溶菌

b 細胞性免疫反応

サイトカイン

ヘルパーT細胞（Th1）　サイトカイン放出

Mφ 活性化 Mφ

マクロファージ内寄生細菌　マクロファージ内細菌の殺菌

キラーT細胞　パーフォリン パーフォリン放出

ウイルス 細胞膜に穴を形成

ウイルス感染細胞　感染細胞ごと破壊

赤色：抗原（病原体やその成分，毒素など），Y：抗体，○：補体

●：活性化補体のC3b成分．補体成分の活性化がC1→4→2→3→5→6→7→8→9の順に進行すると膜に穴を開ける.

好中球 ：好中球

※好中球表面には，抗原抗体反応が起こるとその抗体と結合する受容体（ ）や活性化補体の受容体（ ）が存在し，抗原（病原体）を取り込みやすくしている（オプソニン効果という）．

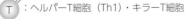Mφ ：マクロファージ， T ：ヘルパーT細胞（Th1）・キラーT細胞

図2.2-3 病原体に対する感染防御免疫反応

抗体は**免疫グロブリン**（immunoglobulin：**Ig**）と呼ばれる糖タンパク質で，抗原と結合する2本の腕と，機能に関与する1本の腕をもつY字型の基本構造から成る（**図2.2-4**）．抗体には，**IgG，IgM，IgA，IgE**などのクラスがある（**表2.2-2**）．血清中や組織液中に最も多いのがIgGで，病原体に対する防御反応の主役である．**胎盤通過性**により，母親からの移行IgGは生後半年間ほど新生児の感染防御に役立つ．血清中にはIgM，IgAとごく微量のIgEも存在し，腸管をはじめ分泌液や分泌腺には**分泌型IgA**が多量に存在して，粘膜局所での防御を担う．IgEは皮膚や粘膜の**肥満細胞**（**マスト細胞**）や血中の**好塩基球**表面に結合しており，アレルギーに関わる．また，**好酸球**とともに，ある種の寄生虫の排除に関わる場合もある．

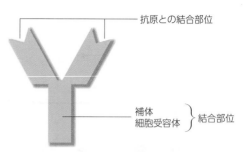

図2.2-4　**免疫グロブリンの基本構造**

3 細胞性免疫応答のプロセス

1 感作T細胞の増殖（図2.2-2）

①抗原が**マクロファージ**や**樹状細胞**によって取り込まれ，処理されてその表面に提示される（その役割からこれらの細胞を**抗原提示細胞**という）．

②提示された抗原を認識するT細胞が，あらかじめ準備されている無数のT細胞の中から選択される（**クローンの選択**）．

③選択されたT細胞（**感作T細胞**）が増殖して仲間を増やす．感作T細胞には，**キラーT細胞**（**細胞傷害性T細胞**），**ヘルパーT細胞**（Th1，Th2）などがあり，一部は記憶T細胞となる．ヘルパーT細胞のTh2は感作B細胞を活性化し，抗体産生を促進する（前述）．T細胞には，免疫応答を調整する機能をもつものもある．

表2.2-2　**免疫グロブリンのクラスと特徴**

	クラス	IgG	IgM	IgA	IgE
局　在	血液	○	○（五量体）	○	○
	組織液	○			
	分泌液			○（二量体）	
機　能	毒素の中和	○	○	○	
	食細胞へ結合（オプソニン化）	○			
	補体の活性化	○	○		
	胎盤通過性	○			
	I型アレルギー				○

2 細胞性免疫反応（図2.2-3b）

　細胞内寄生性細菌（結核菌など）は**マクロファージ**に取り込まれてもその中で殺菌されずに増殖してしまうが，ヘルパーT細胞（Th1）が産生する**サイトカイン**がマクロファージに働くと，殺菌能が高められて細胞内の細菌の増殖が抑えられる．ウイルス感染細胞では，ウイルス抗原が細胞表面に現れるため，キラーT細胞がこれを認識して反応し，キラーT細胞からパーフォリン*が放出されて細胞膜に穴が開き，細胞が破壊されて，ウイルスが感染の場を失う．

4 一次免疫応答と二次免疫応答（図2.2-5）

　これまで遭遇したことのない抗原の侵入を受けると，生体内では抗原提示→クローンの選択→細胞分裂と分化という過程を経て，特異的な抗体が誘導され始めるのに数日かかる．その後体内の抗体の量は時間とともに増加し，ピークに達すると抗体量は次第に減少していく．これを**一次免疫応答**という．

　二度目に同じ抗原にさらされると，一度目よりも早期に多量の抗体が産生され，その産生が持続する．これを**二次免疫応答**という．二次免疫応答では記憶細胞という形で感作T・B細胞がすでに多数存在しているため，直ちに応答することができる．これは体液性免疫の場合も細胞性免疫の場合も同様である．同じ病原体に複数回感染（不顕性感染も含む）したり，ワクチンの追加接種を行ったりすると，その都度，抗原に対してより親和性の高い記憶B細胞やT細胞が選択されて増殖し，免疫能を高める結果となる（**ブースター効果**という）．

　宿主の感染防御に関わる組織，細胞，可溶性因子をまとめて 表2.2-3 に示す．

用語解説 *

パーフォリン

キラーT細胞とナチュラルキラー細胞が放出するタンパク質の一つ．標的細胞内に入ると細胞膜に穴を形成し，そこから水や塩分を流入させて細胞を死滅させる．

感染症の分類と感染防御機構

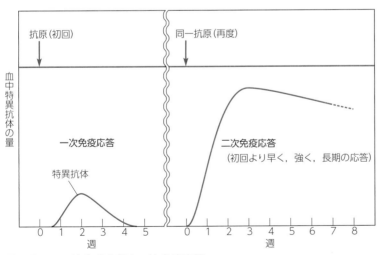

図2.2-5　一次免疫応答と二次免疫応答

表2.2-3　感染防御に関わる組織，細胞，可溶性因子

組　　織	細　　胞	可溶性因子
骨髄 胸腺 脾臓 リンパ節 腸管関連リンパ組織 鼻腔関連リンパ組織（扁桃など）	マクロファージ／単球 樹状細胞 リンパ球 ■T細胞 ・ヘルパーT細胞（Th1，Th2） ・キラーT細胞（細胞傷害性T細胞） ・調節性T細胞 ■B細胞 ■形質細胞（プラズマ細胞） ■ナチュラルキラー（NK）細胞 好中球（多核白血球） 好塩基球 肥満細胞（マスト細胞） 好酸球	抗体（IgG，IgM，IgA，IgE） 補体 サイトカイン

■ **参考文献**

1) 向野賢治. 病院における隔離予防策のためのCDC最新ガイドライン. メディカ出版, 1996.
2) 小林寛伊ほか監訳. 病院における隔離予防策のためのCDC最新ガイドライン. インフェクションコントロール別冊. 1996, p.34.
3) 水口康雄. ナースのための微生物学. 改訂4版, 南山堂, 2003.
4) 吉田眞一ほか編. 戸田新細菌学. 改訂34版, 南山堂, 2013.
5) 齋藤厚ほか編. 標準感染症学. 第2版, 医学書院, 2004.

重要用語

顕性感染	感染源	抗体
不顕性感染	感受性宿主	体液性免疫
内因性感染	感染経路	細胞性免疫
外因性感染	自然免疫（非特異的防御機構）	一次免疫応答
医療関連感染（院内感染）	獲得免疫（特異的防御機構）	二次免疫応答
市中感染	抗原	

◆ 学習参考文献

❶ **日本看護協会教育委員会監修. 看護場面における感染防止. インターメディカ, 2007, （看護技術DVD学習支援シリーズ）.**

感染防止の観点から，看護技術をわかりやすく学べる.

❷ **矢野邦夫ほか訳. 医療現場における隔離予防策のためのCDCガイドライン. 改訂2版, メディカ出版, 2007.**

標準予防策と感染経路別予防策をわかりやすく学べる.

❸ **岡田忍ほか編. 微生物学・感染看護学：微生物から感染防止を考える. 第2版, 医歯薬出版, 2021.**

医療行為と感染症などがわかりやすく記述されており，感染症について学ぶことができる.

❹ **矢野邦夫. イラストレイテッド感染制御. リーダムハウス, 2023.**

感染制御とその実践について，イラストを豊富に用いてわかりやすく解説している.

❺ **坂本史衣. 基礎から学ぶ医療関連感染対策. 改訂3版, 南江堂, 2021.**

医療関連感染対策について基礎からまとめられており，基本的な感染予防策からサーベイランスまで広く学ぶことができる.

3

宿主の臓器・組織別に みる感染症と病原体

◉ インフルエンザはインフルエンザウイルスによる
  疾患であることを理解できる.
◉ 市中感染において代表的な,肺炎球菌による肺炎
  を理解できる.
◉ 新型コロナウイルス感染症の症状や治療について
  理解できる.
◉ 呼吸器感染症の分類を理解できる.
◉「かぜ症候群」は,さまざまなウイルス感染症で
  あることを理解できる.

学習する臨床微生物

ウイルス●インフルエンザウイルス
　　　　　　Influenza virus
　　　　新型コロナウイルス　SARS-CoV-2
細菌●肺炎球菌　*Streptococcus pneumoniae*

Keyword

インフルエンザ,新型コロナウイルス,かぜ症候
群,肺炎

ウイルス インフルエンザウイルス：*Influenza virus*

1 形態・性状

• 多形性のRNAウイルス.

• **エンベロープ**をもつ.

• 抗原性の違いからA・B・Cの3型に分けられるが,
  流行をみせるのはA型とB型である.

• ウイルス粒子の表面には**赤血球凝集素（HA）**とノイ
  ラミニダーゼ（NA）という糖タンパクがあり
  （図3.1-1）,A型のHAには16種の亜型,NAには9
  種の亜型がある.組み合わせによりH1N1,H3N2などと表す.

• 感染するとヒトの鼻腔や咽頭の粘膜表面の上皮細胞にHA部で結合し,細胞
  内へ侵入・増殖する.空気中や土壌中などの環境では増殖できない.

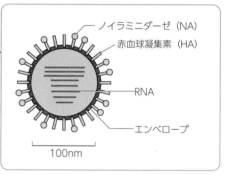

図3.1-1　**A型インフルエンザウイルス
（模式図）**

ノイラミニダーゼ（NA）
赤血球凝集素（HA）
RNA
エンベロープ
100nm

2 抗原変異と流行性

|1| 連続抗原変異

　A型インフルエンザウイルスは,毎年のように同一の亜型内でわずかに抗原
性を変化させ,ヒトの免疫機構から逃れながら流行し続ける.これを**連続抗原
変異**という.連続抗原変異によってウイルスの抗原性の変化が大きくなれば,
以前にA型インフルエンザの感染を受けて免疫ができている人でも,再び別の
A型インフルエンザに感染しやすくなる.

|2| 不連続抗原変異

　A型インフルエンザウイルスは数年から数十年単位で,突然別の亜型に変わ
ることがある.この変異を**不連続抗原変異**という.これは新型ウイルスの登場を
意味し,人々はこの新型ウイルスの抗体を保持していないため大流行することに
なる.

**エンベロープと
アルコール消毒**

エンベロープはある種の
ウイルス粒子にみられる
膜状構造で,大部分が脂
質から成るためエタノー
ルや有機溶媒,石けんな
どで容易に破壊される.
エンベロープをもつウイ
ルスは,これをもたない
ウイルスに比べ消毒用ア
ルコールで不活化されや
すい（➡p.231 表5.2-4
参照）.

インフルエンザウイルスは20世紀以降，スペインかぜ，アジアかぜ，香港かぜ，ソ連かぜなどの大流行を経て不連続抗原変異を続けている．現在ではA型の2種類〔H1N1（ソ連型），H3N2（香港型）〕とB型の3種類のウイルスが世界共通の流行株となっている．

|3| 新型インフルエンザウイルスの出現

2009年には，メキシコに端を発したブタ由来インフルエンザウイルスA/H1N1（新型インフルエンザウイルス）によるパンデミック（➡p.239 用語解説参照）が発生した．このウイルスは，ヒトと鳥類，および北米・アジア・ヨーロッパ（ユーラシア）のブタのインフルエンザウイルス遺伝子4種類が混ざり合うことにより出現した．

2003年末以降，東南アジアを中心とした地域で，トリの間に鳥インフルエンザが流行し，さらにA/H5N1高病原性鳥インフルエンザウイルス*によるヒトの感染者および死亡者も報告されるようになった．さらに，今までヒトに感染することが知られていなかったA/H7N9ウイルスが2013年に，A/H3N8ウイルスが2022年に，ヒトへと感染した例が中国から報告されている．

3 感染経路・臨床症状

感染経路は主に飛沫感染であり，潜伏期間は1〜3日と短い．

日本では11月下旬から12月上旬ごろにインフルエンザが発生し始め，翌年の1〜3月ごろに増加し，4〜5月になると減少していくパターンが多い．流行時に災害が発生した場合には避難所などでの蔓延が危惧され，感染の拡大を防止する対策が必要となる．

臨床症状としては，発熱，頭痛，関節痛などが突然現れ，咳，鼻汁などがこれに続き，1週間程度で軽快する．普通感冒に比べて全身症状が強いのが特徴である．

4 検査・診断

従来行われている臨床症状や経過による診断に加え，**インフルエンザウイルス抗原迅速診断キット***が広く活用されている．鼻腔や咽頭拭い液などからのウイルス分離，ウイルス抗体価の上昇を認めれば，診断がより確実になる．

新型コロナウイルス感染症の大流行により，現在は新型コロナウイルスとインフルエンザウイルスの核酸同時検出PCR法などの遺伝子検査も保険適用となっている．

感染症法では，鳥インフルエンザのうちH5N1，H7N9は二類，それ以外は四類，鳥インフルエンザおよび新型・再興型ではないものは五類に分類される．

5 治療

|1| 抗ウイルス薬

抗ウイルス薬による治療として，ノイラミニダーゼ阻害薬である吸入薬の**ザナミビル**とラニナミビル，経口薬の**オセルタミビル**，点滴静注薬のペラミビルが使用される．ラニナミビルとペラミビルは単回の投与によってザナミビルや

plus α
インフルエンザと鳥インフルエンザ

鳥インフルエンザはトリへの病原性を獲得したインフルエンザウイルスによる疾病である．通常トリからトリにしか感染しないが，まれにヒトへ感染することがある．

用語解説 *
高病原性鳥インフルエンザウイルス

鳥インフルエンザウイルスはヒトに感染するH1N1やH3N2とは異なるが，A型インフルエンザに属する．HA遺伝子に変異が生じ，トリに対して「高病原性」を示す．感染率は低いが，H5N1やH7N7ではヒトからヒトへの感染が報告されている．

plus α
インフルエンザによる出席停止

2012年4月，学校保健安全法の一部改正に伴い，これまでの「解熱後2日間は出席停止（幼児にあっては3日）」に加え，「発症後5日間は出席停止」という項目が追加された．

用語解説 *
インフルエンザウイルス抗原迅速診断キット

鼻腔吸引液や拭い液，咽頭拭い液を用いて15分程度でインフルエンザウイルスの抗原を検出するキット．A型，B型の片方のみ判定可能なものと両者を鑑別検出するものがある．最近ではA型，B型，（H1N1）2009を同時に鑑別できるキットも販売されている．

オセルタミビルと同等の効果を得られる．ノイラミニダーゼ阻害薬は病初期（発症から48時間以内）の投与によって最大の有効性を得ることができる．

2018年には，キャップ依存性エンドヌクレアーゼ阻害によりウイルスの増殖を抑制する，新しい作用機序の抗インフルエンザ薬である**バロキサビル マルボキシル**が発売された．この薬剤は単回の経口投与で治療が完遂し，臨床的な有効性や罹病期間の短縮はオセルタミビルと同等ながら，ウイルス感染価の早期かつ大幅な低下や，ハイリスクを有する患者のインフルエンザ罹病期間の短縮が認められた．

|2| その他の治療薬

必要に応じて鎮咳薬の投与や点滴による水分補正などを行う．解熱鎮痛薬はアセトアミノフェンを使用する．**サリチル酸系薬**は**ライ症候群***との関係が推測されて禁忌となった．ジクロフェナクナトリウム，メフェナム酸などの非ステロイド性抗炎症薬はインフルエンザ脳炎・脳症を悪化させる恐れがあるため，15歳未満のインフルエンザ患者には原則として投与しない．

6 予防

流行時には不必要な外出を控え，室内の寒冷や乾燥に気を付ける．出かける場合にはマスクを着用し，帰宅後にはうがいや手洗いを励行する．また，睡眠や栄養を十分にとって体調を整えておく．

ワクチン接種は，発病を阻止する効果は確実ではないが，高熱などの症状を軽くし，合併症による入院や死亡のリスクを減らす．特に高齢者や基礎疾患*を有するハイリスク群*や，医療従事者，幼小児，保育所や学校の教職員など，集団発生を起こしやすい環境にある人には予防接種が推奨される（**表3.1-1**）．

2001年の予防接種法改正に伴ってインフルエンザが対象疾患に追加され，65歳以上の高齢者と，政令により明確な健康リスクをもつと定められた60歳以上65歳未満の人に対して，予防接種が推奨されるようになった．日本を含む多くの国では，現在流行している4種類の株を混合したHAワクチンと呼ばれる不活化ワクチンを用いている．60歳未満は任意の接種として取り扱われ，成人は1回の接種でもよいが，13歳未満は原則として2回接種する．

ワクチンの副反応は，発赤，腫脹，疼痛等の局所反応が10％程度，発熱，悪寒，倦怠感等の全身反応が1％以下で，重篤な副反応の発生頻度は接種100万件当たり1件未満である．ただし，ワクチンは鶏卵から作製されるため**卵アレルギー**のある人は注意を要する．

plus α

バロキサビル マルボキシル

臨床試験の段階から高率にアミノ酸変異が生じることが判明しており，使用について慎重な意見もあるが，その後のサーベイランスでは変異株の増加は認められていない．

plus α

インフルエンザ患者の異常行動

子どものオセルタミビル服用後の異常行動が報告されていることから，添付文書では「①異常行動の発現のおそれがあること，②自宅において療養を行う場合，少なくとも発熱から2日間，保護者等は転落等の事故に対する防止対策を講じること，について患者・家族に対し説明を行うこと」としている．

用語解説 *

ライ症候群

小児にみられる急性脳症，肝障害．ウイルス感染，中毒などの複合的要因で起こり重症化する．サリチル酸系薬の解熱薬の使用が危険因子と考えられている．

表3.1-1　インフルエンザワクチンの接種が推奨される対象

1. **インフルエンザに罹患すると危険なグループ（ハイリスク群）**
   - 65歳以上の高齢者
   - 長期療養施設への入所者
   - 基礎疾患を有する患者
     - 心疾患（うっ血性心不全，心臓弁膜症など）
     - 肺疾患（気管支喘息，慢性気管支炎，結核など）
     - 腎疾患（慢性腎不全など），血液透析患者，腎移植患者
     - 代謝疾患（糖尿病，アジソン病など）
     - 血液疾患
     - 免疫不全
2. **ハイリスク群に影響を及ぼしやすいグループ**
   - 医療従事者
   - ハイリスク群の入所施設の職員
   - ハイリスク群の在宅介護者や同居者
3. **その他**
   - 保育所，学校の教職員
   - 児童・生徒など集団生活をする人
   - 流行地に旅行する人
   - 代替のきかない仕事に従事する人
   - 受験生など感染の危険を避けたい人

臨床場面で考えてみよう

34歳，男性，会社員．年末のため仕事で会合が多く，疲れ気味であった．

昨夜から39℃台の高熱と悪寒・戦慄（せんりつ），関節痛が出現した．軽度の咽頭痛，鼻汁に筋肉痛も加わってきた．かぜにしてはひどいと思い，受診した．

①この場合，診断のためにはどのような検査を行うか．

②インフルエンザと診断した場合，どのような治療や療養の指導を行うか．

①臨床像からインフルエンザが第一に考えられ，新型コロナウイルス感染症や肺炎球菌などによる細菌感染症などとの鑑別診断が必要となる．鼻咽頭拭い液でのインフルエンザウイルス抗原迅速検査や，鑑別のため同時に新型コロナウイルスの抗原検査を行い，必要に応じて喀痰のグラム染色と培養検査を行う．また，胸部X線撮影により肺炎の有無を確認し，血液検査により炎症反応を確認する．

②抗インフルエンザ薬の投与と補液を行い，自宅療養が可能であれば安静と十分な水分補給をするよう指導する．

ウイルス 新型コロナウイルス：SARS-CoV-2

1 形態・性状

- サルベコウイルス亜属に属する，ヒトに病気を起こすコロナウイルス（RNAウイルス）．
- エンベロープに王冠（コロナ）のように見える突起をもつ（**図3.1-2**）．
- ウイルス粒子の表面にあるスパイクタンパク（Sタンパク）が，アンジオテンシン変換酵素2（ACE2）をレセプター（受容体）としてヒトの細胞に侵入する．
- 3日間程度は環境表面で生存すると考えられている．

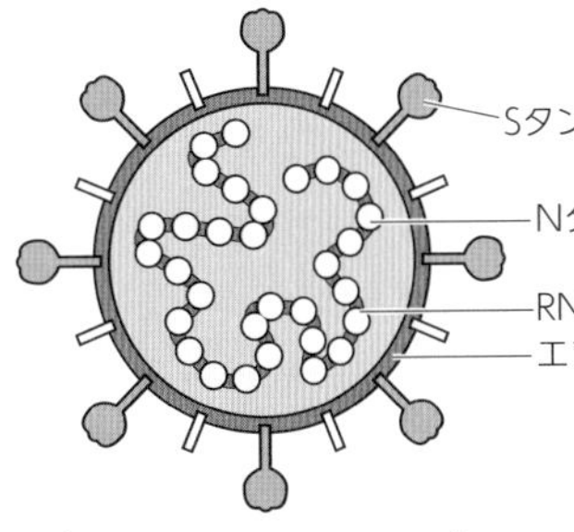

Sタンパク
Nタンパク
RNA
エンベロープ

100nm

図3.1-2　新型コロナウイルス（模式図）

2 感染性・病原性

変異株の種類によりヒトの組織への親和性や感染力，病原性は異なっている．オミクロン株は主に上気道に親和性が高いため感染性が強い一方，下気道に親和性が高く肺炎の重症化を引き起こしやすいデルタ株に比べ，感染者の死亡率や入院率は高くない．

WHOは主な変異ウイルスを，公衆衛生に与える影響の大きさによって，**懸念される変異株**（variants of concern：**VOC**），**注目すべき変異株**（variants of interest：**VOI**），**監視している変異株**（variants under monitoring：**VUM**）の3段階に分けて国際的な監視体制をとっている．これらに該当する変異株はそれぞれの国の実情に合わせて国ごとに独自に決定され，2023年4月現在では，日本の国立感染症研究所はVOCに該当する株としてオミクロン株を挙げている．

plus α

新型コロナウイルスの変異株

2019年末に発生した武漢株以降，2020年には英国でアルファ株，南アフリカでベータ株，ブラジルから日本に持ち込まれたガンマ株，インドでデルタ株などが検出され，これらの変異株が流行した．2021年以降はオミクロン株に置き換わり，現在はその亜型であるBA5からBQ-1，XBBなどの変異株が世界に広がっている．

3 感染経路・臨床症状

感染経路は主に飛沫感染であり，エアロゾルが発生する状況での感染もみられる．潜伏期間は1週間程度と長く，潜伏期間や無症状の感染者からも感染伝播がみられる．

主な症状は発熱，咽頭痛，咳嗽，倦怠感などで，頻度は低いが味覚・嗅覚障害もみられる．重篤な合併症として，**急性呼吸促迫症候群**＊（acute respiratory distress syndrome：**ARDS**）による呼吸不全，急性心筋障害や不整脈などの心血管系疾患，脳梗塞や肺梗塞・肺塞栓症，心筋梗塞などの血栓塞栓症，敗血症や，アスペルギルス症などの続発性感染症がみられる．

感染後に息苦しさ，筋力の低下，倦怠感，集中力の低下などの長く続く後遺症がしばしばみられ，こうした症状は**Long COVID**と呼ばれている．

4 診断

ウイルス学的診断法として，鼻咽頭拭い液や唾液などを用いたリアルタイムPCR法やLAMP法，TMA法などの核酸検出検査，SARS-CoV-2のタンパク質を検出する抗原検査（定量法，定性法）がある．抗原定性検査は簡便・迅速なポイント・オブ・ケア＊（point of care：POC）デバイスとして使用可能であるが，他の検査法に比べやや感度が劣る．

抗体検査は確定診断のための検査には指定されていない．WHOは抗体検査について，診断を目的として単独に用いることを推奨しておらず，疫学調査などに活用されている．

新型コロナウイルス感染症は感染症法で五類に分類される．

5 治療

日本ではCOVID-19患者の重症度について，呼吸器症状のない軽症，肺炎はあるが呼吸不全がない中等症Ⅰ，呼吸不全がある中等症Ⅱ，集中治療ないし人工呼吸管理を要する重症に分類し，重症度に応じて治療薬が選択される．

| 1 | 抗ウイルス薬

現在日本ではレムデシビル，モルヌピラビル，ニルマトレルビル／リトナビルが特例承認＊，エンシトレルビルが緊急承認＊され使用可能となっている．レムデシビルは軽症から重症の患者，モルヌピラビルとニルマトレルビル／リトナビルは重症化リスクの高い軽症から中等症，エンシトレルビルは重症化リスクのない軽症〜中等症の患者への投与が推奨されている．

| 2 | 抗体薬

これまでにカシリビマブ／イムデビマブ，ソトロビマブ，チキサゲビマブ／シルガビマブが特例承認され使用されてきた．現在主流に置き換わったオミクロン株に対しては効果の減弱が認められており，抗ウイルス薬が使用できない患者などで投与を検討する．

|3| その他の治療薬

　免疫調整・抑制薬として，副腎皮質ステロイド（デキサメタゾン）に加え，ヤヌスキナーゼ阻害薬（バリシチニブ），抗IL-6受容体抗体薬（トシリズマブ）が追加承認され，中等症IIから重症の患者に使用される．また，血栓塞栓症の合併を考慮してヘパリンなどによる抗凝固療法も検討する．

[6] 予防

　日本では2021年以降，2種類のmRNAワクチン，2種類のウイルスベクターワクチン，1種類の組換えタンパクワクチンが承認され使用されてきた．しかし，オミクロン株の流行により武漢株を起源株とした従来のワクチンの有効性が低下したため，2022年9月以降は起源株とオミクロン株に対する2価ワクチンの追加接種が勧められている．

用語解説 *
緊急承認
感染症拡大などの緊急時に，海外でいまだ流通していない医薬品も含めて速やかに薬事承認すること．臨床試験が完了していなくても，安全性を確認した上で有効性が推定されれば前倒しで承認でき，特例承認より迅速な承認が可能となる．実用化から約2年以内に有効性が確認できなければ，承認は取り消される．

細菌 肺炎球菌：*Streptococcus pneumoniae*

[1] 形態・性状

- グラム陽性の双球菌（図3.1-3）.
- 重症肺炎球菌感染症の多くは，90種以上の血清型のうちの主な10種の血清型によって起こっている.
- 多糖体から成る**莢膜**（きょうまく）*をもつものは強い病原性を発揮する（莢膜が好中球の食作用に抵抗するため）.

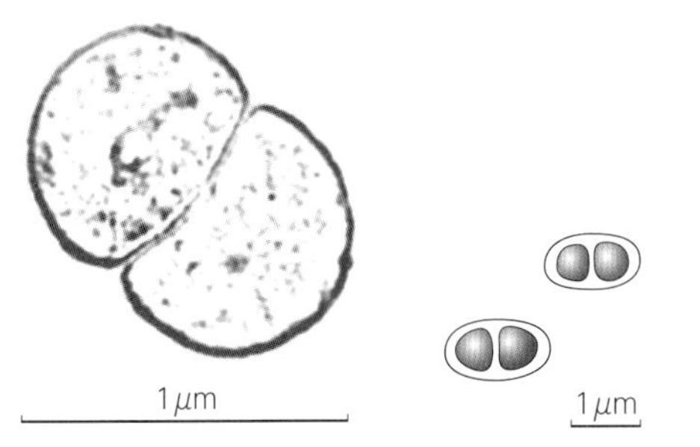

[2] 生息部位・感染経路

　肺炎球菌はヒトの鼻や口から体内に入り，鼻

1 μm　　　　　　1 μm

切片の電子顕微鏡写真．莢膜は見えていない．　模式図．周りを取り囲んでいるのが莢膜．

図3.1-3　肺炎球菌の形態（双球菌）

腔や咽頭の粘膜に付着・増殖して定着する．定着する期間は1カ月〜2年近くとさまざまで，健常な人でも鼻腔や咽頭から肺炎球菌が分離される場合がある．通常は何も起こさずに菌が消失するが，一部の人で発症する．

　インフルエンザなどで気道の粘膜バリアが損傷している人が，鼻腔や咽頭の粘膜に肺炎球菌が定着した人の咳により生じた飛沫を吸い込むと，損傷部位に菌が生着して発症する（飛沫感染）.

[3] 臨床症状

　肺炎球菌感染症は呼吸器感染症が好発する冬季や早春によくみられる．臨床像としては**肺炎**や**中耳炎**，**副鼻腔炎**などの耳鼻科感染症が多いが，**髄膜炎**や**敗血症**，**感染性心内膜炎**などの重篤な感染症を起こすこともある．

　潜伏期間は1〜3日で，突然の発熱，悪寒・戦慄などで発症する．痰を伴う咳，息切れ，胸痛などがみられる．

　成人の**市中肺炎**の約3分の1が肺炎球菌によって引き起こされる．致死率（致命率）は5%程度で，高齢者ではさらに高率となる．

用語解説 *
莢膜
菌の細胞壁の外側を取り巻く多糖体が厚い膜状構造を形成したもの．菌体の外層として観察される．

➡ 感染性心内膜炎については，p.38 用語解説参照.

4 検査・診断

喀痰などといった病巣由来の検体から肺炎球菌を分離同定する．肺炎球菌は血中へ移行しやすいため，血液培養検査も有用である．肺炎球菌の尿中抗原検査は有用な迅速診断である．

5 治療

肺炎治療には，原則としてペニシリンを主とした**β-ラクタム系抗菌薬**などの注射薬を投与する．内服治療の場合にはアモキシシリンなどペニシリン系抗菌薬の高用量を投与し，現在日本での頻度は極めて低いものの，ペニシリン耐性肺炎球菌である場合はレスピラトリーキノロンを投与する．

6 予防

高齢者やハイリスク群に対する急性呼吸器感染症の予防策として，**インフルエンザワクチン**と**肺炎球菌ワクチン**を両方接種することが推奨されている．

肺炎球菌ワクチンは肺炎球菌性肺炎に対する予防に有用と考えられている．米国では65歳以上の高齢者の半数以上が肺炎球菌ワクチンの接種を受けており，カナダやドイツでも急速な普及を示している．

日本では1988年に23価の莢膜型肺炎球菌ワクチンが承認されたものの，あまり普及していなかった．近年，高齢者の肺炎が増加するにつれて，ワクチン接種による肺炎予防の重要性が指摘されるようになってきた．莢膜型肺炎球菌ワクチンは，新型インフルエンザが大流行した2009年の秋に再接種が可能となり，2014年10月には65歳以上の高齢者を対象として定期接種化された．現在では，莢膜型ワクチンより免疫原性が強いとされる13価，さらに15価の結合型ワクチンも接種が可能となっており，結合型に続いて莢膜型ワクチンを接種することが肺炎の予防に有用とされている．小児に対しては2013年より13種類の肺炎球菌の成分が含まれている13価肺炎球菌ワクチンが定期接種となっている（➡p.162参照）．欧米では近年国内で集団発生が報告された莢膜型を含む，20価の結合型ワクチンも承認されている．

臨床場面で考えてみよう

55歳，女性．主婦．

4，5日前から微熱，咳嗽があり，市販の感冒薬を服用したが改善されなかった．次第に咳嗽が強くなり，昨日から黄色痰と38℃台の高熱が出現したため受診した．胸部聴診上，右前胸部に肺雑音を聴取した．

①この場合，診断のためにはどのような検査を行うか．また，どのような場合に肺炎球菌性肺炎と診断するか．
②肺炎球菌性肺炎と診断された場合，どのような治療を行うか．
③肺炎の回復後にはどのような指導を行うか．

---

plus α

ペニシリン耐性肺炎球菌

かつて増加が危惧されていたが，髄膜炎以外の疾患に対しては注射薬を用いた場合病巣内の抗菌薬濃度が十分に高くなるため，判定基準が改定され，大部分の菌株がペニシリン感受性肺炎球菌の範疇に入るようになった．

plus α

脾臓摘出と肺炎球菌ワクチン

食菌や浄化，特異的免疫応答などを担う脾臓が摘出されると重症感染症を引き起こしやすくなり，その起炎菌の50～90%は肺炎球菌である．この予防に肺炎球菌ワクチンの接種が勧奨されており，摘脾患者の接種には健康保険が適用される．

plus α

侵襲性肺炎球菌感染症

肺炎球菌による侵襲性感染症のうち，肺炎球菌が通常無菌的である髄液または血液から検出されたもの．小児および高齢者を中心とした発症が多い．小児の場合には，肺炎を伴わず，発熱のみを初期症状とした菌血症が多い．髄膜炎は直接発症するか，肺炎球菌性の中耳炎に続発する．成人・高齢者の場合には，菌血症を伴う肺炎が多い．髄膜炎例では，頭痛，発熱，けいれん，意識障害，髄膜刺激症状などを示す．感染症法では五類に分類される．

①診察の結果から肺炎を疑い，胸部X線撮影と採血検査，肺炎球菌・レジオネラ尿中抗原検査，喀痰検査を行う．喀痰の採取に当たっては，唾液や食物残渣の混入，口腔・咽頭常在菌の影響を少なくするため，水道水で数回うがいをした後，深い咳とともに滅菌容器へ痰を喀出させる．尿中抗原が陽性で，胸部X線撮影で肺炎像を認められれば，肺炎球菌性肺炎と診断する．喀痰のグラム染色鏡検像で多数の白血球とともにグラム陽性の双球菌が認められれば，診断はより確実である．

➡ グラム染色については，6章1節p.248参照.

②重症度に応じて外来か入院で治療するかを決定し，安静と補液，ペニシリン系抗菌薬の投与による治療を行う．
③肺炎球菌ワクチンの接種歴を確認し，未接種であれば肺炎球菌ワクチンの接種を勧める．

1 呼吸器感染症の種類と病原体

1 定義

呼吸器感染症とは，空気の通り道である気道からガス交換の場である肺胞に至るまでの領域や，肺葉を包む胸膜などに微生物が侵入・増殖して炎症を起こし，咳や痰，息苦しさや発熱などの症状が生じる病態を指す．

2 特徴と分類

気道は外界に向かって開かれ，絶えず無数の微生物を含んだ空気を大量に吸い込んでいる．そのため感染が起こりやすく，あらゆる感染症の中で呼吸器感染症は最も頻度が高い．呼吸器感染症は表3.1-2のように分類されるが，感染部位や病原体，臨床像などの間には互いに密接な関連がある．

3 臨床症状・病原体

1 上気道感染症

鼻，咽頭，喉頭など上気道（図3.1-4）の急性炎症を呈する疾患は「**かぜ症候群**」と総称され，臨床症状からいくつかの病型に分けられる．**普通感冒**（鼻かぜ）は上気道のうち特に鼻の粘膜が侵されるかぜで，ほとんどの場合ライノ

表3.1-2　呼吸器感染症の分類

1. 感染部位による分類
   - ■気道感染症
     - ・上気道感染症
       （鼻炎，副鼻腔炎，咽頭炎，扁桃炎，喉頭炎）
     - ・下気道感染症（気管炎，気管支炎）
   - ■肺感染症
     - ・肺炎（肺胞性肺炎，間質性肺炎，混合性肺炎）
     - ・細気管支炎
   - ■胸膜感染症
     - ・乾性胸膜炎，湿性胸膜炎
   - ■縦隔感染症

2. 病因による分類
   - ■細菌性（一般細菌，抗酸菌）
   - ■非細菌性（マイコプラズマ*，リケッチア*，クラミジア*，ウイルス，真菌，原虫，寄生虫）

* 分類学上は細菌であるが，一般細菌と異なる特徴をもつ小型の病原体

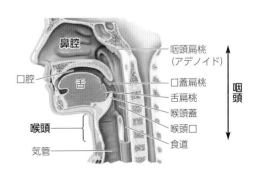

図3.1-4　上気道の解剖図

表3.1-3　かぜ症状を起こす主な病原ウイルス（新型コロナウイルスを除く）

病原ウイルス	頻　度	好発時期，病型など
ライノウイルス	30〜40%	普通感冒（鼻かぜ）
コロナウイルス	15〜20%	普通感冒（鼻かぜ）
パラインフルエンザウイルス	5〜20%	通年性，クループ症候群
インフルエンザウイルス	5〜15%	主に冬季，インフルエンザ
RSウイルス*	5〜10%	冬季（近年では夏季から流行），乳児の細気管支炎
アデノウイルス	3〜5%	通年性，咽頭結膜熱
その他 ・コクサッキーウイルス ・エコーウイルス	10%	夏季，ヘルパンギーナ 夏季，胃腸かぜ

* RSウイルス：Respiratory Syncytial virus. パラミクソウイルス科に属するRNAウイルス. RSウイルス感染症は近年では夏季から流行し，免疫不全の成人や乳幼児では劇症化して気管支炎や肺炎などを引き起こすことがある.

ウイルスやコロナウイルスなどのウイルスが原因となる（表3.1-3）. 鼻の奥の違和感や乾燥感に続いて，くしゃみ，鼻汁，鼻閉がみられる. 咽頭痛や咳はわずかで，発熱や頭痛などの全身症状はごく軽微である.

　咽頭炎は鼻汁や咳などに比べ咽頭痛が強いことが特徴で，頭痛や発熱もみられる. この病型の代表例として，コクサッキーウイルスによるヘルパンギーナ*やアデノウイルス*による咽頭結膜熱（プール熱*）が挙げられ，いずれも感染症法では五類に分類される.

　パラインフルエンザウイルスなどによるクループ症候群*は，喉頭周囲の腫脹による犬の遠吠えのような咳を特徴とし，嗄声（させい）や喘鳴（ぜんめい），呼吸困難などもみられる. インフルエンザは先に述べたように全身症状が強く，重篤な合併症の頻度が高いことが特徴である.

|2| 気管支炎

　炎症が下気道に及んで気管支炎になると，感冒症状に続いて次第に咳が激しくなり，痰も喀出するようになる. 喘鳴や呼吸困難がみられることもある. 急な発症か慢性に経過したものか，基礎疾患があるか否かなどによって病因は異なる（図3.1-5）.

用語解説*
ヘルパンギーナ

コクサッキーウイルスによる急性熱性伝染性疾患. 乳幼児によくみられる，夏かぜの代表的なもの.

用語解説*
アデノウイルス

DNAウイルスで，流行性角結膜炎や上気道炎，胃腸炎などさまざまな疾患を引き起こす. エンベロープをもたないが，若干親油性を有するため，比較的良好な消毒薬感受性をもつ.

用語解説*
プール熱

プールの水を媒介して感染しやすいことからこう呼ばれる.

用語解説*
クループ症候群

喉頭狭窄や閉塞を来す症候群で，犬吠（けんばい）様の咳嗽，嗄声，吸気性呼吸困難を示す.

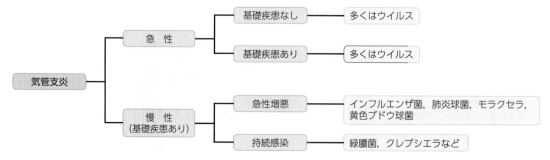

図3.1-5　気管支炎を起こす主な病原微生物

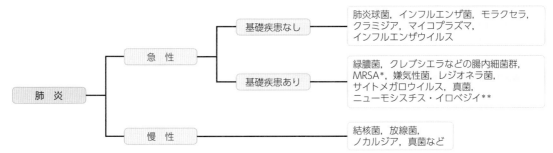

		基礎疾患なし	肺炎球菌, インフルエンザ菌, モラクセラ, クラミジア, マイコプラズマ, インフルエンザウイルス
肺 炎	急 性	基礎疾患あり	緑膿菌, クレブシエラなどの腸内細菌群, MRSA*, 嫌気性菌, レジオネラ菌, サイトメガロウイルス, 真菌, ニューモシスチス・イロベジイ**
	慢 性		結核菌, 放線菌, ノカルジア, 真菌など

* MRSA：メチシリン耐性黄色ブドウ球菌
** ニューモシスチス肺炎の病原体は，かつて原虫と考えられてきたが，分子生物学的知見などから，真菌であることが明らかとなった．ヒト型と他の動物型を遺伝子型から分類する必要が生じ，ヒトを宿主とするものをニューモシスチス・イロベジイとする．

図3.1-6　肺炎を起こす主な病原微生物

|3| 肺炎

　炎症の場が，肺胞や肺胞間の間質など肺内に及んだものを**肺炎**と呼ぶ．**肺炎球菌**や**インフルエンザ菌**などの細菌感染によるものが多く，咳が強く黄色痰が出るようになり，高熱や胸痛なども加わってくる．**マイコプラズマやクラミジア***（クラミドフィラ），ウイルスなどによる肺炎は，発熱や激しい咳のわりに痰が少なく，**非定型肺炎**と呼ばれる．経過や基礎疾患の有無により病因が異なってくる点は気管支炎と同様である（**図3.1-6**）．すなわち市中発症（市中肺炎）か，高齢者施設入所者や在宅介護者に発症したか（医療・介護関連肺炎），あるいは入院患者に発症したか（院内肺炎）によって原因となる微生物の種類や薬剤耐性，生命予後などが異なることから，日本呼吸器学会ではそれらを区別した治療指針を提示している．抗菌薬の適正な選択を行うためには，**グラム染色**による病原菌の推定が参考になる．

plus α

細菌感染と黄色痰

細菌感染を起こすと白血球などの細胞やタンパク成分などが集積し，無色透明～半透明であった痰が黄色く見えるようになる．

用語解説 *

クラミジア（クラミドフィラ）

細胞内でのみ増殖する偏性細胞内寄生細菌．呼吸器感染症を引き起こすのはクラミドフィラ・シッタシ，クラミジア・ニューモニエ．ほかに性感染症の原因となるトラコーマクラミジアがある（→p.109参照）．

重症急性呼吸器症候群と中東呼吸器症候群

▶ 重症急性呼吸器症候群（SARS）

　2002年11月に中国広東省に端を発し，北半球のインド以東のアジアやカナダを中心に拡大したコロナウイルス感染症．2003年7月の終息宣言までに，32の国や地域から8,000人を超える感染者が報告された．感染症法では二類感染症に分類されているが，日本での感染者はみられていない．

▶ 中東呼吸器症候群（MERS）

　2012年に発見された新種のコロナウイルス感染症で，患者にアラビア半島の滞在歴があるためこの名前がついた．2～15日の潜伏期間後，重症の肺炎，下痢，腎障害などが起こり，2019年現在で，報告患者数は2,468人，死亡率は34.4％に上る重症感染症である．感染源は確定していないが，アラビア半島のヒトコブラクダが疑われており，現地での接触は控えるべきである．2023年現在，日本での発生はない．二類感染症である．

引用・参考文献

1) 一般社団法人日本呼吸器学会ホームページ. https://www.jrs.or.jp/, (参照2023-08-28).
2) 加地正郎編. インフルエンザとかぜ症候群. 南山堂, 1997.
3) 中野貴司編. 予防接種の現場で困らないまるわかりワクチンQ&A. 第2版, 日本医事新報社, 2017.
4) 藤田次郎ほか編. 感染症最新の治療2022-2024. 南江堂, 2022.
5) 厚生労働省編. 新型コロナウイルス感染症（COVID-19）診療の手引き（第9.0版）. https://www.mhlw.go.jp/content/000936655.pdf, (参照2023-06-15).
6) 日本感染症学会. COVID-19ワクチンに関する提言（第6版）. https://www.kansensho.or.jp/uploads/files/guidelines/2302_covid-19_6.pdf, (参照2023-06-15).
7) 米国疾病管理センター. インフルエンザの予防と対策2021年版：米国予防接種諮問委員会（ACIP）勧告. 入江伸他編, 廣田良夫ほか監修. 日本公衆衛生協会, 2022.
8) 予防接種法令研究会編. 予防接種ハンドブック. 改訂第9版, 日本医事新報社, 2002.
9) 国立感染症研究所. 今後期待される新規肺炎球菌ワクチン. 2023-01. https://www.niid.go.jp/niid/ja/typhi-m/iasr-reference/2606-related-articles/related-articles-515/11765-515r01.html, (参照2023-06-15).
10) 日本呼吸器学会編. 成人肺炎診療ガイドライン2017. メディカルレビュー社, 2017.
11) 太田美智男編. 日常診療に役立つ喀痰染色アトラス. 医薬ジャーナル社, 2002.

2 結 核

学習目標

◉ 結核菌の特徴を理解できる.
◉ 肺結核に限らず，全身性感染症としての結核を理解できる.
◉ 結核の検査について，免疫学的，細菌学的ならびに放射線学的方法を理解できる.
◉ 結核に対する薬物療法の原則を理解できる.

学習する臨床微生物

細菌● 結核菌 *Mycobacterium tuberculosis*

Keyword

結核，潜在性結核感染症，インターフェロンγ遊離試験，ツベルクリン反応検査，抗酸菌塗抹検査，抗酸菌培養検査，抗酸菌同定検査，服薬支援，BCGワクチン

細菌 結核菌：*Mycobacterium tuberculosis*

1 形態・性状

- 偏性好気性のグラム陽性桿菌.

- 脂質であるミコール酸等で構成される疎水性の細胞壁から成り，グラム染色に対し難染色性を示す. 一方で，**チール・ネールゼン染色法**や**オーラミンO染色**等の強力な染色法（抗酸菌染色）でいったん染色されると，酸やアルコールにより脱色されにくい性質（**抗酸性**）を有する.

- 電子顕微鏡によるストラクトーム解析によると，平均菌体長は $2.7\,\mu$m，細胞壁を含めた菌体直径は $0.3\,\mu$m とされる[1]（**図3.2-1**）.

- 乾燥，熱ならびに各種消毒薬に対する抵抗性を示すが，紫外線に対しては弱い.「感染症法に基づく消毒・滅菌の手引きについて」においては，0.1～5％次亜塩素酸ナトリウム，両性界面活性剤，アルコール，2～5％フェノール，0.3％過酢酸，グルタラールが使用可能とされる[2]. ただし菌株によって両性界面活性剤やアルコールが有効でない場合があるとの報告もある[3].

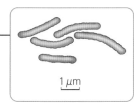

図3.2-1　結核菌

➡ チール・ネールゼン染色法については，6章1節 p.250参照.

2 感染経路・病態・臨床症状

|1| 感染

結核とは，結核菌の付着したエアロゾルを含む空気を吸入することで感染（空気感染）し，発症する感染症である．ヒト−ヒト感染で伝播し，特に結核菌を含む吸入粒子径が5μm以下では下気道や肺胞へ沈着しやすい．

|2| 病変の形成

結核菌は肺胞内に入ると肺胞マクロファージにより貪食されるが，結核菌はマクロファージによる殺菌分解機構を回避することが可能であるため，マクロファージ内で増殖する（**細胞内寄生性**）．結核菌に感染したマクロファージは，炎症性サイトカインやケモカインを介して周辺の肺胞マクロファージや血管から単球を動員し，結核菌に感染したマクロファージの周囲に集まって**肉芽腫**（にくげしゅ）と呼ばれる病変を形成する．肉芽腫内では結核菌の増殖は阻害される．

感染した肺胞マクロファージの一部は局所（肺門および縦隔）の所属リンパ節に移動し，そこでも結核菌は増殖する．肺の初発病巣と所属リンパ節病巣を合わせて**初期変化群**（**初感染巣**）と呼ぶ．

|3| 免疫の獲得と発症

感染から4〜8週間の経過で細胞性免疫が獲得され，肉芽腫病変の乾酪壊死（かんらく）*とその後の石灰化に伴い，約90％は自然治癒する．乳幼児や免疫不全者においては，初期変化群における自然治癒が得られず，リンパ流や血流を介して感染が拡大し，数週間から数カ月の間で初感染発病に至る場合があり，その割合は5％といわれている．残りの5％では，結核菌は休眠状態に至るが肉芽腫内で生存し続け，高齢，他疾患の合併，薬剤（副腎皮質ステロイド，免疫抑制薬，生物学的薬剤）等の影響により細胞性免疫が低下した状態になると，再度増殖を開始し，発症に至る．この発症形式を**内因性再燃**と呼び，日本での結核発症の主体である高齢者では，内因性再燃による発症が大部分を占めている．

臨床所見，画像所見，細菌学的所見などから臓器病変を有する結核と総合的に判断し，標準化学療法（4剤併用療法）が必要な状態を**活動性結核**と呼ぶ．

|4| 臨床症状

侵入門戸が下気道・肺胞領域であるため，最も多い発症様式は**肺結核**であるが，経気道的に拡大すれば**気管・気管支結核**ならびに**咽頭・喉頭結核**，結核菌を貪食したマクロファージがリンパ路に侵入すれば肺門・縦隔あるいは頸部リンパ節の**結核性リンパ節炎**，結核菌あるいは結核菌を含むマクロファージが胸腔内に穿破（せんぱ）すれば**結核性胸膜炎**，結核菌を含む喀痰を反復して嚥下することにより経消化管的に拡大すれば**腸結核**，血行性に結核菌が散布されれば**中枢神経結核**〔脳結核（**図3.2-2**）・**結核性髄膜炎**〕，脊椎カリエスを主体とする**骨・関節結核**，**粟粒結核**，**腎・尿路結核**ならびに**結核性心膜炎**等を来し得る．

このように，結核は全身のあらゆる臓器に病巣を形成する可能性のあ

用語解説＊
乾酪壊死

乾酪とはチーズを指す．肉芽腫の中心に存在するマクロファージは，脂質に富んだ細胞壁をもつ結核菌を貪食しており，マクロファージが死滅（壊死）すると，肉眼ではチーズのような黄みを帯びた白色に見える．

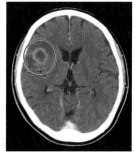

図3.2-2 脳結核（頭部造影CT検査画像）

る感染症といえる．結核は，患者本人の免疫状態や発見の遅れにより生命予後に大きな影響を与え，後遺症を残し得る疾患であり，早期の診断と治療介入が大切である．

❶肺結核　2週間以上続く咳に加え，発熱・寝汗・血痰・体重減少のうち一つ以上がみられる場合は典型的な肺結核の症状といえる．高齢者では非典型的症状であったり，誤嚥性肺炎の反復と判断されたりすることで診断の遅れにつながる場合がある．

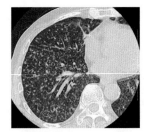

白く粒状に見える部分が病巣．

図3.2-3　粟粒結核（胸部単純CT検査画像）

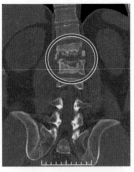

図3.2-4　脊椎カリエス（腹部骨盤単純CT検査画像）

❷粟粒結核　病巣から結核菌が直接，あるいはリンパ路から静脈内に入ると大量の結核菌が血行性に播種され，2臓器以上に病巣を形成する．それにより1〜3mm大の粟粒状の結節が散布されたものを粟粒結核という．胸部CT検査では，両肺の胸膜直下と葉間胸膜上も含め，粒状影がランダムに分布する（図3.2-3）．

❸脊椎カリエス　結核菌が血行性あるいはリンパ行性に椎体前部に移行し病巣を形成したものをいう（図3.2-4）．骨破壊の進行とともに周囲に進展すれば，椎間板，前縦靱帯，硬膜外腔へ進展し，膿瘍形成に至る．中部胸椎〜胸腰椎移行部が好発部位で，腰背部痛，麻痺，膀胱直腸障害*，亀背*（きはい）等の症状を呈する．抗結核薬の投与とともに外科治療が必要となる．

3　診断

結核菌は環境中からは検出されず，宿主であるヒトを含む哺乳動物のみから検出されるため，ヒトに由来する検体から検出されれば結核発症を意味する（ただし，結核既往のある患者からは死菌の排出がみられる場合もあるため，注意が必要）．したがって結核の発症の診断には，喀痰を主とした臨床検体や病変組織からの結核菌の証明が基本となる．

結核は感染症法で二類に分類される．

コラム　結核の発見契機

2021年における日本の結核の統計[4]によると，肺結核患者8,413人中，診断時に呼吸器のみの症状を認めたのは2,025人（24.1%），呼吸器症状＋その他の症状を認めたのは2,264人（26.9%）と，診断時に呼吸器症状を有する例が半数を占める．一方でその他の症状のみが1,764人（21.0%），症状なしが2,279人（27.1%）と，肺結核であっても呼吸器感染症としての典型的症状を示さない場合や，無症状で受けた健診での胸部画像異常が診断の契機となる場合もある．結核患者を積極的に発見するには，健診や人間ドックを含め，あらゆる診療部門において，目の前の症例について結核の可能性に留意する必要がある．

表3.2-1　ハイリスクグループとデインジャーグループ

■ハイリスクグループ
結核を発病するリスクの高い者，あるいは発病して重症化するリスクの高い者．①〜④は既感染率が高く，結核発病の危険が高い者．⑤〜⑨は感染を受けた場合，発病しやすく，また，発病すると重症化しやすい者

①高齢者収容施設入所者およびデイケアに通院する者
②ホームレス，特定結核高度蔓延地域の住民
③入国後3年以内の外国人，日本語学校に通学する者
④結核治癒所見をもっている者
⑤HIV感染者
⑥珪肺*，血液悪性腫瘍，頭頸部癌，人工透析などの患者，低栄養者
⑦コントロールの不良な糖尿病患者
⑧免疫抑制薬，長期ステロイド，抗がん薬，TNF-α阻害薬などで治療中の者
⑨BCG接種歴のない乳幼児（0〜4歳）

■デインジャーグループ
結核発病率は高くないが，もし発病すれば若年者や抵抗力の弱い者に結核を感染させる恐れが高い者

①高校以下の教職員
②医療保健施設職員
③福祉施設職員
④幼稚園・保育園・塾の教師など

日本結核病学会編．結核診療ガイドライン．改訂第3版，南江堂，2015，p.34 より許諾を得て転載．

4 ハイリスクグループとデインジャーグループ

　結核を発病するリスクの高い者，あるいは発病すれば重症化するリスクの高い者を**ハイリスクグループ**，結核発病率は高くないが発病すると多くの人に感染させる危険性のある者を**デインジャーグループ**という（表3.2-1）．

　ハイリスクグループの対象者については，インターフェロンγ遊離試験および胸部X線検査（必要に応じて胸部CT検査も実施）の結果を踏まえ，結核感染が確認され，かつ活動性結核が否定された場合に**潜在性結核感染症**（latent tuberculosis infection：**LTBI**）として診断し，LTBIに対する治療を積極的に考慮する（➡p.70 plus α参照）．デインジャーグループに関しては，毎年1〜2回の定期的な胸部X線検査を行うとともに，結核集団感染*の防止のため，結核についての啓発も重要となる．

1 結核と結核菌

　結核は，マラリアやHIV感染症と並ぶ世界3大感染症であり，WHOは世界人口の約3分の1が結核に感染していると推定し，2021年では約640万人が結核と新規に診断され，約160万人が結核で死亡したと報告している[5]．

　一方，日本においては，2021年に11,519人の新登録結核患者があり，**低蔓延国**の仲間入りを果たした[5]．日本では，1999年の結核緊急事態宣言以降は結核罹患率の減少傾向が続いている．COVID-19流行に伴い，マスク装着の習慣化，3密を避けるなどといった空気感染を低減させる行動の励行，訪日外国人の減少等が結核罹患率の低下に寄与した可能性がある一方で，患者の受診控えや結核診断の遅れといった結核罹患率増加に寄与する要因も見受けられる．低蔓延国となったとはいえ，今後の結核罹患率の推移に注視が必要である．

用語解説 *
珪肺

シリカ（石英）の粉じん吸入が原因で生じ，肺の上方に大小の結節や瘢痕（はんこん）性陰影が生じる．職業性肺疾患の一種で，鉱山掘削，トンネル工事，石工等の作業で長期間粉じんを吸入することによって生じることが多い．

用語解説 *
結核集団感染

結核の集団発生とは，同一の感染源が2家族以上にわたり20人以上に感染させた場合と定義される．1人の結核発病は，6人に感染させたものとカウントする．

plus α
新型コロナウイルスの影響

2019年12月の武漢における新型コロナウイルス感染症（COVID-19）のアウトブレイク以降，2020年では高蔓延地域を中心に結核患者の発見率が低下し，2021年時点でCOVID-19流行前の発見率まで戻っていない地域が多い．そのことが2020年および2021年の結核死亡数増加に影響していると報告されている．

plus α
結核低蔓延国

人口10万人当たりの活動性結核患者の発生数が10未満であることと定義されている．日本は2021年に9.2（対人口10万）に減少したが，欧米先進国（米国は2.4，スウェーデンは3.6）と比べると，依然として高い．

2 結核の検査

結核に関する検査は，結核の感染の有無を確認するための**免疫学的検査**と，活動性結核の確定診断を目的とした**細菌学的検査**，ならびに適切な抗結核薬治療を目的とした**薬剤感受性検査**，呼吸器病変の広がりや他臓器病変の広がりを確認するための**放射線検査**に分けられる．

1 免疫学的検査

|1| インターフェロンγ遊離試験

結核に感染したヒトの血液中には，結核菌に存在する抗原に対して抗原特異的に反応してインターフェロンγ（IFN-γ）を産生・分泌するTリンパ球が存在する．**インターフェロンγ遊離試験**（interferon-gamma release asssays：**IGRA**）では，ESAT-6，CFP-10ならびにTB7.7といった結核菌群特異抗原による刺激で産生されたIFN-γと，陰性コントロールによる刺激で産生されたIFN-γの量を比較し，その上昇度の差により結核感染の有無を診断する．

IGRAにはクォンティフェロン®TBゴールドプラス*（QFT-4G）と，Tスポット®.TB*（T-SPOT）の2種類の方法が用いられている．

IGRAは，BCG接種歴や非結核性抗酸菌（*M.kansasii, M.szulgai, M.marinum, M.gordonae*を除く）の感染の影響を受けない．結核感染直後の，結核菌に対する獲得免疫が構築されていない時期（おおむね感染後3カ月程度）は，IGRAは偽陰性となる可能性があるため，検査対象患者の感染曝露時期を踏まえ，検査実施のタイミングに留意する．

|2| ツベルクリン反応検査

ヒトは結核菌感染から2～12週後に結核菌に対する特異的細胞性免疫を獲得し，菌体成分に対する遅延型過敏反応を示すようになる．**ツベルクリン反応検査**は，結核菌の培養濾液より精製・凍結乾燥された**抗原タンパク**（purified protein derivative：**PPD**）を前腕屈側の皮内に0.1mL接種し，接種後48時間後に，発赤ならびに硬結径，二重発赤，水疱および壊死の有無を観察し，これらの遅延型過敏反応から結核感染の有無を評価する診断法である．ツベルクリン反応の判定基準は，発赤の長径が9mm以下のものを陰性，発赤の長径が10mm以上のものを陽性とする．ただしBCG接種や一部の非結核性抗酸菌によっても陽性反応を示すため（偽陽性），BCGワクチン接種が行われている日本では，乳幼児を除いて診断的価値が低い．

2 細菌学的検査

結核菌を検出するための抗酸菌検査の流れは，①検体採取，②集菌塗抹検体を用いた抗酸菌塗抹検査・抗酸菌培養検体作製・核酸増幅法を用いた菌種同定（＋薬剤感受性検査），③抗酸菌培養陽性検体を用いた同定検査・薬剤感受性検査の順となる．検体の提出後，集菌塗抹検査の結果は1日以内，核酸増幅法の結果は2日以内に判明する．抗酸菌培養検査は液体培地で6週間，固形

用語解説*
クォンティフェロン®TBゴールドプラス

結核菌特異抗原による刺激でTリンパ球から遊離されるIFN-γをELISA法（➡p.141参照）で定量的に測定する方法．

用語解説*
Tスポット®.TB

末梢血から分離した単核球の細胞数を一定にそろえた上で結核菌特異抗原を添加し反応させ，IFN-γ産生細胞に相当するスポット（点）の数を測定する方法（ELISPOT法）．

plus α
喀痰検体の塗抹法

喀痰検体の場合，直接スライドグラスに塗る直接塗抹法と溶解・均質化による前処置の上で遠沈処理後に鏡検を行う集菌塗抹法があるが，集菌塗抹法が現在の標準法である．

表3.2-2　鏡検における検出菌数記載法

記載法	蛍光法 （顕微鏡倍率：200 倍）	チール・ネールゼン染色法 （顕微鏡倍率：1,000 倍）	相当する ガフキー号数
－	0/30 視野	0/300 視野	G0
±	1～2/30 視野	1～2/300 視野	G1
1＋	1～19/10 視野	1～9/100 視野	G2
2＋	＞20/10 視野	＞10/100 視野	G5
3＋	＞100/1 視野	＞10/1 視野	G9

plus α

結核菌培養にかかる時間

結核菌は極めて分裂速度が遅いため（世代時間で約20時間），固形培地で3～4週間，液体培地では早ければ1～2週間でコロニー確認が可能となる。

3

宿主の臓器・組織別にみる感染症と病原体

培地で8週間まで培養を行い，培養陽性化から菌種同定までは1日以内，薬剤感受性判明までは数週間を要する[6].

1 抗酸菌塗抹検査

抗酸菌塗抹検査は，検体をスライドグラスに塗布して抗酸菌染色を行うことで抗酸菌の有無や菌量を確認する検査である．結核は全身性疾患であり，感染・発症部位に応じた検体を採取する．結核での排菌確認のための採取検体は**喀痰検体**であり，**3連痰**として原則早朝に3日間連続で採取する．

抗酸菌染色の染色法には**蛍光法**と**チール・ネールゼン染色法**がある．蛍光染色標本では200倍拡大で30視野，チール・ネールゼン染色標本では1,000倍拡大で300視野を観察し，**表3.2-2**に準じて鏡検による検出菌数を記載する．なお**ガフキー号数**は，現在は標準的には用いられない．

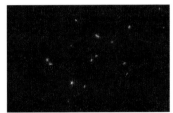

図3.2-5　喀痰の抗酸菌染色
（蛍光法，200 倍）

❶**蛍光法**　蛍光染料を用いて抗酸菌を染色し，蛍光顕微鏡で観察する方法である．蛍光法の一つであるオーラミンＯ染色法では，抗酸菌は黄緑色～緑色の蛍光を発する桿菌として認められる（**図3.2-5**）．

❷**チール・ネールゼン染色法**　チール・ネールゼン染色法では，抗酸菌は赤色，その他の細菌や細胞は青色に染まる（**図3.2-6**）．結核菌は，分裂増殖する際に個々の菌体が分離せず，長軸上に並んで菌塊が束状になり，さらに増殖すると屈曲蛇行した紐状になる．これは**コード形成**と呼ばれる（**図3.2-7**）．

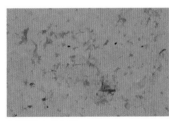

抗酸菌は赤く見える．

図3.2-6　喀痰の抗酸菌染色
（チール・ネールゼン
染色法，1,000 倍）

抗酸菌塗抹陽性所見は，**結核菌**，**非結核性抗酸菌**および**らい菌**（*M.leprae*）を含む**抗酸菌属**を検出したことを示すのみであり，菌種同定には以下の遺伝子検査や培養検体を用いた同定検査が必要である（ただし，らい菌は培養が不可能）．

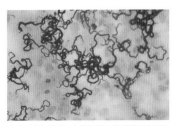

赤く束状に増殖した結核菌の塊が観察できる．

図3.2-7　結核菌のコード形成

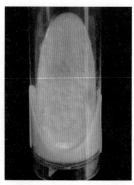

青色の培地に結核菌のコロニー（増殖した菌塊）が黄白色に確認できる.

図3.2-8　小川培地に発育した結核菌

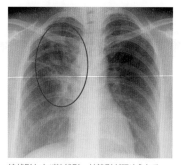

線状影および粒状影，結節影が認められる.

図3.2-9　結核の胸部X線検査画像

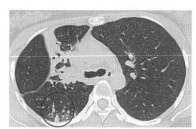

小粒状影が一部の領域に集まっているのが認められる.

図3.2-10　結核の胸部単純CT検査画像（肺野条件）

｜2｜抗酸菌培養検査

抗酸菌培養検査は，塗抹検査に比べて菌の検出感度が高く，菌種の同定や菌量の評価，ならびに**薬剤感受性検査**を目的に行われる.

抗酸菌培養に用いられる培地には，**固形培地**と**液体培地**がある．日本では，固形培地として卵をベースとした**小川培地**（図3.2-8）が，液体培地としては**MGIT培地***が使用される.

｜3｜抗酸菌同定検査

抗酸菌同定検査には，集菌塗抹検体を用いた**核酸増幅法**（PCR法，LAMP法），培養陽性検体を用いた**イムノクロマト法***（キャピリア®TB-Neo）ならびに**質量分析法***（マトリックス支援レーザー脱離イオン化飛行時間型質量分析法：MALDI-TOF MS）が存在する.

❸　放射線検査

症状，結核患者との接触歴あるいは家族歴から結核を疑った場合，画像検査としては**胸部X線検査**をまず実施し，必要に応じて**胸部CT検査**を行う.

休眠状態の結核菌が高齢や免疫能低下に伴い活発化し発症する内因性再燃では，肺胞内の酸素濃度が高い肺尖部と下葉上区が好発部位であり，細葉単位の病変から拡大する．そのため，当初は小粒状影や線状分岐影が認められるが（図3.2-9，図3.2-10），これらが癒合すると結節影が，凝固あるいは乾酪壊死の部位に気道が交通すると空洞も認められるようになる．陳旧性の結核病巣である石灰化病変や線維結節影の併存も，内因性再燃を疑う所見といえる.

用語解説*
MGIT培地

mycobacterium growth indicator tube. Middlebrook7H9と呼ばれる液体培地に，紫外線照射によって抗酸菌の発育をオレンジ色の蛍光で確認できる発育インジケータを組み合わせた培地.

用語解説*
イムノクロマト法

試料の毛細管現象中に生じる抗原抗体反応を利用した測定法．テストプレートに試料滴下後，短時間（キャピリア®TB-Neoの場合は15分）で判定でき，目視での定性判定のため簡便である.

用語解説*
質量分析法

試料をイオン化し電場をかけた際の移動時間が質量によって異なる（軽いものほど早く届く）ことを利用して，構成している物質をパターン化することで同定する分析法．細菌を構成するタンパク質は種によって異なるため，そのパターンをライブラリーにある基準株と比較することで菌種同定が可能となる．一般細菌のみならず，抗酸菌や真菌の菌種同定も可能となっている.

3 結核の治療

1 化学療法

　結核の治療では，病巣内の菌の撲滅を目的として，感染している結核菌に対し有効な抗結核薬の長期の**多剤併用療法**（初期は3～4剤以上の併用）が原則である．初回治療においては薬剤感受性が判明していることは例外的であることから，標準化学療法として，**リファンピシン（RFP）＋イソニアジド（INH）＋ピラジナミド（PZA）**に**エタンブトール（EB）**〔または**ストレプトマイシン（SM）**〕の4剤併用で2カ月間治療した後，RFP＋INHで4カ月間治療を行う．必ず薬剤感受性検査を行い，薬剤感受性検査結果が判明後は，「結核医療の基準」の改訂：2018年[8]に基づき治療法を選択する．結核に対する化学療法は，適切な薬剤感受性検査に基づいて実施することが必須である．

　WHOはRFPとINHの2剤に耐性を示す結核菌を**多剤耐性結核菌**（multidrug-resistant tuberculosis：**MDR-TB**），多剤耐性に加えてフルオロキノロン系抗菌薬のいずれかと注射二次薬（カプレオマイシン，アミカシン，カナマイシン）の少なくとも一つに耐性を示す結核菌を**超多剤耐性結核菌**（extensively drug-resistant tuberculosis：**XDR-TB**）と定義しており，これらによる結核では専門的な治療が必要であるため，判明次第，専門施設への相談や転院が必要となる．

　また，合併症，副作用あるいは薬物相互作用によりRFP，INHならびにPZAのいずれかが使用できない場合も，「結核医療の基準」の改訂：2018年に基づき治療法を選択する．

2 服薬支援

　抗結核薬による治療は少なくとも6カ月という長期間に及び，副作用（薬疹，薬剤熱，食欲不振，肝機能障害，腎機能障害，血球減少，聴覚障害，視覚障害等）の頻度も比較的高く，加えて認知能力やADLが低下しやすい高齢者が治療対象者の主体であることから，患者は服薬中断や不規則内服につながりかねない状態にある．これらが治療の失敗と薬剤耐性化に結び付くため，計画された内容で予定された期間服薬できるように，服薬確認を中心とした医師，看護師，保健所，調剤薬局，福祉および介護担当者・服薬支援者が協働した服薬支援体制をとることが重要である．これは**DOTS**（directly observed treatment, short-course：**対面服薬指導**）と呼ばれ，入院中は院内DOTS，外来治療においては地域DOTSにより服薬支援を行う．

4 結核の予防

1 BCGワクチンの接種

　乳幼児期に生ワクチンであるBCGワクチンを接種することで，全結核の発症を52～74%，重症結核である結核性髄膜炎を64%，粟粒結核を78%予防す

plus α

結核の薬剤感受性検査

液体培地であるMGIT培地で陽性となった結核菌の菌株に対し，BACTEC MGIT960/320システムを用いれば，INH，RFP，EB，PZAおよびSMに対する薬剤感受性検査の実施が可能である．

➡ 多剤耐性結核菌については，4章10節p.210参照．

plus α

BCGワクチン

1902年に乳腺炎に罹患した雌牛から分離され，パリのパスツール研究所で保管されていたウシ型結核菌の菌株が，3週間ごとに231代（1908～1920年まで）にわたり継代培養されることで弱毒化し，BCG（Bacillus Calmette-Guérin）ワクチンが開発された．

ることができると報告されており[9]，BCGワクチンの接種効果は10年程度続くと考えられている．BCGワクチンは，生後5〜8カ月の期間に1回接種する．凍結乾燥ワクチンの懸濁液（けんだく）を上腕外側ほぼ中央の接種部位に塗布した後に，経皮用接種用針（9本針植え付けの管針）で管針の円跡が接するように2カ所接種する．

通常の経過では，接種後2〜3週後に針痕に一致して発赤・硬結が出現し，5〜6週をピークに発赤増強と膿疱を認め，その後痂皮（かひ）を形成し，3カ月以降で瘢痕（はんこん）を残して治癒する．結核に罹患した患者にBCGワクチンを接種した場合，強い局所反応が接種後3〜10日以内の早期に出現する．これを**コッホ現象**と呼ぶ．コッホ現象を医師が診断した場合は，保護者の同意を得た上で，コッホ現象事例報告書により市町村に報告し，結核発病の可能性を精査する．

先天性免疫不全症や免疫抑制状態の人では重篤な副反応出現のリスクがあるため，接種に際しては，乳児期に感染症の反復があったかどうかや免疫不全の家族歴について十分な聴取が必要である．

2 潜在性結核感染症に対する化学療法

ハイリスクグループやデインジャーグループでは，潜在性結核感染症（LTBI）に対して，化学療法を積極的に検討する．LTBIに対する化学療法を行う場合，初発患者がINHやRFPに対して耐性でないこと，対象患者が活動性結核を発症していないこと，また服薬支援のもと服薬完遂が可能であること等を適切に評価した上で，治療導入を行うことが肝要である．

3 院内感染の予防

移動時は患者にサージカルマスクを装着させ，個室隔離あるいは陰圧室管理を行い，入室する医療従事者は**N95マスク**を着用する．共用の場所での検査や処置（CT検査や超音波検査等）が必要な場合は，検査の順番や換気に配慮して実施する．特に排菌リスクの高いケアを行う場合には，病室内の空気の流れを理解した上で行う．

plus α
BCGワクチンの副作用

腋窩リンパ節腫脹，皮膚結核様病変，BCG骨炎，全身播種性BCG感染症，アナフィラキシーがある．

plus α
潜在性結核感染症の化学療法

2021年10月の「結核医療の基準」の一部改正[10]に伴い，INH単独療法6〜9カ月に加え，INHおよびRFPの2剤併用療法3〜4カ月も治療の選択肢に加わった．INHが使用できない場合，またはINHの副作用が予測される場合に限り，RFP単独療法4カ月も認められている．

N95マスク

N95とは防じんマスクの規格の一つであり，防じんマスクは，粒子の捕集効率と粒子の種類によって9種に分類される．Nはnot resistant to oil，つまり耐油性がないことを意味し，95は直径0.3μmの微粒子の捕集効率が95％であることの保証を意味する．

販売されているN95マスクは，カップ型，折りたたみ型（二面および三面）があり，人によって顔面への密着性が異なるため，使用前に必ず**フィットテスト**を行う．また使用時には，マスクと顔の密着性を確認するため，**ユーザーシールチェック**（図3.2-11）を行う．

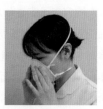

図3.2-11
ユーザーシールチェック

60歳，男性．透析患者である姉と同居．

3カ月前からの咳嗽と1週間前からの37℃台の発熱でA病院を受診し，血液検査で炎症反応上昇，胸部X線検査で多発する浸潤影を認め（図3.2-12），細菌性肺炎と診断され，経口抗菌薬を処方され帰宅した．症状改善に乏しく，初診から1カ月後A病院を再受診し，胸部単純CT検査で濃厚な浸潤影に加え空洞影を認め（図3.2-13），肺結核が疑われた．

後日，同居の姉に対して接触者健診が実施された．自覚症状および結核罹患歴はなく，胸部X線検査で活動性結核を疑う陰影は認められないが，QFT検査は陽性であった．透析患者でハイリスクグループに属することも踏まえ，潜在性結核感染症に対する化学療法が開始された．

①結核を疑う症状として，どのようなものが挙げられるか．

②喀痰の抗酸菌塗抹検査の意義は何か．

③この場合，姉にはどのような検査を行うべきか．

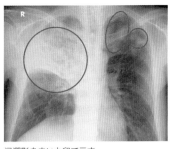

浸潤影を赤い丸印で示す．

図3.2-12　肺に多発する浸潤影（胸部X線検査）

①結核菌の侵入門戸は呼吸器であり，肺結核が最も多く，咳嗽，喀痰，血痰・喀血，胸痛および呼吸困難等の呼吸器症状を伴いやすい．ただし結核菌はリンパ行性，血行性，経気道あるいは経消化管的にも散布されるため，さまざまな臓器を侵す場合もあり，症状は多彩となる．非特異的な全身症状を伴う場合も多い．

②検体中の抗酸菌の有無および菌量を調べることができる．塗抹検査は菌量の定量評価が可能であり，肺結核と診断された場合，入院隔離の必要性および接触者への感染リスクの評価，化学療法による治療効果判定および退院時期の判断のため用いられる．

③塗抹陽性肺結核患者と同居している姉は最優先で検査すべき接触者である．接触者健診では，問診，インターフェロンγ遊離試験と胸部X線検査を実施する．

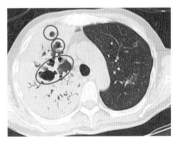

赤い丸印の部分に空洞が認められ，空洞周囲に白く浸潤影が認められる．

図3.2-13　肺における浸潤影と空洞影（胸部CT検査）

結核の接触者健診

接触者健診の目的は，新たな発病者や潜在性結核感染症患者の早期発見と，感染源・感染経路の探求である．

初発患者が結核を感染させる可能性のある期間に，患者と同じ空間にいた者を接触者と定義し，初発患者の感染性の高さ，接触者の感染・発病リスク（ハイリスク接触者に該当するか，同居の有無，同居であれば空間の広さや換気等の環境因子）を評価し，接触者健診の優先度を決定する．接触者健診では，問診，結核感染の有無に関するインターフェロンγ遊離試験，胸部X線検査が実施される．咳嗽を伴い，活動性結核が疑われる場合は，喀痰抗酸菌検査も行われる[11]．

■ 引用・参考文献

1) 山田博之. ストラクトーム解析による結核菌の基礎的形態データとリボゾーム定量. 顕微鏡. 2015, 50, p.92-97.
2) 厚生労働省. 感染症法に基づく消毒・滅菌の手引きについて. 2018-12-27. https://www.mhlw.go.jp/content/000548441.pdf, （参照2023-06-17).
3) Shinoda, N. et al. Disinfectant-susceptibility of multi-drug resistant *Mycobacterium tuberculosis* isolated in Japan. Antimicrob Resist Infect Control. 2016, 8（5).
4) 結核予防会編. 結核の統計 2022. 結核予防会, 2022.
5) WHO Global Tuberculosis Programme. Global tuberclosis report 2022. World Health Organization, 2022.
6) 日本結核・非結核性抗酸菌症学会編. 抗酸菌検査ガイド 2020. 南江堂, 2020.
7) 日本結核病学会治療委員会.「結核医療の基準」の改訂：2018 年. 結核. 2018, 93, p.61-68.
8) Colditz, G.A. et al. The efficacy of bacillus Calmette-Guerin vaccination of newborns and infants in the prevention of tuberculosis：meta-analyses of the published literature. Pediatrics. 1995, 96, p.29-35.
9) 厚生労働省.「結核医療の基準」の一部改正について. 2021-10-18. https://www.mhlw.go.jp/content/000844766.pdf, （参照2023-06-17).
10) 日本結核病学会編. 結核診療ガイドライン. 第3版, 南江堂, 2015.
11) 日本結核病学会予防委員会・治療委員会. 潜在性結核感染症治療指針. 結核. 2013, 88, p.497-512.
12) 阿彦忠之ほか. 感染症法に基づく結核の接触者健康診断の手引き. 第6版, 結核予防会, 2022.
13) Bruker Daltonics GmbH & Co. MALDI Biotyper® MTB HT Mycobacteria Module.

3 消化器系感染症

■ 学習目標

◉ 細菌性腸管感染症（感染症法三類感染症）と原因菌を理解できる.
◉ 下痢や腸炎を起こすウイルスを理解できる.
◉ 下痢や腸炎を起こす原虫，蠕虫を理解できる.
◉ 腸管感染症の感染予防法を理解できる.
◉ 食中毒の原因微生物と予防法を理解できる.

学習する臨床微生物

細菌 ● 腸管出血性大腸菌O157
enterohemorrhagic *Escherichia coli* O157

コレラ菌　*Vibrio cholerae*

赤痢菌
Shigella dysenteriae, S. flexneri, S. boydii, S. sonnei

チフス菌　*Salmonella* serovar Typhi

パラチフスA菌
Salmonella serovar Paratyphi A

ヘリコバクター・ピロリ
Helicobacter pylori

ウイルス ● ノロウイルス　*Norovirus*

Keyword

二次感染，下痢便，病原性大腸菌，輸入腸管感染症，感染型食中毒，毒素型食中毒

細菌　腸管出血性大腸菌O157：enterohemorrhagic *Escherichia coli* O157

1 形態・性状

• グラム陰性桿菌.
• 周毛性の鞭毛（べんもう）をもち（➡ p.97参照），活発に運動する（図3.3-1).
• **出血性大腸炎**を起こすものは**O157**（オー）血清型が大部分であるが，**志賀毒素（ベロ毒素）**を産生するほかの血清型*（O26，O111，O145など）の大腸菌も含まれる.

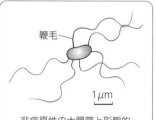

鞭毛

1μm

非病原性の大腸菌と形態的違いはない.

図3.3-1　腸管出血性大腸菌

2 感染経路

生肉（特にひき肉）や生乳，牛糞で汚染された野菜などが感染源になる．家畜（特にウシ）が保有していることがあり，保菌動物は発症することなく糞便中に排菌し続ける．

腸管出血性大腸菌は75℃，1分間の加熱で殺菌される．したがって，加熱が不十分であった場合に感染が起こる．酸に比較的強く，食物と共に摂取されても胃内で不活化されにくいため，少ない菌数（100〜1,000個）でも発症する．

ヒトからヒトへの**二次感染**や水系感染も起きるが，接触感染対策を徹底すれば二次感染の可能性は低い．一般に，乳幼児や高齢者は感受性が高い．潜伏期間は3〜5日である．

3 臨床症状

胃を通過して鞭毛で遊走し，小腸〜大腸粘膜に定着すると増殖し，志賀毒素を産生する．志賀毒素は，細胞を死滅させる働きによって消化管粘膜の毛細血管を破壊し，**出血性大腸炎**を起こす．

腸管出血性大腸菌による**下痢便**は，軽症で血液を含まないものからほとんどが血液という鮮血便まで多様である．毒素が血中に移行すると**溶血性尿毒症候群**[*]や**脳症**を併発して重篤化することがある．

4 腸管出血性大腸菌感染症の二次感染予防

感染力，罹患した場合の重篤性などを総合的にみると危険性は高くないが，糞便からの経口感染であること，少ない菌数でも感染すること，回復後も一定期間排菌があることを認識し，対策を患者・家族にも伝え，手洗いなどを励行するよう指導する（表3.3-1，表3.3-2）．感染症法では三類に分類される．

表3.3-1 腸管出血性大腸菌の消毒例

ベッドパン（便器）	・ベッドパンウォッシャー（90℃，1分間など） ・洗浄後に，0.1％第四級アンモニウム塩（ベンザルコニウム塩化物など）や両性界面活性剤へ30分間浸漬 ・洗浄後に，0.05〜0.1％（500〜1,000ppm）次亜塩素酸ナトリウムへ30分間浸漬
洋式トイレの便座 フラッシュバルブ 水道の蛇口，ドアノブ	・アルコールで清拭
床頭台 オーバーテーブル 洗面台	・0.2％第四級アンモニウム塩（ベンザルコニウム塩化物など）や両性界面活性剤で清拭 ・アルコールで清拭
床	・0.2％第四級アンモニウム塩（ベンザルコニウム塩化物など）や両性界面活性剤で清拭
リネン	・熱水で洗濯（80℃，10分間など） ・0.02〜0.1％（200〜1,000ppm）次亜塩素酸ナトリウムへ30分間浸漬 ・0.1％第四級アンモニウム塩（ベンザルコニウム塩化物など）や両性界面活性剤へ30分間浸漬
手指	・速乾性擦式アルコール製剤

大久保憲ほか編．消毒と滅菌のガイドライン．2020年版，へるす出版，2020，p.103.

用語解説[*] 血清型

同じ微生物種であっても，表面にある物質（多糖体やタンパク質）や産生する毒素などの化学構造の微細な部分が違う場合がある．この違いは特異的な抗体との反応で識別することができ，それを血清型という（抗体は血清中に含まれるため，実際の反応には血清を用いる）．➡抗体についてはp.45参照．

plus α グラム陰性桿菌

グラム染色で，赤色に染まるものをグラム陰性菌という．そのうち形の細長いものをグラム陰性桿菌という．大腸菌，緑膿菌など多数ある（➡p.249参照）．

plus α O157血清型

大腸菌の菌体表層の多糖体（O抗原）のわずかな化学構造の違いを表す血清型の番号で，1982年，米国で起こったハンバーガー食中毒事件で新たに見つかった157番目の血清型．

用語解説[*] 溶血性尿毒症候群

溶血性貧血，血小板減少，急性腎障害の三つを主な特徴とする症候群で，意識障害，けいれん，頭痛，心不全，膵炎などの症状を伴うこともある．

3 宿主の臓器・組織別にみる感染症と病原体

73

表3.3-2　腸管出血性大腸菌感染症の二次感染を防ぐための患者と家族への指導

- 用便後の手洗い：流水と石けんで十分洗った後，消毒薬で消毒する．
- 患者の家のトイレ，洗面所の取っ手やドアノブなど：消毒薬による清拭消毒を行う．
- 寝衣やリネン：塩素系消毒薬に浸漬してから洗濯する．
- 調理：手洗いの励行，食品の十分な加熱，まな板・包丁・ふきん類の沸騰水による消毒を行う．
- 食器：洗剤と流水で洗う．
- 入浴：シャワーか掛け湯．浴槽に浸かる場合はほかの者と一緒に入らず，最後に入浴する．浴槽は洗剤で洗浄し，バスタオルは共用しない．

臨床場面で考えてみよう

5歳，男児．

激しい腹痛と水様性下痢で入院した．下痢便は鮮血便になり，培養検査の結果，腸管出血性大腸菌O157が検出された．5日後，腎機能低下，意識障害が現れた．

①この事例の場合，鮮血便の原因は何か．また，その後に現れた腎機能低下や意識障害の原因は何か．

②腸管出血性大腸菌の二次感染を防ぐため，患者とその家族に伝えることは何か．

①いずれも，腸管出血性大腸菌O157が産生する毒素による症状である．
②糞便からの経口感染であること，少ない菌数でも感染すること，回復後も一定期間排菌があることを伝え，手洗いを励行するよう指導する．

コラム　広域食中毒事例

　1982年，米国ハンバーガーチェーン店で冷凍ひき肉を材料としたハンバーガーを原因食として出血性大腸炎が散発し，原因菌として新しい型（O157）の病原性大腸菌が分離された．日本では1996年に関西地方を中心に1万9千人以上の感染者，12人の死亡者を出した．

　2011年には焼肉チェーン店で牛肉の生食（ユッケ）による集団食中毒が発生した．患者181人のうち85人から腸管出血性大腸菌O111が分離され，患者34人が溶血性尿毒症症候群を発症し，5人が脳症で死亡した．原材料の牛肉から腸管出血性大腸菌O111が分離された．

　これを機に，厚生労働省から衛生基準に沿った生食用の肉の表面処理（加熱後トリミング法）の徹底が指示され，また，ウシ肝臓内に腸管出血性大腸菌の生息が確認されたため，生レバー（レバ刺し）の提供が禁止されることとなった．

plus α

食中毒の届出

食品が介在すると推定される腸管系感染症を診断した場合には，感染症法に基づく届出とともに，食品衛生法に基づいた食中毒の届出も必要である．

細菌　コレラ菌：*Vibrio cholerae*

1 形態・性状

- グラム陰性コンマ状短桿菌で，単鞭毛をもつ（図3.3-2）．
- **コレラ毒素**を産生するO1，O139血清型のコレラ菌がコレラの原因菌である．

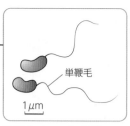

単鞭毛

1μm

図3.3-2　コレラ菌

2 感染経路

　患者糞便で汚染された水や食品から経口感染する．コレラ菌は日本国内には常在していないが，流行地からの帰国者が発症した事例や輸入冷凍エビ（甲羅のキチンに付着しやすい）などが原因となった食中毒例がある．

3 臨床症状

　経口感染したコレラ菌は，大部分が胃酸によって殺菌される（胃摘出者や無酸症者は注意）が，殺菌されずに小腸に達し定着・増殖するとコレラ毒素を産生する．この毒素は腸管粘膜から水分やイオンを排出させる作用があり，**激しい水様性の下痢（米のとぎ汁様）**が頻回に続く．これによる脱水症状が進むと致死的となる．ヒトからヒトへの二次感染は少ない．コレラは感染症法で三類に分類される．

4 治療

　脱水の改善のための**輸液**や**経口補液**（市販のスポーツドリンクなど）が重要な治療法となる．世界保健機関（WHO）は流行地向けに経口電解質補液（表3.3-3）の迅速な投与を推奨しており，死亡率を下げることに成功している．

plus *α*

コレラ菌の種類

O1 コレラ菌：従来流行しているコレラ菌．生物学的性状の違いによりアジア型とエルトール型がある．
O139 コレラ菌：1992年にインドのベンガル地方で新たに流行が始まった新型コレラ菌．

表3.3-3　**経口電解質補液（WHO推奨）**

NaCl	3.5g
クエン酸Na（またはNaHCO$_3$ 2.5g）	2.9g
KCl	1.5g
ブドウ糖	20g
安全な水	1L

細菌　**赤痢菌：** *Shigella dysenteriae, S. flexneri, S. boydii, S. sonnei*

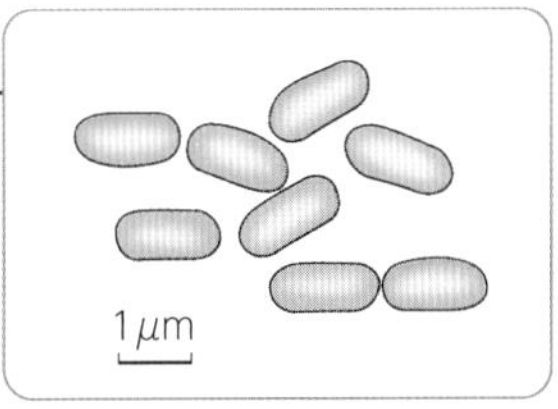

1 形態・性状

- グラム陰性桿菌．
- 鞭毛はない（図3.3-3）．
- 細胞侵入性を示し，細胞内で分裂・増殖する．

1μm

図3.3-3　**赤痢菌**

2 感染経路

　患者の糞便で汚染された水や手指を介して経口感染し，わずかな菌数（100個程度）でも発症する．感染部位は大腸で，粘膜上皮細胞に侵入して増殖し，次々と隣接細胞へ移動して上皮を破壊し炎症を広げていく．

3 臨床症状

　発熱やテネスムス*（しぶり腹）を伴い，膿を含んだ**粘血下痢便**が特徴的である．一部に志賀毒素（ベロ毒素）を産生してより重篤な症状を呈する菌もある．小児や高齢者の感受性が高い．感染症法では三類に分類される．

4 治療

　補液や抗菌薬の投与がなされるが，薬剤耐性菌が多いため，治療に難渋することが多い．

用語解説 *

テネスムス

頻回に便意を催すが，便がごく少量で，またすぐに便意を催す状態のこと．下腹部の痛み，けいれんなどが症状として現れる．

細菌 **チフス菌：*Salmonella* serovar Typhi**
パラチフスA菌：*Salmonella* serovar Paratyphi A

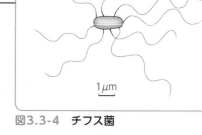

鞭毛

1μm

図3.3-4　チフス菌

1 形態・性状

- グラム陰性桿菌で，周毛性の鞭毛をもつ（図3.3-4）．
- 莢膜様多糖体（Vi抗原）が病原性に関わる．

2 感染経路

　患者や保菌者の尿や糞便で汚染された食材や水から経口感染する．小腸粘膜からリンパ組織に侵入してマクロファージに取り込まれ，その中で増殖し，血中へ移行する．その後，脾臓や肝臓の細胞内で増殖し，胆汁を通じて腸管へ排出され，尿中へも排出される．

3 臨床症状

　全身性の発熱性疾患（体温が約40℃まで上昇する）として発症し，**比較的徐脈***，**バラ疹***，**肝脾腫**などを主徴とする．便秘や下痢，腸穿孔などの消化器症状は，やや遅れて現れる．菌は血液，糞便，尿から分離される．感染症法では三類に分類される．

4 治療

　細胞内に移行しやすい抗菌薬が用いられる．治癒後，**胆囊内保菌者**が感染源として問題になる．給食従事者や医療従事者が感染した場合は，連続した糞便培養検査で陰性になるまで，食品を取り扱う業務や患者の看護を控えなければならない．

　コレラ菌，赤痢菌，チフス菌，パラチフスA菌の消毒は，腸管出血性大腸菌の消毒例（➡p.73 表3.3-1）に準じる．腸チフス，パラチフス患者の場合は，尿や血液も感染源になるため注意する．

用語解説*
比較的徐脈

高熱の割に脈拍の上昇が少ないことをいう．腸チフスの主要な症状である．

用語解説*
バラ疹

腸チフスの場合，腹部・前胸部に現れる淡紅斑．紅斑部からチフス菌が見つかる．

plus α
無症状胆囊内保菌者

腸チフスでは，無症状病原体保有者の大部分が胆囊内保菌者である．胆囊内保菌者では慢性胆囊炎を合併したり，胆石を保有している場合は胆石にチフス菌のバイオフィルムが形成されたりして永続保菌者となることも多い．

 臨床場面で考えてみよう

50歳，男性．
インド旅行から帰国した翌日，腹痛はなかったが軟便に続いて水様便が頻回となった．やがて歩行ができなくなり，虚脱状態になって入院した．脈拍は触れず，手足が冷たく口渇を訴え，水様性下痢便は米のとぎ汁様を呈した．コレラが疑われ，糞便サンプルは培養検査へ回された．
①この場合，治療の重点となるのは何か．
②下痢を伴う輸入感染症にはどのようなものがあるか．

　①水の改善のための輸液や経口補液が重要となる．
　②コレラ，赤痢，腸チフス，パラチフス，旅行者下痢症など．

ノロウイルス：*Norovirus*

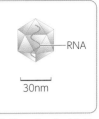

図3.3-5　ノロウイルス（模式図）

RNA
30nm

1 形態・形状

- 正二十面体のRNAウイルス（図3.3-5）．
- エンベロープをもたないため，アルコール系消毒薬は有効ではない．**次亜塩素酸ナトリウム**や**亜塩素酸水**を用いた消毒，加熱処理や煮沸などにより失活する．
- ヒトに感染する主要なノロウイルスの遺伝子群（genogroup）はGⅠとGⅡであり，中でも**GⅡ**が世界的に流行している．GⅠとGⅡには，それぞれ複数の遺伝子型（genotype）が存在し，遺伝子型は食中毒や感染性胃腸炎の集団発生時の疫学解析に活用される．

2 感染経路

経口感染し，感染経路としては食品媒介感染（食中毒），接触感染，飛沫感染，粉じん感染がある（表3.3-4）．

食品媒介感染は，ノロウイルスで汚染された牡蠣（かき）などの二枚貝を生あるいは加熱不十分な状態で摂取したことにより起こるほか，ウイルスに汚染された手指等で調理した汚染食品により起こることもある．接触感染，飛沫感染，粉じん感染は，糞便や嘔吐物の処理が不適切な場合などに引き起こされることがある．高齢者施設，病院，旅客船，飲食店，学校などの半閉鎖的な環境で集団感染を起こしやすい．

3 臨床症状

ノロウイルスは小腸の上皮細胞に感染して増殖し，嘔吐，下痢，腹痛などを主症状とした急性胃腸炎を引き起こす．ノロウイルスによる胃腸炎では突発的な強い嘔吐が起きるのが特徴的である．発熱は一般的に軽度（37～38℃）であり，通常は1～3日で治癒し，後遺症も残らないことが多く，不顕性感染の場合もある．ただし，乳幼児や高齢者などは，嘔吐物による窒息や誤嚥性肺

plus α

東日本大震災とノロウイルス感染症

避難所の一部でノロウイルス感染症が集団発生した．半閉鎖的な環境で，かつ衛生的な生活が困難になる被災時にも注意すべき感染症である．

➡ 不顕性感染については，2章1節p.38参照．

表3.3-4　ノロウイルスの感染経路

感染経路	具体例
食品媒介感染（食中毒）	・ウイルス汚染食品（牡蠣等）を，十分に加熱しないで摂取した場合 ・ウイルスに汚染された手指等で調理した汚染食品を摂取した場合
接触感染	・ウイルスに汚染された糞便や嘔吐物に触れ，手指等を介してウイルスを経口摂取した場合 ・ウイルスに汚染された手指等でドアノブ等の環境が汚染され，それに接触した手指等を介してウイルスを経口摂取した場合
飛沫感染	・下痢便や嘔吐物の処理時にウイルスが飛散し，ウイルスを含んだ飛沫を経口摂取した場合
粉じん感染	・嘔吐物の処理が不十分な際に，それらが乾燥してちりやほこりとなったものを経口摂取した場合

国立医薬品食品衛生研究所．ノロウイルス感染の症状と感染経路．2012-12-27．http://www.nihs.go.jp/fhm/fhm4/fhm4-nov012.html,（参照2023-06-16）より一部改変．

炎により死亡することもある.

　症状が消失した後も，通常約1週間は糞便中へのウイルスの排出が続き，長い場合は1カ月以上も排出が続く事例もあるため，ヒトからヒトへの二次感染に注意が必要である.

4 検査・診断

　確定診断には，糞便や嘔吐物などの検体を用いて，電子顕微鏡法や核酸検出法（PCR法）などにより，ウイルスを検出する．これらの方法は，食中毒や集団感染の原因究明などの目的で，行政機関や研究機関等で行われている．医療機関では，医師が必要と認めた場合には，診断の補助として糞便中のノロウイルス抗原を検出する検査キットを用いた抗原検査を実施することがある.

5 治療

　特異的な抗ウイルス薬はないため，通常，対症療法が行われる．特に，乳幼児や高齢者は脱水症状を起こしやすいため，経口摂取が可能であれば，経口的に水分と電解質を補充する．脱水症状が重い場合は，輸液による治療が必要となる.

6 予防

　ノロウイルスに有効なワクチンはないため，標準予防策が基本となる．また，食材の加熱処理や調理器具の消毒，接触感染予防策なども重要である.

　牡蠣などの二枚貝は十分に加熱し（中心部を85〜90℃で少なくとも90秒以上加熱する），野菜類を含めた生鮮食品は十分に洗浄する．調理器具は，洗剤で洗浄後，**次亜塩素酸ナトリウム**（塩素濃度約200ppm）や**亜塩素酸水**〔遊離塩素濃度25ppm(含量：亜塩素酸として0.05%≒500ppm以上)〕で浸すように拭く．まな板，包丁，へら，食器，ふきん，タオル等は亜塩素酸水〔遊離塩素濃度25ppm(含量：亜塩素酸として0.05%≒500ppm以上)〕による浸漬や，熱湯での加熱（85℃以上で1分以上）が有効である.

　高齢者施設や医療機関などでは，二次感染による集団感染が起こりやすいため，調理者，医療従事者，介護者などの手指衛生を徹底し，ノロウイルスに汚染された糞便や嘔吐物を処理する際には，手指衛生，手袋・マスク・ガウンの着脱を適切に行い，汚物が飛散しないように片付け，次亜塩素酸ナトリウム消毒などを行うことが重要である.

plus α
電子顕微鏡

光学顕微鏡では，観察したい細菌などの対象物に光を当てて拡大するが，電子顕微鏡では，光の代わりに電子線を当てて拡大する．光学顕微鏡では見えない大きさのウイルスの観察ができる（➡p.30参照）.

plus α
ノロウイルス抗原検出検査の保険適用

3歳未満，65歳以上の人を対象に，健康保険が適用されている.

ヘリコバクター・ピロリ：*Helicobacter pylori*

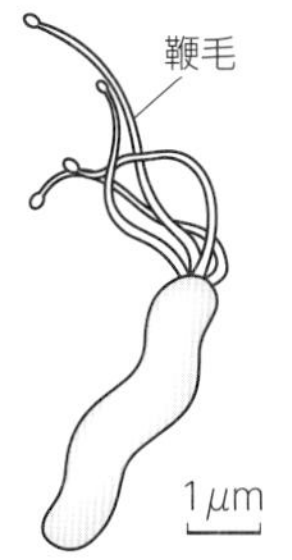

1 形態・性状

- グラム陰性らせん状桿菌.
- 鞭毛をもち，活発に運動する（図3.3-6）.
- **ウレアーゼ**という酵素を産生し，尿素を分解してアンモニアを生成し，胃酸を中和することで胃内で生存できる.

2 感染経路

衛生環境の悪い時代には，飲料水などを介した水系感染が疑われていたが，現在では，感染者の唾液を介した母子間での感染や家族内感染などが感染経路として考えられている．幼少期に感染することが多い.

3 臨床症状

胃の粘膜に感染して炎症を起こし，慢性胃炎，胃・十二指腸潰瘍，胃癌などを引き起こす.

4 検査

現在保険適用となっている検査方法としては，ヘリコバクター・ピロリによるアンモニアの産生の有無を調べる迅速ウレアーゼ試験，顕微鏡で菌体の有無を調べる鏡検法，培養して菌体の有無を調べる培養法，診断薬（^{13}C-尿素）を服用して服用後の呼気を調べる尿素呼気試験，血液中や尿中のヘリコバクター・ピロリに対する抗体を調べる抗体測定法，便中のヘリコバクター・ピロリ抗原を調べる便中抗原測定法がある.

5 治療

ヘリコバクター・ピロリの除菌療法として保険適用となっているのは，プロトンポンプ阻害薬1剤（オメプラゾール，ラベプラゾール，ランソプラゾール，エソメプラゾールのいずれか1剤）と抗菌薬2剤（アモキシシリン，クラリスロマイシン）を1日2回，7日間服用する3剤療法である．1回目の除菌（一次除菌）が成功しなかった場合には，クラリスロマイシンをメトロニダゾールに変えた二次除菌療法が行われる[1].

鞭毛

1μm

先端に膨らんだ部分をもつ鞘（さや）をかぶった鞭毛は，この菌特有．生育に不適当な環境にさらされると，らせん状桿菌は球状形態を示すことがある.

図3.3-6
ヘリコバクター・ピロリ

1 消化器系感染症の種類と病原体

1 病原性大腸菌感染症

　大腸内に常在する大腸菌（大腸内容物 1 mL当たり10^7〜10^9個生息している）と異なり，毒素産生性，付着線毛，細胞侵入性などの病原性を獲得して下痢を起こすように変化した大腸菌を**病原性大腸菌（下痢原性大腸菌）**という（表3.3-5）．外界から経口感染し，感染部位は小腸や大腸である．感染の成立に必要な菌数は，腸管出血性大腸菌が10^2〜10^3個，ほかの病原性大腸菌は10^8〜10^{10}個である．典型的な腸管感染症の場合は，下痢便に特徴がある（表3.3-6）．

2 輸入腸管感染症

　コレラ，赤痢，腸チフス，パラチフスなどは海外で感染し，国内に持ち込む例が多いことから**輸入腸管感染症**として問題になる（表3.3-7）．

3 食中毒

|1| 原因微生物

　日本の食中毒統計による発生件数からみると，原因微生物として細菌ではカンピロバクター属菌，ウェルシュ菌，ブドウ球菌が，ウイルスではノロウイルスが主なものである（表3.3-8）．また，近年ではアニサキス（➡p.144参照）による食中毒が最多となっており，その背景の一つには生鮮魚介類の輸送技術の発達（冷凍ではなく生きたままの鮮度の高い状態で輸送できる）がある．

|2| 感染型食中毒と毒素型食中毒 （図3.3-7）

　食中毒の症状は下痢，嘔吐，腹痛，発熱などである．発症に必要な菌数は一般には10^6個以上と推定され，この程度の菌量ではにおいや味で感知できない．胃酸で大部分は殺菌されるが，腸管に達した細菌はそこに定着して増殖する．

　食中毒には細菌が腸管上皮に傷害を与えたり，上皮細胞内に侵入して炎症を起こすもの（**感染侵襲型**），細菌はそこにとどまり，産生した毒素のみが標的細胞に作用して症状を現すもの（**感染毒素型**）がある．両者をまとめて**感染型食中毒**という．一方，食品内ですでに毒素を産生しており，それを摂食した場合に起こるものを**毒素型食中毒**という．毒素型食中毒では，一般に潜伏期が短い．

plus α

下痢便サンプルの採取

原因微生物の同定が確定診断に必要なため，抗菌薬の投与前に採取する．乳児の場合はおむつの糞便から採取する．膿粘液や血液があればその部分をすぐに鏡検するか，培養に移すのが望ましいが，無理な場合は冷蔵保存する．

plus α

食中毒の原因物質

細菌やウイルスによる感染型食中毒が90％以上を占めるが，その他に重金属，ヒ素などの有害化学物質や，フグ毒，貝毒，キノコ毒など自然毒によるものもある．自然毒の場合，死亡率が高い．

plus α

カンピロバクター属菌と食中毒

カンピロバクター属菌による食中毒は，細菌性食中毒の中で近年発生件数が最も多く，カンピロバクター・ジェジュニとカンピロバクター・コリがその大半を占める．

plus α

非特異的感染防御機構としての胃酸

胃の壁細胞から分泌される塩酸により胃の中は強い酸性に保たれ，胃内に侵入した病原体に対して殺菌作用を示す（➡感染防御機構については，2章2節p.43参照）．

表3.3-5　**病原性大腸菌（下痢原性大腸菌）**

病原性大腸菌	症状など
腸管出血性大腸菌	出血性下痢，溶血性尿毒症症候群，脳症
腸管毒素原性大腸菌	コレラ様下痢，発展途上国乳幼児の下痢で最多，旅行者下痢症
腸管病原性大腸菌	サルモネラ腸炎様下痢，発展途上国の乳幼児に多い
腸管組織侵入性大腸菌	赤痢様下痢
腸管凝集付着性大腸菌	小児慢性下痢

表3.3-6　**下痢便の性状と病原体の典型例**

性 状	病原体
白色水様便	コレラ菌 ロタウイルス（➡p.157参照）
血 便	腸管出血性大腸菌
粘血便	赤痢菌 赤痢アメーバ
緑色水様便 （海苔の佃煮様）	サルモネラ菌

表3.3-7　海外で感染する場合が多い病原体と腸管感染症

病原体		疾患
細菌	コレラ菌 赤痢菌 チフス菌 パラチフスA菌 腸管毒素原性大腸菌	コレラ 細菌性赤痢 腸チフス パラチフス 旅行者下痢症
原虫	赤痢アメーバ ランブル鞭毛虫 クリプトスポリジウム	アメーバ赤痢 ジアルジア症 クリプトスポリジウム症

表3.3-8　食中毒の主な原因微生物

原因微生物			型	
細菌	サルモネラ菌 カンピロバクター属菌 エルシニア・エンテロコリチカ	感染型	感染侵襲型	
	腸炎ビブリオ 腸管出血性大腸菌 腸管毒素原性大腸菌 ウェルシュ菌 セレウス菌（下痢毒産生）		感染毒素型	
	黄色ブドウ球菌 ボツリヌス菌 セレウス菌（嘔吐毒産生）	毒素型		
ウイルス	ノロウイルス（小型球形ウイルス）	感染型		
原虫	アニサキス（線虫）	増殖せず粘膜へ侵入		

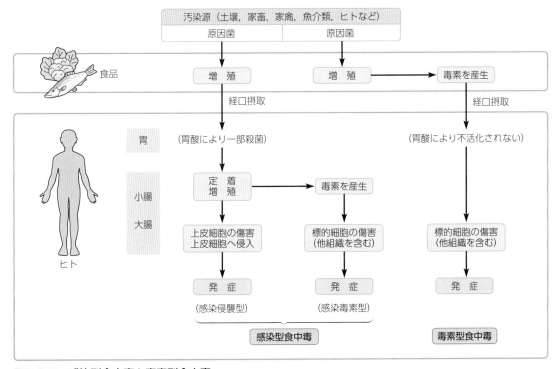

図3.3-7　感染型食中毒と毒素型食中毒

4 その他の消化器系感染症

その他の原因ウイルス，細菌，真菌，寄生虫（原虫，蠕虫）を含め，消化器系感染症の原因微生物・医動物と疾患・症状を 表3.3-9 にまとめて示す.

3 宿主の臓器・組織別にみる感染症と病原体

81

表3.3-9　消化器系感染症の原因微生物・医動物（まとめ）

<table>
<tr><th colspan="2">原因微生物・医動物</th><th>疾患・症状</th></tr>
<tr><td rowspan="5">ウイルス</td><td>ロタウイルス（➡p.157 参照）</td><td>冬季乳児嘔吐下痢症の主因</td></tr>
<tr><td>ノロウイルス（小型球形ウイルス）</td><td>食中毒</td></tr>
<tr><td>アデノウイルス</td><td>乳幼児の通年性胃腸炎</td></tr>
<tr><td>A型肝炎ウイルス（➡p.85 参照）</td><td>肝炎</td></tr>
<tr><td>E型肝炎ウイルス（➡p.90 参照）</td><td>肝炎</td></tr>
<tr><td rowspan="18">細　菌</td><td>コレラ菌</td><td>コレラ</td></tr>
<tr><td>赤痢菌</td><td>細菌性赤痢</td></tr>
<tr><td>チフス菌</td><td>腸チフス</td></tr>
<tr><td>パラチフスA菌</td><td>パラチフス</td></tr>
<tr><td>サルモネラ菌</td><td rowspan="11">食中毒</td></tr>
<tr><td>腸炎ビブリオ</td></tr>
<tr><td>カンピロバクター</td></tr>
<tr><td>病原性大腸菌</td></tr>
<tr><td>　腸管出血性大腸菌</td></tr>
<tr><td>　腸管毒素原性大腸菌</td></tr>
<tr><td>エルシニア・エンテロコリチカ</td></tr>
<tr><td>ウェルシュ菌（➡p.195 参照）</td></tr>
<tr><td>セレウス菌</td></tr>
<tr><td>黄色ブドウ球菌（➡p.118 参照）</td></tr>
<tr><td>ボツリヌス菌（➡p.132 参照）</td></tr>
<tr><td>クロストリディオイデス・デフィシル
（クロストリジウム・デフィシル*）</td><td>偽膜性大腸炎：抗菌薬関連下痢症</td></tr>
<tr><td>ヘリコバクター・ピロリ</td><td>胃炎，胃・十二指腸潰瘍</td></tr>
<tr><td>真　菌</td><td>カンジダ・アルビカンス（➡p.203 参照）</td><td>食道炎，腸炎</td></tr>
<tr><td rowspan="8">寄生虫</td><td>原虫</td><td>赤痢アメーバ</td><td>アメーバ赤痢</td></tr>
</table>

		原因微生物・医動物	疾患・症状
寄生虫	原虫	ランブル鞭毛虫	ジアルジア症
		クリプトスポリジウム	クリプトスポリジウム症
	蠕虫	回虫（かいちゅう）	回虫症
		鞭虫（べんちゅう）	鞭虫症
		蟯虫（ぎょうちゅう）	蟯虫症
		鉤虫（こうちゅう）	鉤虫症，鉄欠乏性貧血
		糞線虫（ふんせんちゅう）	糞線虫症

* クロストリジウム・デフィシルは2016年にクロストリディオイデス属として独立

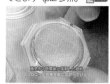

2 食中毒の予防・治療

1 細菌性およびウイルス性食中毒の予防

　食中毒予防で重要となるのは，原因微生物を①付けない，②増やさない，③生かさないということである．

｜1｜食品に原因微生物を付けない

　食材，特に**生肉や生魚の取り扱い**に心すべきである．家畜や家禽が腸内に保有している**サルモネラ菌**，**カンピロバクター**，**腸管出血性大腸菌**などは生肉に付着している可能性が高い．生卵，生乳や家畜の糞便で汚染された野菜や果物への注意も必要である．**腸炎ビブリオ**＊は鮮魚に付着しているため，刺身を好む日本ではこの菌による食中毒が多い．また，腸炎ビブリオは好塩性であるため，塩分を含んだ惣菜は格好の増殖の場となる．**ノロウイルス**は，牡蠣などの魚介類が保有している可能性がある．

　調理をする際は，生肉や生魚を取り扱った調理器具（まな板，包丁，ふきん

plus α

医療関連感染とクロストリディオイデス・デフィシル

クロストリディオイデス・デフィシルは，芽胞を形成するためアルコール消毒が無効である．抗悪性腫瘍薬，抗菌薬などの投与後に，医療者の手を介して感染することもある．

➡ 寄生虫感染症については，4章2節p.144 参照．

コンテンツが視聴できます（p.2参照）

●細菌性食中毒の予防〈動画〉

用語解説*

腸炎ビブリオ

グラム陰性桿菌で，鞭毛をもつ．海水中に存在し，好塩性を示す．魚介類の生食を好む日本では，食中毒の原因菌となることが比較的多い．溶血性腸管毒を産生し，胃腸炎（下痢，腹痛，発熱）を起こす．

など）や手で，そのまま非加熱食品を扱わないようにする．手に化膿傷がある者は黄色ブドウ球菌の汚染源となりやすいことに留意する．冷蔵庫の中では，生ものと調理品を別の場所に保管する．

|2| 食品中の原因微生物を増やさない

調理食品はすぐに食べるのが望ましい．**腸炎ビブリオ**や**ウェルシュ菌**は増殖が速い細菌である．増殖を抑えるためには低温での保存が望ましいが，冷蔵庫を過信するのは禁物である．また，低温でも徐々に増殖する細菌であるエルシニア・エンテロコリチカも存在する．

自家製の野菜や果物のびん詰，缶詰，真空パック食品の中には，加熱が不十分であると**ボツリヌス菌**（偏性嫌気性菌）が増殖して毒素を産生している場合がある．ボツリヌス毒素は強力な神経毒で，致死率の高いボツリヌス食中毒の原因になる．ボツリヌス菌は土壌中に芽胞で存在している（100℃，数時間の加熱で不活化されないほど耐熱性が極めて高い形態．➡p.228 図5.2-1 参照）．食材に混入しやすい上，食材の加熱が不十分であると殺菌されずに残り，嫌気的条件で増殖する．ほかに芽胞を形成する食中毒の原因菌には，**ウェルシュ菌**（偏性嫌気性菌），**セレウス菌***（好気性菌）がある．

|3| 食品中の原因微生物を生かさない：食前に加熱殺滅する

一般に細菌やウイルスは熱に弱く，中心部まで **75～85℃で 1 分間**加熱すれば死滅させることができる．したがって，加熱した食品をすぐ食べれば食中毒は起こりにくい．ただし，食品中に産生されている毒素のうち，黄色ブドウ球菌の**エンテロトキシン***やセレウス菌の**嘔吐毒**は耐熱性である．

② 食中毒の治療

多くの食中毒は一過性で，自然治癒する．下痢は感染性腸炎に対する生体防御反応の一つであり，強力な止痢薬は除菌を遅らせるため好ましくない．下痢による脱水への対処には，水分と塩分を含んだ粥（かゆ）や補液（スポーツドリンク類）を摂取する．症状によって抗菌薬の投与もなされるが，腸内細菌叢（そう）（腸内フローラ）のバランスを崩したり，病原体が破壊されることによって毒素の放出量が増したりするため，好ましくないとされる場合もある．

臨床場面で考えてみよう

福祉施設において，調理パン（卵サンドイッチ）を原因食とし，翌日から下痢，腹痛，発熱（27%が 39℃以上）を主症状とした食中毒が発生し，480 人の患者，1 人の死亡者（高熱，緑色下痢便，意識障害）が出た．患者・調理従事者の糞便，残食品，2 日前に製造されたマヨネーズからサルモネラ（属）菌が検出され，汚染鶏卵を材料とした自家製マヨネーズが原因であることが判明した．
① どのくらいの菌数を摂取すると発症するか．摂食時の食品のにおいや味でわかるか．
② 食中毒を予防するにはどのようなことに注意すればよいか．

plus α

食品の包装と微生物の増殖

真空パック食品は脱気して酸素を除いた状態であり，好気性の微生物（真菌や好気性菌）の増殖は抑えられているが，偏性嫌気性菌は増殖が可能なため，常温での保存は避けたほうがよい．レトルト食品は包装ごと高圧加熱殺菌がされているため，常温で保存しても微生物の増殖は起こらない．

用語解説 *

セレウス菌

グラム陽性桿菌で，鞭毛をもつ．自然界に広く分布する腐生細菌で，芽胞を形成する．一般的には非病原性であるが，一部の下痢型または嘔吐型の腸管毒素を産生する株で食中毒を起こす．

用語解説 *

エンテロトキシン

細菌の産生するタンパク毒素のうち，腸管に作用して異常反応を生じさせる毒素の総称．食中毒の原因菌など，腸管感染症を起こす細菌が産生する．

➡ 腸内細菌叢については，1 章p.32 参照.

plus α

サルモネラ属の細菌

一般的にサルモネラ（菌）と呼んでいるのは食中毒（サルモネラ腸炎）の原因菌であり，全身性の発熱性疾患である腸チフス，パラチフスの原因菌であるチフス菌，パラチフスA菌と区別している．

①$10^6$個以上．摂食時のにおいや味ではわからない．一般的に食品1g当たり10^6個以上になると食中毒を起こす危険性があるといわれているが，腸管出血性大腸菌のように50〜100個程度を摂取することで発症するものもある．

②食品に原因微生物を付けない，増やさない，生かさない．

> **コラム**　　**乳児ボツリヌス症とハチミツ**
>
> 　乳児にハチミツを与えてはいけないのはなぜだろうか．これは，土壌に存在するボツリヌス菌の芽胞が自然界を飛び回っているミツバチにも付着して，ハチミツに混入することがあるためである．これを食べた乳児の腸管内で芽胞が発芽・増殖して毒素を産生することにより，全身の筋弛緩（「ぐにゃぐにゃ児」と呼ばれる）が起こり，乳児突然死症候群の一因になるとの考えもある．これは乳児（1歳未満）の時期の腸管が未成熟であるために起こるとされ，幼児や成人では起こらない．

➡ ボツリヌス症については，3章9節p.132参照.

■ **参考文献**

1) 日本ヘリコバクター学会ガイドライン作成委員会. *H. pylori* 感染の診断と治療のガイドライン2016年改訂版. 日本ヘリコバクター学会誌, 2016, 8 (Supplement). http://www.jshr.jp/medical/journal/file/guideline2016_2.pdf, (参照2023-06-16).
2) 国立感染症研究所, 病原微生物検出情報 (IASR). https://www.niid.go.jp/niid/ja/iasr.html, (参照2023-06-16).
3) 齋藤厚ほか編. 標準感染症学. 第2版, 医学書院, 2009.
4) 矢野郁也ほか編. 病原微生物学. 東京化学同人, 2002.
5) 竹田美文ほか編. 細菌学. 朝倉書店, 2002.
6) 大久保憲編. 2020年版 消毒と滅菌のガイドライン. 改訂第4版, へるす出版, 2020.
7) 片山和彦. ウイルス ノロウイルス総説 2020. ウイルス. 2020, 70 (2), p.117-128.
8) 国立感染症研究所. ノロウイルス感染症とは. https://www.niid.go.jp/niid/ja/kansennohanashi/452-norovirus-intro.html. (参照2023-06-16).
9) 国立医薬品食品衛生研究所. ノロウイルス感染の症状と感染経路. 2012-12-27. http://www.nihs.go.jp/fhm/fhm4/fhm4-nov012.html, (参照2023-06-16).
10) 厚生労働省. ノロウイルスに関するQ&A. https://www.mhlw.go.jp/stf/seisakunitsuite/bunya/kenkou_iryou/shokuhin/syokuchu/kanren/yobou/040204-1.html, (参照2023-06-16).

4 肝　炎

3

宿主の臓器・組織別にみる感染症と病原体

学習目標

◉ 肝炎ウイルスの種類を挙げることができる.

◉ 急性肝炎と慢性肝炎の病態が理解できる.

◉ A型・B型・C型・E型肝炎の感染経路と臨床経過
が理解できる.

◉ B型・C型肝炎ウイルス感染から肝硬変, 肝臓癌
までの臨床経過を理解できる.

◉ 肝炎ウイルス感染予防の概略が理解できる.

学習する臨床微生物

ウイルス ● A型肝炎ウイルス
Hepatitis A virus：HAV

B型肝炎ウイルス
Hepatitis B virus：HBV

C型肝炎ウイルス
Hepatitis C virus：HCV

E型肝炎ウイルス
Hepatitis E virus：HEV

Keyword

A型肝炎, B型肝炎, C型肝炎, E型肝炎, 肝硬
変, 肝臓癌, 針刺し事故, 急性肝炎, 劇症肝
炎, 慢性肝炎, 無症候性キャリア, 非活動性キャ
リア, セロコンバージョン

ウイルス A型肝炎ウイルス：*Hepatitis A virus*（HAV）

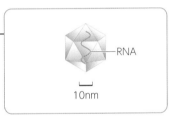

図3.4-1　A型肝炎ウイルス
（模式図）

1 形態・性状

• ピコルナウイルス科に属する小球形のRNAウイルス. エンベ
ロープはもたない（図3.4-1）.

• 酸に強く（pH3でも耐えられる）, アルコールなどの有機溶媒
に耐性である. ウイルスの不活化には十分な加熱（85℃, 1分
以上）, または紫外線照射, 塩素処理などが必要である.

2 感染経路

A型肝炎ウイルスを含んだ水や魚介類などの摂取により感染する（経口感染）.

最近では, 感染患者の糞便中に排泄されたA型肝炎ウイルスが性交渉で経口
感染を起こすという, 新たな感染経路が問題となっている.

3 臨床経過（図3.4-2）

潜伏期間は2〜6週間である. 急性肝炎を発症し, 慢性肝炎に移行するこ
とはない. 劇症化もまれである. 感染者の年代は20〜60代が多い. 小児では
不顕性感染を経て治癒することが多い.

第二次世界大戦前までは, 日本も流行地域であった. そのため, 現在の高齢
者にはA型肝炎ウイルスの感染歴がある人が多く, 感染歴がある人は抗体
（IgG-HA抗体）を有しているため再び感染しにくい. しかし, 若年層では抗
体を有している人が少ないため, 今後はすべての年齢層で, A型肝炎ウイルス
の感染やA型肝炎発症の危険性が高くなると考えられる.

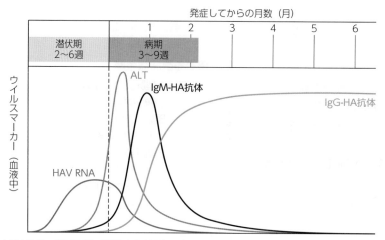

HAV RNA：感染後早期の潜伏期から血液中で増加し，急性期のほとんどの患者から検出される．
ALT（アラニンアミノトランスフェラーゼ）：HAV RNAに続いて感染後早期に出現し，発症後すぐに高い値を示す．
IgM-HA抗体：ALTとほぼ同時期に出現するが，ALTよりもやや遅れて上昇し，発症から約1カ月後に高い値を示す．
IgG-HA抗体：発症後2〜4週から徐々に出現し，ほとんどの感染者で生涯陽性である．

図3.4-2　A型肝炎の臨床経過

4　検査・診断（表3.4-1）

A型肝炎の確定診断には，感染後早期から数カ月間一過性に陽性化する**IgM**[*]**-HA抗体**を用いる．**IgG**[*]**-HA抗体**は発症の約2〜4週後から徐々に出現し，長期にわたり血中に存在する．

HAV RNAは核酸増幅検査（PCR法）によって，急性期のほとんどの患者の血液や糞便中から検出される．この検査法は通常，診断目的では使われていない．

5　治療

安静を保ち，対症療法を行う．A型肝炎では，症状消失後約1〜2カ月間，ウイルスの排出が続く場合がある．一度抗体（IgG–HA抗体）ができると再感染はしない（**終生免疫**）．

6　予防

感染予防には加熱調理，調理器具の洗浄，手洗いが有効である．

流行地域への渡航時には，**A型肝炎ワクチン**接種が推奨されている．効果は少なくとも15年間続く．投与する場合，1歳を過ぎてからの2回の投与が勧められている．

表3.4-1　A型肝炎ウイルスの検査

検査項目名	解釈と意義
IgM-HA抗体	現在HAVに感染している（急性A型肝炎）
HAV RNA	
IgG-HA抗体	過去に感染したことがある

35歳，男性．

数日前から微熱と全身倦怠感を自覚していた．病院を受診したところ肝機能障害が認められ，急性肝炎の診断で入院となった．問診では1カ月前に生牡蠣を自分で調理して食べたことが聴取された．これまで肝機能異常を指摘されたことはなく，家族に肝疾患に罹患した者はいない．疑われる疾患とその感染経路は何か．

自分で調理して生牡蠣を喫食したことによる経口感染と考えられ，そうした生活歴からA型急性肝炎が疑われる．

ウイルス B型肝炎ウイルス：*Hepatitis B virus*（HBV）

1 形態・性状

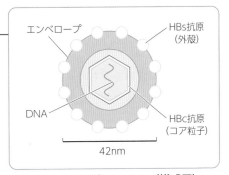

図3.4-3　B型肝炎ウイルス（模式図）

- ヘパドナウイルス科に属するDNAウイルス．エンベロープをもつ（図3.4-3）．
- 比較的消毒薬抵抗性が高い．WHOが推奨している消毒薬は**グルタラール**と**次亜塩素酸ナトリウム**である．

2 感染経路

　以前は，ウイルスに汚染された輸血・血液製剤や予防接種の注射器の連続使用が感染経路として挙げられた．現在では，入れ墨・タトゥーやピアスなどに用いる消毒不十分な器具や性行為などにより，血液や体液から感染する場合が多い（血液感染）．

　以前は出産時に母親から産道感染（母子感染，垂直感染）するケースも多かった．しかし，**B型肝炎母子感染予防事業**開始後，このケースは激減している．

3 臨床経過（図3.4-4）

　出産時に母親から感染した場合（母子感染，垂直感染），または乳幼児期に感染した場合（水平感染），無症状のまま持続感染し，**無症候性キャリア**となる．その多くは25～30歳までに肝炎を発症するが，多くの場合，その後肝機能は正常化する．無症候性キャリアの一部は**慢性肝炎**となり，**肝硬変，肝臓癌**に進行する場合もある．

　成人以降に感染（水平感染）した場合，**急性肝炎**を発症する．まれに**劇症肝炎**となる．潜伏期間は約1～6カ月である．

4 検査・診断（表3.4-2）

　HBs抗原が陽性の場合，B型肝炎ウイルスに感染していると診断する．

　感染初期には**IgM-HBc抗体**が出現するため，急性肝炎の診断に有用である．

plus α

B型肝炎母子感染予防事業

1985年6月から厚生省（当時）は全国の妊婦のHBs抗原検査を公費で行い，陽性であった場合はさらにHBe抗原検査を行った．1986年からは，HBe抗原・HBs抗原陽性妊婦からの出生児への感染防止処置を公費で行った．

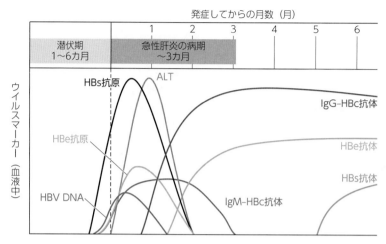

図3.4-4　B型急性肝炎の臨床経過

5　治療

　急性肝炎は安静を保ち経過をみることで治癒し，終生免疫が得られる．劇症肝炎に至った場合は致死率が高く，全身管理や各種集中治療（血漿交換，血液透析など）が必要となる．

　慢性肝炎では，免疫調整薬であるインターフェロン*，抗ウイルス薬である核酸アナログ製剤（現在は主にエンテカビル，テノホビル）が用いられる．

　B型肝炎ウイルスは，血液中から消失した場合も肝細胞内に潜伏するため，体内から排除することができない．免疫能が極度に低下すると再び増殖し，肝炎を発症することがある（➡p.95参照）．

6　予防

　感染予防には**B型肝炎ワクチン（HBワクチン）**が有効であり，2016年10月から定期接種化された．乳児期に3回（通常は生後2カ月，3カ月，7～8カ月）接種する．成人もHBワクチンを接種することで，B型肝炎ウイルスの感染を予防することができる．

　HBs抗原陽性の母親から出生した児には，感染予防処置を行う．出生直後（12時間以内が望ましい）に**抗HBsヒト免疫グロブリン**を投与し，HBワクチンを接種する．この場合，2回目以降のHBワクチン接種は生後1カ月，6カ月に行う．

表3.4-2　B型肝炎ウイルスの検査

検査項目名	解釈と意義
HBs抗原	現在HBVに感染している
HBs抗体	過去に感染したことがある，またはHBワクチン接種後
HBe抗原	現在HBVに感染しており，ウイルスの増殖力が強い
HBe抗体	HBVの増殖力が低下している
IgG-HBc抗体	現在HBVに感染している，または過去に感染したことがある
IgM-HBc抗体	急性B型肝炎
HBV DNA	血液中にHBVが存在する

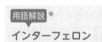

インターフェロン

ウイルス感染の際，生体内で白血球（リンパ球）などから産生されるサイトカイン．抗ウイルス作用，細胞増殖抑制作用，抗腫瘍作用，免疫調整作用，細胞分化誘導作用など，さまざまな生物活性をもつ．

ウイルス　C型肝炎ウイルス：*Hepatitis C virus*（HCV）

1 形態・性状

・フラビウイルス科に属するRNAウイルス．エンベロープをもつ（図3.4-5）．

2 感染経路

以前は，ウイルスに汚染された輸血・血液製剤や予防接種の注射器の連続使用が主な感染経路であった．現在では，入れ墨・タトゥーやピアスなどに用いる消毒が不十分な器具により，血液や体液から感染する（血液感染）．

出産時の母親からの産道感染（母子感染，垂直感染）や性行為による感染の頻度は高くない．

3 臨床経過

潜伏期間は2週間〜6カ月程度である．感染後に急性肝炎を起こした場合も症状に乏しく，診断されないことも多い．

B型肝炎ウイルス感染とは異なり，成人の初感染でも高率に慢性化する．C型肝炎ウイルスの慢性感染による**慢性肝炎**は徐々に進行し，無治療の場合**肝硬変**に進展し**肝臓癌**が発生する．

4 検査・診断（表3.4-3）

HCV RNAが検出された場合，現在C型肝炎ウイルスに感染していると診断できる．

HCV抗体が陽性の場合，C型肝炎ウイルスに感染している（現在の感染）か，またはC型肝炎ウイルスに感染したことがある（既往感染）かのいずれかである．HCV抗体は感染抗体であり，中和抗体ではない．そのため，HCV抗体をもっていてもC型肝炎ウイルスの感染を防止することはできず，再度C型肝炎ウイルスに感染することがある．

5 治療

2023年現在，C型慢性肝炎に対する標準的な治療は，C型肝炎ウイルスの体内からの排除である．**直接作用型抗ウイルス薬**＊（**DAAs**）という経口抗ウイルス薬により，最短8週間でC型肝炎ウイルスをほぼ100％排除することができる．DAAsは副作用が少なく，高齢者でも治療が可能である．肝病態が進行する前に，できる限り早期に治療を開始することが望ましい．

6 予防

2023年現在，C型肝炎ウイルス感染を予防するワクチンは開発されていない．

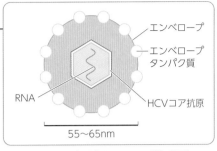

図3.4-5　C型肝炎ウイルス（模式図）

表3.4-3　C型肝炎ウイルスの検査

検査項目名	解釈と意義
HCV抗体	現在HCVに感染している，または過去に感染したことがある
HCV RNA	現在HCVに感染している

用語解説＊
直接作用型抗ウイルス薬

C型肝炎ウイルスが複製される際に直接阻害して，ウイルスの複製を強力に抑制する薬である．経口薬であり，従来治療の中心であったインターフェロンより簡便に治療できる．

72歳，男性．

C型肝炎治療後の経過観察で，定期的に通院している．3年前にC型肝炎ウイルスによる肝硬変に対して，直接作用型抗ウイルス薬による治療を受け，HCV RNAが検出感度未満となった．血液検査・画像検査などの結果から，肝臓癌発症のリスクが高いと判断されている．

①血液検査での肝機能測定とともに，定期的に行うべき検査は何か．

②この事例で肝臓癌発症のリスクが高いと判断された根拠は何か．

①腹部超音波・CTなどの画像検査，腫瘍マーカー．

②高齢（65歳以上）であること，肝硬変を発症していること．

ウイルス　E型肝炎ウイルス：*Hepatitis E virus*（HEV）

1 形態・性状

• ヘペウイルス科に属する小型球状のRNAウイルス．エンベロープはもたない（図3.4-6）．

2 感染経路

E型肝炎ウイルスを含んだ水や加熱不十分の野生動物の肉（ブタ，イノシシ，シカ）などの摂取により感染する（経口感染）．

3 臨床経過（図3.4-7）

潜伏期間は2～9週間（平均6週間）である．通常，予後は良好で慢性化せず，発症から1カ月を経て完治する．

E型肝炎が**劇症肝炎**となる率はA型肝炎より高く，特に妊婦では劇症化しやすい．

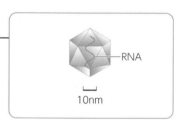

図3.4-6　E型肝炎ウイルス（模式図）

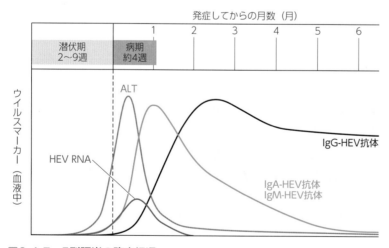

図3.4-7　E型肝炎の臨床経過

4 検査・診断

E型肝炎の確定診断には、感染初期に産生され、その後約2〜5カ月間検出されるIgA-HEV抗体を用いる.

5 治療

対症療法を行う. 劇症肝炎に対しては、全身管理や各種集中治療（血漿交換、血液透析など）が必要となる.

6 予防

一般的な感染予防としては、A型肝炎と同様に飲料水や食物に注意し、基本的には加熱したものを摂取するようにする. E型肝炎ワクチンは2023年現在開発されていない.

1 ウイルス性肝炎 (表3.4-4)

肝炎とは、なんらかの原因によって肝臓に炎症が起こっている状態を指す. 特に肝炎ウイルスの感染による肝炎をウイルス性肝炎と呼ぶ. 肝炎ウイルスとしてA型（HAV）, B型（HBV）, C型（HCV）, D型（HDV）*, E型（HEV）が発見されている. 臨床経過により、急性肝炎、劇症肝炎、慢性肝炎に分けられる. 感染症法ではA型, E型は四類、それ以外は五類に分類される.

1 急性肝炎

肝臓にびまん性に炎症が起こり、肝細胞に存在するアスパラギン酸アミノ基転移酵素（AST）, アラニンアミノ基転移酵素（ALT）などの酵素が血液中に放出される. 原因は肝炎ウイルスが多く、そのほかにはアルコール、過栄養、薬剤、自己免疫性疾患などが挙げられる. 肝炎ウイルス以外の原因ウイルスとして、エプスタイン・バーウイルス*（EBV）, サイトメガロウイルス（→p.188参照）, ヘルペスウイルス（→p.169参照）などがある.

多くの場合、急速に自覚症状（発熱、全身倦怠感、食欲低下、悪心など）が出現する. 他覚的な症状としては黄疸、肝腫大、肝機能障害を来す.

A型急性肝炎とB型急性肝炎は、劇症化しなければ自然に治癒する. 一方, C型急性肝炎は高率に慢性化し、C型慢性肝炎へと移行する.

2 劇症肝炎

劇症肝炎は、肝炎の症状が出現して8週間以内に、高度の肝機能障害に基づいてⅡ度以上の肝性脳症*を来し、プロトロンビン時間*が延長するものと定義されている. 肝細胞の広範な壊死により肝不全症状（黄疸、出血傾向、脳症など）を呈する、予後不良な肝炎である. 全身管理や各種集中治療（血漿交換、血液透析など）に加え、肝移植の適応となる.

3 慢性肝炎

慢性肝炎とは肝機能異常（ALT >30U/L）が6カ月以上持続し、ウイルス感染が持続している状態を指す. 日本の場合、乳児期にB型肝炎ウイルスに感染し無症候性キャリアとなった症例や、多くのC型肝炎症例が代表的である.

---

plus α

IgA-HEV抗体

E型肝炎の検査ではHEVの感染によって産生されるIgAクラスの抗体を検出する. IgAは感染初期に検出されるIgMクラスの抗体とよく相関し、特異性も高い. IgA-HEV抗体検査は保険収載されており、HEVの初感染の診断や他の急性肝炎との判別にも有用である.

用語解説 *

D型肝炎ウイルス

D型肝炎ウイルスは、複製のためにB型肝炎ウイルスを必要とするRNAウイルスである. HDVはHBVと同時に、また重複したときに感染が成立する. 感染者の血液または体液との接触から感染する. HDVの感染は、HBワクチンによって予防することができる.

用語解説 *

エプスタイン・バーウイルス

ヘルペスウイルス科に属するウイルスで、伝染性単核球症の原因ウイルスとして知られている. 腫瘍形成に関わるウイルスでもあり、種々の悪性リンパ腫、胃癌、上咽頭癌、平滑筋肉腫、唾液腺癌といった悪性腫瘍を引き起こすことも知られている.

用語解説 *

肝性脳症

肝機能が著しく低下し、肝臓で代謝されるアンモニアなどの有害な物質が体内にとどまることで発症する. 軽症では睡眠リズムの乱れ、精神症状から性格の変化などがみられる. 進行すると見当識障害、傾眠、羽ばたき振戦などがみられる.

表3.4-4　ウイルス性肝炎の種類

分　類	B型肝炎	C型肝炎	D型肝炎	A型肝炎	E型肝炎
感染経路	血液感染・母子感染			経口感染	
潜伏期間	1～6カ月	2週間～6カ月	1～6カ月	2～6週	5～6週
感染源	血液・体液			汚染された魚介類感染者の便	汚染されたブタ・イノシシの生レバー、シカの生肉
感染後の転帰	キャリアから慢性肝炎→肝硬変→肝臓癌と進行		HBVと同時に感染する日本ではまれ	慢性化しない	慢性化はまれ
劇症化	あり	まれ	あり	まれ	あり（妊婦に多い）
スクリーニング検査	HBs抗原	HCV抗体	HDV抗体		
確定診断	HBV DNA	HCV RNA	HDV RNA	IgM-HA抗体	IgA-HEV抗体
標準予防策に加えた感染予防法	HBワクチン、ヒト免疫グロブリン	なし	HBワクチン	HAワクチン	なし

多くの場合は無症状で，時に易疲労感や食欲不振などの自覚症状を伴う．血清AST・ALT値も軽度の上昇にとどまるが，肝細胞の持続的な炎症から**肝硬変**へと進展する前段階と位置付けられる．

B型慢性肝炎の場合には，ペグインターフェロン*や核酸アナログ製剤の投与によりウイルス量の減少を図る．C型慢性肝炎の場合には，直接作用型抗ウイルス薬（DAAs）でウイルス排除治療が行われる．

2 肝硬変

肝硬変とは，炎症が持続した結果，肝臓の線維化が進んで硬くなった病態で，あらゆる慢性肝疾患の終末像である．主な成因は，B型肝炎やC型肝炎といったウイルス性肝炎，アルコール性肝疾患，自己免疫性肝疾患，非アルコール性脂肪肝炎などである．日本ではC型肝炎による肝硬変が最多であったが，近年では抗ウイルス治療の進歩により減少傾向となり，**アルコール性肝疾患**や**非アルコール性脂肪肝炎**の割合が増加している．

肝細胞数の減少による**肝機能低下**と，腸から肝臓へ流入する門脈血流が，硬くなった肝臓へ流れにくくなることにより生じる**門脈圧亢進**が肝硬変の主な病態である．病期が進むと，臨床的には，黄疸，腹水，肝性脳症，脾腫による血小板を中心とした汎血球減少，食道・胃静脈瘤の形成などが生じる．

治療としては，成因に対する治療と合併症に対する治療の二つが行われる．例えば，成因がB型肝炎であれば核酸アナログ製剤によるウイルス抑制を図り，C型肝炎であれば直接作用型抗ウイルス薬（DAAs）によるウイルス排除を目指す．また，低アルブミン血症を認める場合は分岐鎖アミノ酸製剤やアル

用語解説 *
プロトロンビン時間

血液の凝固因子に関する指標の一つ．問題になるのはプロトロンビン時間の延長である．凝固因子を産生しているのは肝臓であるため，劇症肝炎や肝硬変などで肝機能が著しく低下した場合，凝固因子の欠乏によってプロトロンビン時間が延長する．

用語解説 *
ペグインターフェロン

インターフェロンにポリエチレングリコール（polyethylene glycol：PEG）を結合させた製剤．PEGを結合させることで注射後のインターフェロンの吸収・分解を遅らせることが可能となり，週1回投与での有効性が実現した．

plus α
脾腫による血球減少

脾腫は肝臓の線維化により肝臓内に流入する門脈血が減少して，脾臓への血流が増加することによって起こる．脾臓は血液の分解を行うため，血流が増加することで機能が亢進し，血小板，白血球，赤血球の分解が進んで血球が減少する．

ブミン製剤を，腹水を認める場合は利尿薬を投与する．そのほか，高アンモニ
ア血症対策として，合成二糖類や難吸収性抗菌薬が用いられる．さらに，破裂
リスクの高い食道・胃静脈瘤に対しては，内視鏡的破裂予防処置が行われる．

また，肝硬変は**肝臓癌**発症の危険因子であり，画像を含めた定期的な検査が
必要となる．

3 肝臓癌

ウイルス感染症によって発がんを来すことが知られている（**表3.4-5**）．肝
臓癌は肝臓に発生する癌腫で，大半は**肝細胞癌**である．日本においては現在，
肝細胞癌の背景にある肝疾患は，生活習慣病などを背景とした**非B非C型**
（HBs抗原，HCV抗体ともに陰性であるもの）が増加傾向にあり，全体の3
割を超えてきた．しかしB型肝炎，C型肝炎が背景となっている肝細胞癌も依
然として認められている．C型肝炎の場合は，抗ウイルス治療によって高率に
ウイルス排除が得られるようになったことで，ウイルス排除後に発がんする割
合が増加している．

肝細胞癌の発がんには，線維化による持続的な壊死炎症反応や細胞内のシグ
ナル伝達の変化などが複雑に関与している．B型肝炎ウイルスによる発がんに
は，ウイルスタンパク**HBx**の細胞増殖やアポトーシス*，DNA修復，血管新
生が関与していることが近年指摘されており，ウイルス量が多いほど発がんの
リスクが高くなる．一方で，C型肝炎ウイルスによる発がんは，コアタンパク
による脂肪化や，C型肝炎ウイルス感染に伴う鉄沈着によって活性酸素が増加
して起こる酸化ストレスが影響すると考えられている．

また，肝炎ウイルスによる肝細胞癌の危険因子としては，男性，高齢，肝線
維化，アルコール摂取，糖尿病，喫煙，肥満などが挙げられる．したがって，
肝炎ウイルスを背景とした慢性肝炎や肝硬変患者は発がんのリスクがあるた
め，定期的な血液検査や画像検査によるフォローアップが重要となる．

表3.4-5 **ウイルス感染症により発症するがん**

ウイルス	がんの種類
B型肝炎ウイルス C型肝炎ウイルス	肝臓癌
エプスタイン・バーウイルス	上咽頭癌，ホジキンリンパ腫，バーキットリンパ腫
ヒトパピローマウイルス	陰茎癌，子宮頸癌，腟癌，外陰部癌，肛門癌，口腔癌，中咽頭癌
ヒトT細胞白血病ウイルス1型	成人T細胞白血病，リンパ腫

plus α

**ウイルスタンパク
HBx**

HBVが感染した肝細胞
では，HBVが産生する
ウイルスタンパクHBxに
よって宿主タンパク
Smc5/6が分解されるこ
とで，Smc5/6タンパク
の宿主DNAダメージ修
復機能が低下し，肝臓癌
発症促進の原因となる．

用語解説*

アポトーシス

多細胞生物を構成する細
胞の死に方の一種．個体
をよりよい状態に保つた
めに積極的に引き起こさ
れる，プログラムされた
細胞死のこと．

4 ウイルス性肝炎の臨床経過 (図3.4-8)

1 A型肝炎

成人のA型急性肝炎は通常，感染から2～6週間の潜伏期の後に発症する．症状は悪心・嘔吐，食欲不振，倦怠感，発熱から始まり，数日内に尿色が濃くなる．6歳未満の小児での発症はまれといわれている．

2 B型肝炎

|1| 母子感染（垂直感染）

新生児では免疫系が未発達のため，感染してもHBVは異物とは認識されず体の免疫機構を回避できる．そのため，宿主はウイルスと共存することになる．この状態を**無症候性キャリア**と呼び，母子感染患者の多くはこの状態となり肝炎には進展しない．一部の患者では成長による免疫機構の発達に伴ってウイルスが異物と認識されるようになり，穏やかにではあるがリンパ球などの免疫細胞がウイルスに感染した肝細胞を攻撃し始め，慢性肝炎の状態になる．

慢性肝炎が持続し肝細胞の破壊と再生が繰り返されると，肝実質の線維化が進んで肝臓は徐々に硬く縮小し，肝硬変に進展する．免疫細胞がウイルスによる炎症をうまく抑えきると**非活動性キャリア**という状態になる．このことを**セロコンバージョン***という．

|2| 幼少期以降の感染（水平感染）

幼少期以降の初感染では，宿主はウイルスを異物と認識し，激しい炎症である急性肝炎を起こしてウイルスを排除する．多くは治癒するが，炎症があまりに激しく，すべての肝細胞が傷害されて**劇症肝炎**となり，致命的になる例もある．

用語解説*
セロコンバージョン

HBe抗原が消失し，HBe抗体が出現した状態を指す．この状態はB型肝炎ウイルスの活動が低下したことを意味している．

plus α
B型肝炎ウイルスの遺伝子型

B型肝炎ウイルスの遺伝子型（genotype）は，少なくとも10種類の型がある．地域特異性があり，近年増加してきた欧米型のタイプは，成人で初感染しても10～20%が慢性化する．これは日本で従来主流であったタイプと比べ慢性化しやすいタイプである．

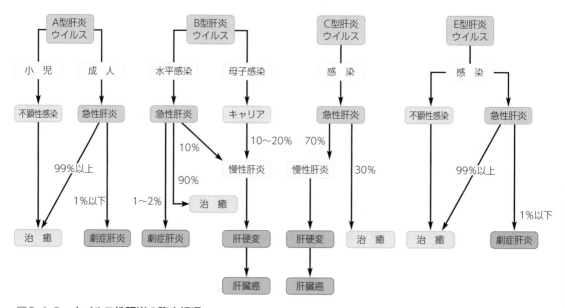

図3.4-8　ウイルス性肝炎の臨床経過

HBV非活動性キャリアは免疫細胞がHBVを抑え込んだ状態であるが，免疫能が低下した際にHBVが再び増加し，肝機能障害を起こすことがある．これをHBV再活性化という．また，B型肝炎はHBs抗原が陰性となり治癒と判定されても肝細胞内にウイルスのDNAが残存することがわかっており，免疫能が低下した際にウイルスが再び増加し，肝炎を発症することがある．これをデノボ肝炎という．

HBV再活性化による肝炎は，抗がん薬や免疫抑制薬，ステロイドなどを用いた治療により生じることが多く，これらの治療の際にはHBV感染歴がないか確認し，適切にフォローすることが必要である．

3 C型肝炎

C型肝炎は，他のウイルス性肝炎とは異なり，急性肝炎後に高率（約70%）に慢性化することが特徴である．劇症肝炎にはなりにくいが，慢性肝炎が持続すると肝細胞の破壊と再生を繰り返すうちに多くの感染者で平均約20年後に肝硬変，約25年後に肝臓癌へ進展する．C型慢性肝炎は特効薬である直接作用型抗ウイルス薬（DAAs）の開発により，現在は内服薬で治療できる．

4 E型肝炎

E型急性肝炎は通常，感染から2～9週間（平均6週間）の潜伏期の後に発症する．症状は悪心・嘔吐，食欲不振，倦怠感，発熱であり，多くは無症候または軽症にとどまる．一方，臓器移植などによる免疫抑制状態ではごくまれに慢性化することもある．

5 肝炎ウイルスの感染予防

経口感染するHAV，HEVは患者の糞便に排泄されるため，汚物の取り扱いに注意する必要がある．一方，HBV，HCVは血液感染するため，血液等の体液への曝露が多い医療従事者は特にリスクが高く，十分な予防策を講じる必要がある（表3.4-6）．特にHBV感染はHBワクチンで予防可能であり，医療従事者は接種が必須である．加えて，患者のHBs抗原，HCV抗体の検査結果を把握しておくことが重要となる．以下では，特に医療従事者にとって問題となる針刺し事故について解説する．

1 針刺し事故

針刺し事故の多くは注射針の取り扱い時に発生しており，防止策が重要となる．特にリキャップ時の事故が多いため，安全装置付き器材の導入が望ましい．廃棄容器はプラスチック製の非貫通容器にすること，容器がいっぱいになる前に交換することなどが重要である．血液・体液汚染に対する防護用のゴム手袋，防水性ガウン，フェイスシールドなどの防護用器材の使用やHBワクチン接種の徹底も重要となる．また，針刺し事故が起こった際に落ち着いて対応できるよう，各医療現場の対応マニュアルをよく理解しておく必要がある．

表3.4-6 肝炎ウイルスの感染予防

ウイルス	母子感染予防	水平感染予防	医療従事者の感染予防
A型肝炎ウイルス	不要	A型肝炎ワクチンの接種（海外渡航予定者など）	・手袋の着用・手洗い（特に汚物処理時）
B型肝炎ウイルス	B型肝炎ワクチンの接種，免疫グロブリンの投与	B型肝炎ワクチンの接種	・B型肝炎ワクチンの接種（必須） ・抗体陽性でない場合は免疫グロブリン接種 ・手袋の着用・手洗い ・血液付着物の取り扱いに注意（使用後の注射針など）
C型肝炎ウイルス	予防法なし	ワクチンなし	・手袋の着用・手洗い ・血液付着物の取り扱いに注意（使用後の注射針など）
E型肝炎ウイルス	不要	ワクチンなし	・手袋の着用・手洗い（特に汚物処理時）

2 針刺し事故後の対応

　万が一，針刺し事故が発生した場合は，直ちに流水と液体石けんを併用して創部を十分に洗浄し，至急医師の指示を受ける．対応は施設ごとに多少異なるが，基本的に被曝露者（医療従事者）の血液検査と，必要性を説明し了承を得た上で汚染源（患者）の血液検査を行う．多くの場合，同時にHIV抗体検査も行うが，同検査の施行に関しては文章または口頭での同意取得が望ましい．

a HBV汚染（患者がHBs抗原陽性，または不明）のある場合

　被曝露者がHBs抗原・HBs抗体のいずれも陰性ならば，48時間以内（可能な限り早く）にHBワクチン，および免疫グロブリンの投与を行う．また，事故後1カ月，3カ月，6カ月，1年後まで経過観察する．被曝露者がHBワクチン接種後でHBs抗体陽性であることが確認済であれば，免疫グロブリン投与やHBワクチン接種などの曝露後の処置は不要である．

b HCV汚染のある場合

　非曝露者のHCV抗体を確認し，陰性であれば3カ月後，6カ月後，12カ月後にHCV抗体検査と一般的な肝機能検査を行う．HCV抗体が陽性化した場合はHCV RNA検査を行う．HCV RNAが陽性となった場合は直接作用型抗ウイルス薬（DAAs）で治療を行う．

c 汚染源（患者）が不明の場合

　破棄されていた針による受傷などで汚染源が特定できない場合は，汚染源はHBs抗原陽性，HCV抗体陽性であるとみなして対応する．

■ 引用・参考文献

1) WHO. Hepatitis A fact-sheet. WHO web site. 2022-06-24. https://www.who.int/news-room/fact-sheets/detail/hepatitis-a,（参照 2023-06-18）.
2) 日本肝臓学会編. 肝臓専門医テキスト. 第3版, 南江堂, 2020.
3) WHO. Hepatitis B fact-sheet. WHO web site. 2022-06-24. https://www.who.int/news-room/fact-sheets/detail/hepatitis-b,（参照 2023-06-18）.
4) 日本肝臓学会肝炎診療ガイドライン作成委員会編. B型肝炎治療ガイドライン. 第4版, 日本肝臓学会, 2022.
5) WHO. Hepatitis C fact-sheet. WHO web site. 2022-06-24. https://www.who.int/en/news-room/fact-sheets/detail/hepatitis-c,（参照 2023-06-18）.
6) 日本肝臓学会肝炎診療ガイドライン作成委員会編. C型肝炎治療ガイドライン. 第8.2版, 日本肝臓学会, 2023.
7) WHO. Hepatitis E fact-sheet. WHO web site. 2022-06-24. https://www.who.int/en/news-room/fact-sheets/detail/hepatitis-e,（参照 2023-06-18）.
8) 小池和彦ほか. ウイルス肝炎のすべて. 医学のあゆみ, 2017, 262 (14).
9) 日本血液製剤機構. 医療従事者の針刺し事故後のB型肝炎感染予防. JBスクエア. 2022-10. https://www.jbpo.or.jp/med/di/file/hbg_51128.pdf,（参照 2023-06-18）.

5 尿路感染症

- 尿路感染症を起こす代表的な臨床微生物が理解できる.
- 尿路感染症（膀胱炎・腎盂腎炎）について理解できる.
- 膀胱内へカテーテルを留置したときに起こり得る尿路感染症とその予防について理解できる.

学習する臨床微生物

細菌● 大腸菌　*Escherichia coli*

緑膿菌　*Pseudomonas aeruginosa*

Keyword

尿路感染症，膀胱炎，腎盂腎炎，尿検査，膀胱留置カテーテル

細菌　大腸菌： *Escherichia coli*

1 形態・性状

- グラム陰性の桿菌である.
- 腸内細菌科の通性嫌気性菌であり，酸素の有無に関わらず，生存・増殖が可能である.
- 多くは周毛性の鞭毛*と線毛をもつ（図3.5-1）.

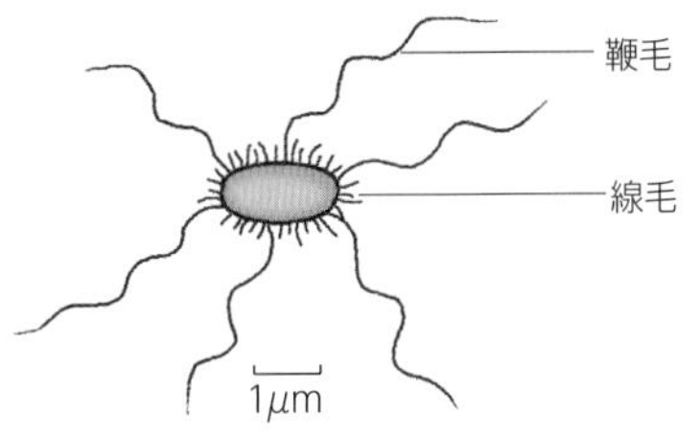

図3.5-1　**大腸菌**

鞭毛

線毛

1μm

2 生息部位・病原性

ヒトや動物の腸管内（回腸下部から大腸）に**常在細菌***として生息している.

　本来の生息部位である腸管内では病原性を示さないが，腸管以外に迷入した場合には病原性を示し，感染症を引き起こす（**異所性感染**，**迷入性感染**）. その代表的なものが**尿路感染症**であり，そのほか敗血症や肺炎，胆嚢炎，新生児髄膜炎等，さまざまな感染症の起炎菌となる. 多くは日和見感染症である. 一部の大腸菌は，腸管内においても病原性を示し，腸管感染症を引き起こす（**病原性大腸菌**，➡ p.80参照）.

3 感染経路

　大腸菌による尿路感染症の多くは，宿主の常在細菌による感染（内因性感染）である.

4 臨床症状・経過

　尿路に感染することで，尿路感染症（**膀胱炎**，**腎盂腎炎等**）を引き起こす. 単純性尿路感染症では急激に自覚症状が現れ，治療により軽快し，急性の経過をとることが多い. 複雑性尿路感染症では，症状は軽度または無症状（**無症候性細菌尿***）であることが多く，いったん治癒しても再発を繰り返すなど，慢性の経過をとることが多い.

用語解説*

鞭毛

菌体の外部にみられるひも状の運動器官. 菌によって鞭毛の数や付着する位置に違いがあり，鞭毛のない菌もある. 菌体の周囲に多数の鞭毛があることを周毛性といい，腸内細菌科の細菌に多い.

用語解説*

常在細菌

宿主に定着・生息している細菌のこと. 通常は宿主と共生しており有害性を示すことはなく，外からの病原性微生物の侵入を抑制するなどの働きもある. しかし，宿主の免疫能が落ちたときには感染症を引き起こすこともある（内因性感染）.

➡ 単純性，複雑性の定義についてはp.101参照.

|1| 単純性尿路感染症の症状

❶単純性膀胱炎 頻尿，排尿痛，尿混濁が三大症状である．排尿痛は排尿終末時に強い．下腹部不快感，下腹部痛などもみられる．発熱は伴わない．

❷単純性腎盂腎炎 発熱，罹患側の腎部痛や腰痛などがみられる．発熱は悪寒・戦慄を伴い，弛張熱となる．悪心・嘔吐などの消化器症状を伴い，全身倦怠感が強い．

|2| 複雑性尿路感染症の症状

❶複雑性膀胱炎 軽い頻尿や下腹部不快感などがみられる．急性増悪時には排尿痛，頻尿などの急性膀胱炎症状がみられることもある．

❷複雑性腎盂腎炎 症状はないか，あっても弱いものであり，軽い腰痛や不快感をみる程度である．急性増悪時には，発熱や腰痛などの急性腎盂腎炎症状がみられることもある．頻度は低いが菌血症となってエンドトキシンショックを起こすことがあり，その場合は重症となる．

5 検査・診断

症状と，尿検査による細菌尿と膿尿の有無により診断する．一般的に細菌尿は10^3～10^5cfu/mL以上，膿尿は白血球数5個/HPF*以上を基準とすることが多い．必要時は尿培養検査により起炎菌を特定し，薬剤感受性検査を行う．腎盂腎炎では，採血や超音波検査等の画像診断が必要となる．

6 治療

|1| 単純性尿路感染症

❶単純性膀胱炎 安静と水分摂取，および抗菌薬治療が基本となる．水分摂取による利尿により，細菌の洗浄効果を促進させる．

❷単純性腎盂腎炎 軽症・中等症は外来で，重症の場合は入院で抗菌薬治療を行う．

|2| 複雑性尿路感染症

症状がない場合には治療は行われず，急性増悪時には抗菌薬治療が行われる．膀胱留置カテーテルを留置しているときは，可能であればカテーテルを抜去する．

臨床場面で考えてみよう

30歳，女性．会社員．夫と二人暮らし．

仕事が忙しく，最近は睡眠不足も続いていた．昨日より排尿時に違和感があり，排尿の終わりに痛みを感じるようになった．排尿の回数が増え，30分～1時間ごとに排尿するようになり，本日受診した．中間尿の採取方法を説明し，尿検査を行ったところ，細菌尿と膿尿が認められた．症状と検査結果から膀胱炎と診断され，抗菌薬が処方された．後日，尿培養検査の結果，起炎菌が特定された．

①なぜ中間尿の採取方法の説明を行う必要があったか．

②膀胱炎の治療について，どのような指導が必要か．

用語解説*

無症候性細菌尿

細菌尿（10^5cfu/mL以上）を認めるが，症状のない場合をいう．複雑性尿路感染症だけでなく，単純性尿路感染症においてもみられることがある．妊婦の場合と泌尿器科手術・処置の前は，症状がなくても治療の対象となる．

plus α

妊婦の尿路感染症

妊娠中は増大した子宮により尿路が圧迫されることで，尿のうっ滞が生じやすくなり，尿路感染症を発症しやすくなる．妊婦は無症候性細菌尿から腎盂腎炎を発症するリスクが非妊婦より高く，無症候性細菌尿を治療することで尿路感染症を予防できるため治療が勧められている．

用語解説*

HPF

high power field（強拡大視野）．顕微鏡400倍で観察した際の1視野当たりを意味する．

①正しく採尿が行えないと，尿道口付近の細菌などが混入し，正確な検査結果が得られないため．

②処方された抗菌薬は，症状がよくなっても途中でやめず最後まで飲み切るよう指導する．また，排尿により細菌を洗い出すため，水分を多く摂取し，尿を出すよう指導する．疲労も膀胱炎の原因となるため，安静に努めるよう伝える．

細菌 緑膿菌：*Pseudomonas aeruginosa*

1 形態・性状

- グラム陰性の桿菌である．
- 偏性好気性菌であり，増殖には酸素が不可欠な細菌である．
- 菌体の片側に1本の鞭毛があり，移動をすることができる（図3.5-2）．
- 粘液物質であるムコ多糖体を産生する株（ムコイド型）があり，感染部位に**バイオフォルム***を形成する．

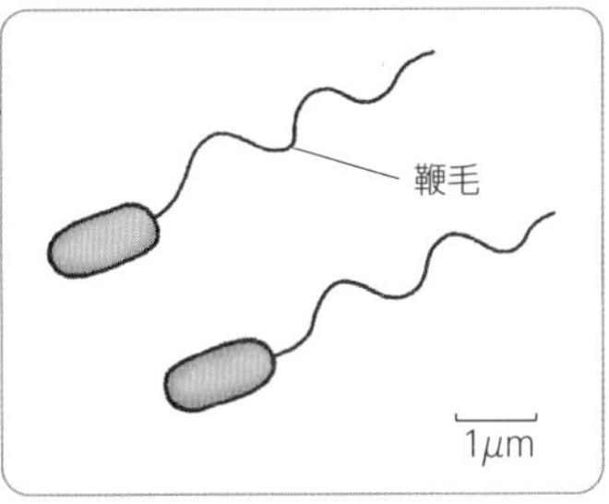

鞭毛

1μm

図3.5-2　緑膿菌

2 生息場所

湿潤環境に好んで生息し，水中，土壌，植物などに幅広く分布する．病院内では流し台や浴室等の水回り，加湿器，吸入器，人工呼吸器等に生息する．ヒトの消化管内にも生息することがある．

3 病原性

健常者への病原性は低く，免疫能の低下した患者へ日和見感染症を起こす代表的な細菌である．免疫能が低下した人では，呼吸器感染症，尿路感染症，皮膚感染症（術後の創部や熱傷，褥瘡の感染等），敗血症等を引き起こす．他の感染症に対する抗菌薬の投与により，**菌交代現象***を起こし体内で増殖する．

緑膿菌は抗菌薬に対して耐性を獲得しやすい菌であり，**多剤耐性緑膿菌**（multidrug-resistant *P.aeruginosa*：**MDRP**）は医療関連感染で問題となっている（➡p.210参照）．

4 感染経路

手指や汚染された環境・医療器具等を介して感染する．

5 臨床症状・経過

尿路に感染することで，尿路感染症（膀胱炎，腎盂腎炎等）を引き起こす．緑膿菌は，**複雑性尿路感染症**の起炎菌となることが多い．症状は軽度または無症状（無症候性細菌尿）であることが多い．

❶**複雑性膀胱炎**　軽い頻尿や下腹部不快感などがみられる．急性増悪時には排尿痛，頻尿などの急性膀胱炎症状がみられることもある．

❷**複雑性腎盂腎炎**　症状はないか，あっても弱いものであり，軽い腰痛や不快感をみる程度である．急性増悪時には，発熱や腰痛などの急性腎盂腎炎症状がみられることもある．

用語解説 *

バイオフィルム

細菌が増殖し，周囲を菌が産生したグリコカリックスとよばれる粘液多糖で覆われた状態をいう．体内に留置した医療器具（膀胱留置カテーテルや血管内カテーテル等）上や感染巣に形成され，食細胞や抗体などの宿主の生体防御機能に抵抗を示す．抗菌薬の効果も妨げるため，治療が困難となる．

plus α

膿や分泌物の変色

緑膿菌は緑色の色素であるピオシアニンや蛍光性の黄緑色色素であるピオベルジンを産生するため，感染部位の膿や分泌物が緑色に変色する．

用語解説 *

菌交代現象

抗菌薬の投与によって，その抗菌薬に感受性のある細菌が死滅することで常在細菌叢のバランスが崩れ，死滅した菌に代わって投与された抗菌薬に影響を受けない（耐性のある）細菌や真菌などが異常に増殖すること．

検査・診断

尿検査を行い，細菌尿と膿尿の有無によって診断する．一般的には尿中の細菌が10^3～10^5cfu/mL以上，白血球数5個/HPF以上を基準とすることが多い．尿培養検査により起炎菌を特定し，薬剤感受性検査を行う．

7 治療

症状がない場合（無症候性細菌尿）では，泌尿器科手術前の患者および妊婦以外は抗菌薬による治療対象にはならず，急性増悪時には抗菌薬治療が行われる．膀胱留置カテーテルを留置しているときは，可能であればカテーテルを抜去する．

> 💭 **臨床場面で考えてみよう**
>
> 85歳，女性．認知症と脳梗塞の既往がある．
> 転倒による大腿骨頸部骨折の術後，活動性が低下し，日中もベッド上で生活をしていた．食事や排泄に介助が必要であり，膀胱留置カテーテルが留置されていた．以前から尿の濁りがみられていたが，本日38.0℃の発熱があり，医師から尿検査の指示があった．検査の結果，細菌尿と膿尿が認められ，膀胱留置カテーテルを介して細菌が感染したことによる膀胱炎と診断された．尿培養検査では緑膿菌が検出された．その後膀胱留置カテーテルを抜去し，抗菌薬が投与された．
> ①尿の濁りがみられていたのはなぜか．
> ②膀胱留置カテーテルの留置中の，細菌が侵入しやすい部位はどこか．
>
> ①尿中に細菌や白血球が多く含まれていたため，尿が濁っていたと考えられる．
> ②細菌の侵入しやすい部位は，外尿道口と膀胱留置カテーテルの間隙，膀胱留置カテーテルと蓄尿バッグの接続部，蓄尿バッグの排液口の3カ所である．

1 尿路感染症の種類と病原体

1 尿路感染症の定義と種類

尿路感染症とは尿路（腎，尿管，膀胱，尿道）（**図3.5-3**）で発生した感染症のことである．尿路は一般的に無菌であり，尿の流れと定期的な排尿によって常に洗浄され，細菌の定着や増殖を防ぐ自浄作用がある．疾患などの理由によって尿の流れが悪くなり，この機能が障害されると，尿路は感染しやすい状態になる．外陰部は皮膚常在菌*が存在するほか，糞便に含まれる菌などで汚染されているため，外部から尿路へ細菌が侵入して感染を起こす．多くの場合，細菌は尿路の下端（外尿道口）から侵入し，尿路を上行して膀胱や腎臓に達し，感染する（**上行性感染**）．

感染する部位により，**腎盂腎炎，膀胱炎，尿道炎**等を発症する．

用語解説 *
皮膚常在菌

皮膚に生息，常在している細菌．表皮ブドウ球菌，ミクロコッカス属やコリネバクテリウム属が多く存在する．皮膚の部位によって菌の構成は異なり，外陰部にはストレプトコッカス属が常在する．

2 分類と病原体

　尿をうっ滞させて尿路での感染症を起こしやすくする基礎疾患がない場合を**単純性尿路感染症**，ある場合を**複雑性尿路感染症**という．単純性と複雑性では，起炎菌の種類や症状，病型等に違いがある．

1 単純性尿路感染症（単純性膀胱炎，単純性腎盂腎炎）

- **起炎菌**　大部分は**大腸菌**であり，そのほかはクレブシエラ属や，プロテウス属などのグラム陰性桿菌が多い．グラム陽性球菌では，腐生ブドウ球菌が多い．
- **症状**　急激に自覚症状が現れることが多い．
- **病型**　急性となることが多い．
- **好発**　性活動期の女性．女性は男性に比べ尿道が短く直線的で，尿道と肛門も近く外陰部が汚染されやすいため，上行性感染による単純性尿路感染症を起こしやすい（**図3.5-3**）．また，性行為により細菌が尿路に押し込まれることでも発症する．

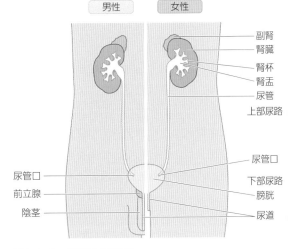

図3.5-3　尿路の解剖図

（男性・女性　副腎，腎臓，腎杯，腎盂，尿管，上部尿路，尿管口，前立腺，陰茎，尿管口，下部尿路，膀胱，尿道）

2 複雑性尿路感染症（複雑性膀胱炎，複雑性腎盂腎炎）

- **起炎菌**　腸球菌やブドウ球菌等のグラム陽性菌や，大腸菌やクレブシエラ属，シトロバクター属やエンテロバクター属等のグラム陰性桿菌，緑膿菌等のブドウ糖非発酵菌など多岐にわたる．抗菌薬に耐性を示す菌が検出されることも多い．
- **症状**　軽度または無症状（**無症候性細菌尿**）であることが多い．
- **病型**　慢性となることが多い．
- **好発**　尿路や全身性の基礎疾患のある人（**表3.5-1**）．前立腺肥大症などの基礎疾患をもつ高齢者や尿路奇形などをもつ小児に多い．

表3.5-1　複雑性尿路感染症の基礎疾患

属　性	疾患など
高齢者	前立腺肥大症，前立腺癌，尿路結石，神経因性膀胱*，膀胱腫瘍など
女　性	神経因性膀胱，妊娠
小　児	尿路奇形（先天性水腎症，尿管異所開口など），膀胱尿管逆流など
全　体	糖尿病，ステロイドや抗がん薬の投与，尿路へのカテーテル留置

用語解説 *

神経因性膀胱（神経因性下部尿路機能障害）

脳，脊髄，末梢神経の障害によって，下部尿路機能（膀胱の蓄尿，排尿）が正常に機能しないこと．神経の障害された部位により，病態や症状が異なる．膀胱に尿をためられるが尿意がない場合は，意識的に排尿ができない．膀胱の内圧が高まると尿が腎臓に逆流しやすくなるため，尿路感染症を起こしやすくなる．

2 尿検査

1 目的

尿検査は尿中の細菌数や白血球数を検査し，**細菌尿**と**膿尿**の有無を確認するために行われる．必要時は培養検査により起炎菌を特定する．

2 採尿方法

尿検査では**中間尿**または**カテーテル尿**を用いることが多い．自然排尿があり採尿が可能な場合は中間尿を用いて検査を行う．自然排尿が困難な場合や自然排尿の採尿時の汚染を除外したい場合，すでに膀胱留置カテーテルが留置されている場合にはカテーテル尿を用いる．

❶**中間尿** 自然排尿の最初と最後の部分を採取せず，中間部分を採取した尿のことである．採取前に外尿道口周囲を洗浄または清拭し，清潔にしてから排尿することで，準無菌的に尿を採取する．女性の場合は陰唇を開いて排尿し，細菌の混入をできるだけ少なくする．

➡ 中間尿の採取方法については，6章1節p.255も参照.

❷**カテーテル尿** カテーテルを尿道に挿入して採取，または膀胱留置カテーテルのサンプルポート（図3.5-4）から採取した尿のことである．導尿によって採尿する場合，外陰部の細菌を尿路に押し込み，尿路感染症を引き起こす可能性があるため注意が必要である．サンプルポートから採取する場合は，アルコール綿でポートの表面を消毒し，滅菌注射器を用いて無菌操作で行う．

3 検体の取り扱い

採取後速やかに検査室へ提出する．尿中の細菌は増殖しやすく，混入した常在菌の増殖により起炎菌の特定が困難になることがある．採尿後1時間以内に検査できない場合は，密栓して冷蔵保存する（ただし，淋菌を検出目的とするときは室温で保存する）．冷蔵保存でも3〜4時間以内に検査をする必要がある．

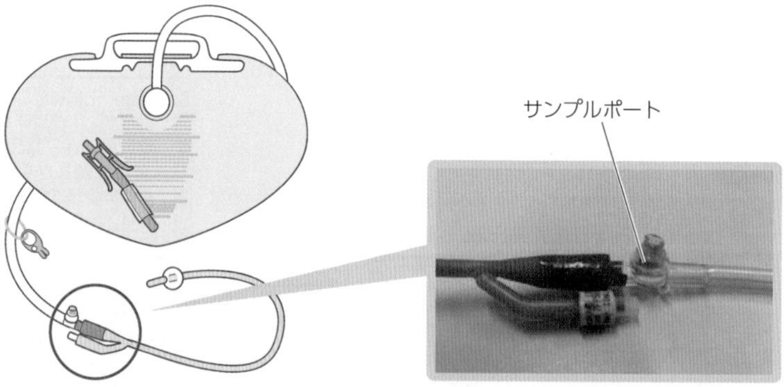

サンプルポート

図3.5-4 閉鎖式導尿システム

3 膀胱留置カテーテルと感染予防

1 尿路へのカテーテルの留置と尿路感染症

│1│尿路へのカテーテルの留置

　尿路へのカテーテルの留置は，臨床で一般的に行われる排尿管理法の一つである．外尿道口からカテーテルを挿入し，膀胱内に留置することで，持続的に蓄尿バッグに尿を排泄させる．手術中や術後の急性期に尿量を正確に把握する必要のあるときや，排尿障害により膀胱内の尿が排泄できず頻繁な導尿が必要なとき，泌尿器科手術後など創部の治癒を促進させたいときに行われる．

│2│膀胱留置カテーテルによる尿路感染症

　尿路へのカテーテルの留置は，尿路感染症を引き起こす可能性を高める．カテーテルの留置によって成立する尿路感染症を，**カテーテル関連尿路感染症**（catheter associated urinary tract infections：**CAUTI**）といい，最も頻度の高い医療関連感染症の一つである．カテーテルの留置期間が長いほど発生頻度は増加し，30日以上留置した場合はほぼ全例に細菌尿を認める．

│3│細菌の侵入経路

　膀胱内に侵入した細菌はカテーテル表面に付着して増殖し，**バイオフィルム**を形成する場合がある．膀胱留置カテーテルの挿入時は，外陰部付近の細菌や，医療器具および医療従事者の手指に付着した細菌を押し込む可能性がある．留置中の細菌の侵入経路を図3.5-5に示す．

2 膀胱留置カテーテルによる尿路感染症の予防

│1│適切な患者への使用

　膀胱留置カテーテルを留置していることが，カテーテル留置による尿路感染症の最大のリスクであるため，安易なカテーテルの使用は避ける．間欠的導尿やコンドーム型採尿器などの代替法の活用も検討し，使用が適切な患者に留置する（表3.5-2）．やむを得ず使用する際には留置期間を必要最小限とすることが推奨されており，留置後はカテーテルの必要性を毎日アセスメントすることが重要である．

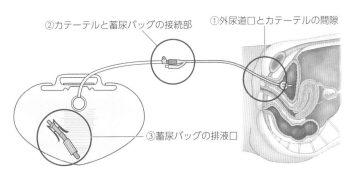

②カテーテルと蓄尿バッグの接続部　　①外尿道口とカテーテルの間隙

③蓄尿バッグの排液口

図3.5-5　細菌の侵入経路

| 2 | 挿入時の感染予防

　滅菌器具を使用し，カテーテルを無菌操作で挿入する．挿入前には外陰部を洗浄する．医療従事者は手指衛生を行い，滅菌手袋を装着し，カテーテル先端を汚染しないように無菌的に挿入する．また，カテーテルが屈曲・閉塞しないように固定を行う．カテーテルは**閉鎖式導尿システム**（**図3.5-4**）を使用することが望ましい．

| 3 | 留置中の感染予防

　膀胱留置カテーテルの留置中は，尿が滞ることなく蓄尿バッグに流れるように管理することが必要である．蓄尿バッグを膀胱より低い位置に設置し，カテーテルのねじれや閉塞がないようにする．細菌の侵入経路別に以下の感染予防を行う．

❶外尿道口と膀胱留置カテーテルの間隙からの感染予防

　日常的に丁寧に陰部洗浄を行い，カテーテルの挿入部位を清潔に保つ．

❷膀胱留置カテーテルと蓄尿バッグの接続部からの感染予防

　カテーテルと蓄尿バッグの接続部を外さない．膀胱洗浄は閉塞が疑われる場合を除き，閉鎖性が損なわれるため行わない．尿検査のための採尿は，サンプルポートから行う．

❸蓄尿バッグの排液口からの感染予防

　蓄尿バッグは床に接触させない．尿を回収する際は，手袋，エプロン，ゴーグル等を着用し，標準予防策を徹底する．患者ごとに異なる清潔な回収容器を用いて，排液口が容器に接触しないように回収する．

表3.5-2　カテーテル留置が適切な場合

- 急性尿閉や膀胱出口部閉塞がある患者
- 膀胱留置カテーテルの留置以外の間欠導尿や体外式カテーテル留置が困難である患者
- 尿失禁患者の仙骨や会陰部にある開放創の治癒促進目的
- 重篤な患者で，正確な尿量測定が必要である患者
- 以下のような外科手技のための周術期使用
  - ①尿生殖路の泌尿器科手術を受ける患者
  - ②長時間の手術が予想される患者
  - ③術中の正確な尿量モニタリングが必要な患者

日本泌尿器科学会編．尿路管理を含む泌尿器科領域における感染制御ガイドライン．第2版．メディカルレビュー社，2021 より一部改変．

📕 引用・参考文献

1) 飯田哲也．"エシェリキア属"．標準微生物学．錫谷達夫ほか編．第14版．医学書院，2021，p.168-172.
2) 館田一博．"シュードモナス属"．標準微生物学．錫谷達夫ほか編．第14版．医学書院，2021，p.194-197.
3) 松本哲朗．"尿路感染症"．標準感染症学．斎藤厚ほか編．第2版．医学書院，2009，p.301-309.
4) 日本感染症学会編．感染症専門医テキスト 第Ⅰ部 解説編．第2版．南江堂，2017，p.703-715.
5) 日本泌尿器科学会編．尿路管理を含む泌尿器科領域における感染制御ガイドライン．第2版．メディカルレビュー社，2021，p.42-54.
6) 前掲書5），p.106-122.
7) 日本臨床検査医学会ガイドライン作成委員会編．臨床検査のガイドライン JSLM2021．日本臨床検査医学会，2021，p.357-362.
8) JAID／JSC感染症治療ガイド・ガイドライン作成委員会編．JAID／JSC感染症治療ガイド2019．日本感染症学会・日本化学療法学会，2019，p.202-220.

6 性感染症

学習目標
◑ 主な性感染症と臨床微生物を理解できる.
◑ 近年増加している性感染症（AIDS，性器クラミジア感染症，淋菌感染症，梅毒）とその予防について理解できる.

学習する臨床微生物

ウイルス● ヒト免疫不全ウイルス
　　　　　human immunodeficiency virus : HIV

細菌 ● トラコーマクラミジア
　　　　　Chlamydia trachomatis

　　　● 淋菌　*Neisseria gonorrhoeae*

Keyword

AIDS，尿道炎，子宮頸管炎，卵管炎，不妊，性感染症（STD）

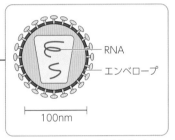

図3.6-1　ヒト免疫不全ウイルス（HIV）（模式図）

ウイルス　ヒト免疫不全ウイルス：human immunodeficiency virus (HIV)

1 形態・性状

- 球状のRNAウイルス.
- 円筒状のコア内には，同一の一本鎖RNA2本と逆転写酵素*が含まれる. ウイルス粒子の表面にはエンベロープがあり，その突起部分で細胞のCD4受容体に結合して，細胞に侵入する（図3.6-1）.
- レトロウイルス科の中のレンチウイルス（長期間にわたって免疫不全を起こす）に属する.

2 病原性

HIVは，主にT細胞（CD4陽性細胞*）に感染後，これらを破壊して免疫機能を低下させ，最終的には死に至らしめることも多い.

HIV感染によって引き起こされた高度の免疫不全に日和見感染症，腫瘍，認知症などを合併した病態を**後天性免疫不全症候群**（acquired immunodeficiency syndrome：AIDS）という.

3 感染経路

感染経路は，性行為（異性間・同性間），母子感染，血液感染（麻薬等の薬物の静脈注射の回し打ち，注射針の針刺し事故など）である. 主な感染源は血液と精液で，ほかに腟分泌液，羊水，母乳が挙げられる（表3.6-1）. 唾液，涙，尿，髄液が感染源となる可能性は極めて低く，飛沫感染，飲食物による感染，日常の接触による感染の報告例はない.

4 潜伏期間

AIDS発症までは2～10年あるいはそれ以上で，小児では概して短い.

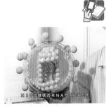
● ヒト免疫不全ウイルス（human immunodeficiency virus）〈動画〉

用語解説 *
逆転写酵素
RNAを鋳型（いがた）として相補的なDNAを合成する酵素のこと. レトロウイルスがもっている.

用語解説 *
CD4陽性細胞
リンパ球の中でCD4分子をもつT細胞で，免疫応答の制御や増幅をつかさどる. HIVが主に感染する細胞.

表3.6-1 ヒト免疫不全ウイルス（HIV）の感染経路と予防対策

感染経路		原　因	感染源	予防対策
性的接触 （異性間，同性間）		主に腟あるいは肛門を介した アンセーフセックス	精液，腟分泌液， 血液（性交時の出血）	コンドームの使用
母子感染		感染している母親から児への 胎盤，産道，母乳を介した感染	血液，羊水，母乳	母親の抗HIV薬治療・帝王切開 人工栄養による哺育
血液感染	針刺し	注射針の誤刺 医療廃棄物処理における針刺し など	血液	採血時のリキャップの禁止 ニードルレスな器材の使用 針や鋭利な器材の分別廃棄，および 容器ごとの廃棄処理 針刺し時の対策（➡p.96 参照）
	麻薬静脈注射乱用	注射針・注射器の共用	血液	注射針・注射器を共用しない
	汚染血液・ 汚染血液製剤	未検査あるいはウインドウ期の 血液による輸血 非加熱の血液製剤の投与	血液，血液製剤	加熱製剤の使用

5 検査・診断

　血中のHIV抗体を測定して感染を判定する．抗体陽性者はウイルス保有者とみなされる．また，HIV遺伝子を検出するPCR法（➡p.252参照）が開発され，抗体測定法に比べてウインドウ期*が短縮されるようになった．

6 臨床経過

　HIV感染初期（急性期）には，発熱，発疹，リンパ節腫脹などの症状を呈することがあり，インフルエンザと似た症状であることから，HIV感染に気付かずに経過する例が多い．8週目ごろから抗体が陽性になり，その後，**無症候性キャリア**の時期（無症候期，個人差があるが平均10年）を経る．この間，HIV感染によりCD4陽性細胞が徐々に死滅する．これに伴い免疫機能が低下して特徴的な**日和見感染症**（➡p.183参照）を併発し，**後天性免疫不全症候群**（**AIDS**）と診断される（図3.6-2）．AIDSは感染症法の五類感染症である．

　CD4陽性細胞数が500個/μL以下になると帯状疱疹，結核，カポジ肉腫*を生じ，さらに200個/μL以下になると，ニューモシスチス肺炎，カンジダ症，クリプトコッカス症，トキソプラズマ脳症，サイトメガロウイルス感染症，非結核性抗酸菌感染症，悪性リンパ腫，HIV脳症などを併発する．いずれも適切な治療がなされない場合には予後不良となる．

　HIVを病原体とする感染の全経過をまとめて**ヒト免疫不全ウイルス感染症**（以下，**HIV感染症**）という．

7 予防

　HIVの感染経路別の予防対策を**表3.6-1**に示した．HIV感染者のほとんどは性的接触によって感染しており，現在の世界的な流行を防止するには，コンドーム使用による予防などの啓発が大切である．また，感染しても無症状で経過する時期が長いことから，早期のHIV検査と治療が肝心である．

用語解説 *
ウインドウ期

ウイルス感染は，感染後に血液中に産出される抗原や抗体を検出する方法（抗原・抗体検査）で確認するが，感染後しばらくは検出できない期間があり，これをウインドウ期という．HIV感染の場合，感染してから抗体ができるまで4〜8週間かかるため，この間に検査した場合，実際には感染していても，感染していないという結果（抗体陰性）が出てしまう．

用語解説 *
カポジ肉腫

ヒトヘルペスウイルス（human herpes virus-8：HHV-8）により引き起こされる血管肉腫．さまざまな臓器で発症するが，多くは皮膚で，頭頸部，体幹部，四肢などに紫紅色，黒褐色の皮疹がみられる．AIDS関連悪性腫瘍の一つ．

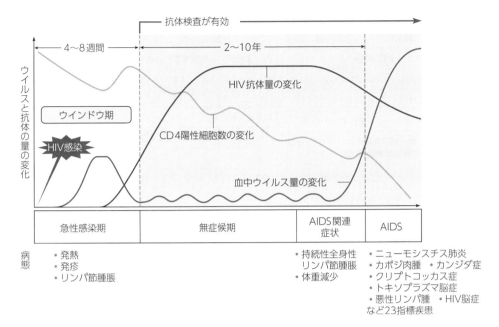

抗体検査が有効

4〜8週間

2〜10年

ウインドウ期

HIV感染

ウイルスと抗体の量の変化

HIV抗体量の変化

CD4陽性細胞数の変化

血中ウイルス量の変化

急性感染期	無症候期	AIDS関連症状	AIDS

病態
- 発熱
- 発疹
- リンパ節腫脹

- 持続性全身性リンパ節腫脹
- 体重減少

- ニューモシスチス肺炎
- カポジ肉腫 ・カンジダ症
- クリプトコッカス症
- トキソプラズマ脳症
- 悪性リンパ腫 ・HIV脳症

など23指標疾患

図3.6-2　ヒト免疫不全ウイルス（HIV）感染の臨床経過

8　治療

　HIV感染症の治療は，抗HIV薬（表3.6-2）が開発され，それらの薬剤を用いてHIVの増殖を抑制し，免疫不全の進行を防止する抗HIV療法（antiretroviral therapy：**ART**）の導入によって大きく進歩した．HIV感染症では，早期に抗HIV薬による治療を開始することが推奨されている．現在使用できる抗HIV薬は30種類を超え，また，服用回数が1日1回，あるいは1回1錠の配合剤など，服薬も簡便になってきている．

　しかし，いまだ完全にHIV感染症を治癒できるまでには至っておらず，内服の中断はウイルスの薬剤耐性化を招くため，現段階では患者はいったん治療を開始すると継続する必要がある．薬剤による副作用は改善されてきてはいるが，患者によっては副作用により長期間にわたる内服を維持することが困難な例もあり，HIV感染症の治療にはまだ多くの課題がある．

9　HIV感染症患者の看護

　ARTの効果を維持するには**服薬アドヒアランス**が重要である．患者のQOLを高めつつ治療を継続し，治療が十分に効果を発揮するように支援する（表3.6-3）．

表3.6-2 日本で承認されている抗HIV薬（2022年11月現在）

一般名	略　号	製品名
INSTI（インテグラーゼ阻害薬）		
カボテグラビル	CAB	ボカブリア
ドルテグラビル	DTG	テビケイ
ラルテグラビル	RAL	アイセントレス
INSTI（インテグラーゼ阻害薬）/ NNRTI（非核酸系逆転写酵素阻害薬）		
ドルテグラビル/リルピビリン配合剤	DTG/RPV	ジャルカ配合錠
INSTI（インテグラーゼ阻害薬）/ NRTI（核酸系逆転写酵素阻害薬）		
ビクテグラビル/テノホビル/アラフェナミドフマル酸塩/エムトリシタビン配合剤	BIC/TAF/FTC	ビクタルビ配合錠
ドルテグラビルナトリウム/アバカビル/ラミブジン配合剤	DTG/ABC/3TC	トリーメク配合錠
ドルテグラビル/ラミブジン配合剤	DTG/3TC	ドウベイト配合錠
エルビテグラビル/コビシスタット/テノホビルアラフェナミドフマル酸塩/エムトリシタビン配合剤	EVG/COBI/TAF/FTC	ゲンボイヤ配合錠
エルビテグラビル/コビシスタット/テノホビル ジソプロキシルフマル酸塩/エムトリシタビン配合剤	EVG/COBI/TDF/FTC	スタリビルド配合錠
PI（プロテアーゼ阻害薬）		
アタザナビル	ATV	レイアタッツ
ダルナビル	DRV	プリジスタ
ダルナビル/コビシスタット配合剤	DRV/COBI	プレジコビックス配合錠
ホスアンプレナビル	FPV	レクシヴァ
ロピナビル/リトナビル配合剤	LPV/R	カレトラ配合錠
リトナビル※	RTV	ノービア

一般名	略　号	製品名
PI（プロテアーゼ阻害薬）/NRTI（核酸系逆転写酵素阻害薬）		
ダルナビル/コビシスタット/テノホビル アラフェナミドフマル酸塩/エムトリシタビン配合剤	DRV/COBI/TAF/FTC	シムツーザ配合錠
NNRTI（非核酸系逆転写酵素阻害薬）		
ドラビリン	DOR	ピフェルトロ
エファビレンツ	EFV	ストックリン
エトラビリン	ETR	インテレンス
ネビラピン	NVP	ビラミューン
リルピビリン	RPV	エジュラントリカムビス
NNRTI（非核酸系逆転写酵素阻害薬）/ NRTI（核酸系逆転写酵素阻害薬）		
リルピビリン/テノホビル アラフェナミドフマル酸塩/エムトリシタビン配合剤	RPV/TAF/FTC	オデフシィ配合錠
NRTI（核酸系逆転写酵素阻害薬）		
ラミブジン	3TC	エピビル
アバカビル	ABC	ザイアジェン
アバカビル/ラミブジン配合剤	ABC/3TC	エプジコム配合錠
ジドブジン	AZT（ZDV）	レトロビル
ジドブジン/ラミブジン配合剤	AZT/3TC	コンビビル
エムトリシタビン	FTC	エムトリバ
テノホビル アラフェナミドフマル酸塩/エムトリシタビン配合剤	TAF/FTC	デシコビ配合錠
テノホビル	TDF	ビリアード
テノホビル ジソプロキシルフマル酸塩/エムトリシタビン配合剤	TDF/FTC	ツルバダ配合錠
侵入阻害薬（CCR5阻害薬）		
マラビロク	MVC	シーエルセントリ*

INSTI（インテグラーゼ阻害薬）：インテグラーゼの働きを阻害し，HIVの遺伝子がヒトDNAに侵入することを防ぐ.
NRTI（核酸系逆転写酵素阻害薬）：HIVの逆転写酵素と競合しDNAに取り込まれた後，DNA鎖の伸長を停止することで逆転写酵素の活性を阻害する.
PI（プロテアーゼ阻害薬）：HIVに特有のプロテアーゼという酵素の働きを阻害してHIVの増殖を抑える.
NNRTI（非核酸系逆転写酵素阻害薬）：逆転写酵素の活性部位に結合して酵素の活性を阻害し，HIVの宿主細胞への感染を不成立にする.
侵入阻害薬（CCR5阻害薬）：ケモカイン受容体であるCCR5とHIVの結合を阻害することで，HIVの細胞内への侵入を阻害する.
※　副作用等のためあくまでブースターとして使用　　＊　CCR5指向性HIV-1感染症に適応

日本エイズ学会HIV感染症治療委員会. HIV感染症「治療の手引き」. 第26版, 2022, p.14より一部改変.

表3.6-3　HIV感染者に対する看護のポイント

- ■患者との信頼関係を確立する.
  - ・プライバシー保護に留意し, 不安, 差別感を抱くことのないよう配慮する.
  - ・病歴の聞き取りや病状説明はプライバシーを確保できる場所で行う.
  - ・国籍, 性, 職業, 性的指向, 感染経路などで差別的対応をしない.
  - ・問診は必要な質問であることを十分に説明し, 同意を得て行う.

- ■患者が治療を受けていく上で必要な情報を提供し, 継続的に援助と観察を行う.
  - ・HIV感染症に関する情報を提供し, 治療への積極的な意思を支援する.
  - ・日常生活における不安 (けがや月経で出血した場合の処置など) への対応を行う.
  - ・パートナーとの性生活における二次感染防止のための対応を行う.
  - ・性行為による性感染症やかぜなどの感染症の予防のための対応を行う.
  - ・妊娠・出産について, 母子感染の予防のための対応を行う.
  - ・社会資源としての感染者・患者支援NPO, カウンセラー, ソーシャルワーカーなどの情報を提供し, 患者の必要に応じて紹介する.

- ■抗HIV薬の服薬を支援する.
  - ・治療の意義・目標とアドヒアランス*の重要性を理解してもらう.
  - ・患者が理解し, 受け入れられる服薬計画を立てる.
  - ・患者が服薬できる環境を整える. 必要であれば家族や友人に支援を求める.
  - ・アドヒアランスの状況を観察し, その維持に必要な対応を行う.
  - ・医師, 薬剤師, カウンセラーなどとのチーム医療によりアドヒアランスの維持を支援する.

* アドヒアランス：患者自身が積極的に治療方針決定に参加し, 自らの決定に従い服薬することを目指す姿勢を重視したもの.

臨床場面で考えてみよう

35歳, 男性. 海外渡航歴あり.

体重減少, 全身倦怠感が著明で受診した. 口腔内に白い苔様の所見があった. 血液検査の結果, HIV感染が指摘された. 8年前, 海外で不特定の女性と性交渉があったという. HIV感染症の治療と口腔カンジダ症の入院治療を直ちに開始した.

①8年間の無症候期に, ほかの人に感染が拡大する可能性はあるか.
②HIV感染を予防するために, 日常生活で気を付けることは何か.

①本人が気付かないままに感染源となることがある. セックスパートナーへのHIV検査が勧奨される.
②予防のためにコンドームを使用する.

細菌　トラコーマクラミジア：*Chlamydia trachomatis*

1　形態・性状

- ・細菌とウイルスの中間大の小球菌.
- ・**基本小体**と**網様体**の二形態をとり (**図3.6-3**), 細胞内でのみ増殖する. 宿主の細胞に基本小体が感染すると, 細胞内に侵入した基本小体は細胞質内で網様体に変わり, 分裂増殖して**封入体***を形成する. 増殖したトラコーマクラミジア菌体は細胞を破壊して細胞外に放出され, ほかの細胞に伝播する (➡オウム病クラミジアについてはp.138参照).

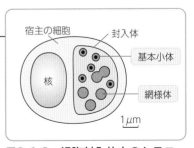

図3.6-3　細胞封入体中のトラコーマクラミジア

2 感染経路

ヒトからヒトへ性的接触によって感染し，新生児への母子感染も起こす．

3 臨床症状

潜伏期間は2日〜6週間（通常10〜12日）である．症状は急性尿道炎症状である帯白色膿性分泌物，排尿痛，尿道の瘙痒感・不快感などであるが，急性淋菌性尿道炎ほどではなく，初期症状が乏しいために見過ごすことが多い．進行すると一側の**精巣上体炎**ならびに**前立腺炎**などに進展することがある．

女性の性器クラミジア感染症では，子宮頸管炎を発症しても半数は無症状であるといわれている．治療せずに放置すると上行性に感染が進行し，**骨盤内炎症**（卵管炎，卵管周囲炎，骨盤腹膜炎）を発症する．その結果，卵管障害を起こし，**卵管妊娠，卵管性不妊症**の原因ともなる．また，妊婦がクラミジアを保有していると，産道感染により新生児が結膜炎や肺炎になる場合がある（図3.6-4）．

4 検査

トラコーマクラミジアの分離には細胞培養技術が必要で，時間もかかるため，近年では尿道分泌液や子宮頸管分泌液を検体としてクラミジア抗原を検出する蛍光抗体法や酵素免疫法，またはPCR法による病原体の遺伝子検出法が用いられている．

性器クラミジア感染症は感染症法で五類に分類される．

用語解説 *
封入体
細胞内に増殖した微生物が集積している部分で，血液を調べるギムザ染色などで染め分けられる．

plus α
クラミジアによる尿道炎
クラミジアによる尿道炎は非淋菌性尿道炎の30〜60％を占め，また男性淋菌性尿道炎の4〜45％に淋菌と同時，もしくは淋菌消失後にクラミジアが検出されている．また，尿道炎症状を呈さない患者からも，クラミジアが分離されている．

plus α
トラコーマクラミジアの血清学的診断
患者血清中のトラコーマクラミジア抗体を測定する血清学的診断法は，抗体が感染初期に出現しないこと，また治療した後も検出されることから，早期診断としてよりも診断確定の補助として有用である．

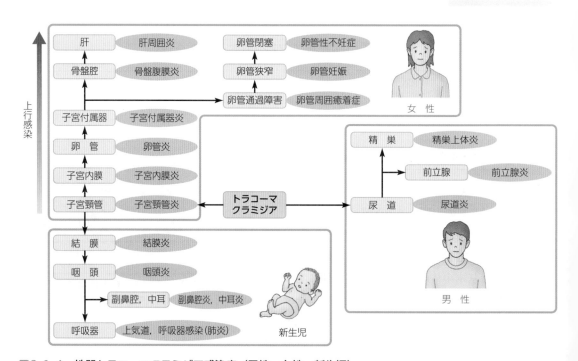

図3.6-4　性器トラコーマクラミジア感染症（男性，女性，新生児）

5 治療

テトラサイクリン系抗菌薬，マクロライド系抗菌薬，一部のニューキノロン系抗菌薬が有効である．骨盤内炎症性疾患にはミノサイクリンを投与する．急性劇症型には開腹手術を行い，ドレナージが必要になることもある．また，セックスパートナーの治療を同時に行う．

➡ ドレナージについては，6章2節p.265参照．

6 予防

2015年以降，性器クラミジア感染症が20代で増加していることから，コンドームの適切な使用を含め，若年者への性教育を推進することが重要である．

臨床場面で考えてみよう

20歳，女性．未婚．

多量の水様性のおりものがあり来院．男性友人と2カ月前から交際しており，2週間前にコンドームなしでの性交渉があった．検査でクラミジア感染が判明した．

①男性パートナーへはどのような対応が必要か．

②今後の性行為での予防について，どのような指導が必要か．

①男性パートナーも感染している可能性があるため検査を受けることを勧め，感染している場合は一緒に治療することを伝える．

②治療により治ったとしても再感染する可能性があることを伝える．腟性交だけではなく，口腔性交でも感染することがあり，性行為ではコンドームを使用するよう指導する．また，感染していても無症状で経過する場合があり，不特定の相手との性的接触があった場合や複数の性的パートナーがいる場合には，定期的に検査を受けることを勧める．

細菌 淋 菌：*Neisseria gonorrhoeae*

1 形態・性状

- 髄膜炎菌（*Neisseria meningitidis*）と共にナイセリア属の中で病原性を有するグラム陰性の双球菌で，**炭酸ガス要求性*** の細菌である．
- 直径0.6〜1μmの大きさで，腎臓のような形をした球菌が，くぼんだ面で接している（図3.6-5）．
- 淋菌は患者の粘膜から離れると数時間で感染性を失う弱い菌で，日光，乾燥，温度変化，消毒薬で簡単に死滅するため，分離培養が必要な場合には検体の取り扱いに注意を要する．

2 感染経路

腟性交，口腔性交などの性行為により感染し，粘膜で増殖する．男女のいずれでも尿道，口腔，肛門，結膜で増殖し，女性では腟，子宮，卵管でも増殖する．

咽頭や直腸の感染では症状が自覚されないことが多いが，これらの部位も感染源となる．また，淋菌は何度も感染することがある．

用語解説 *

炭酸ガス要求性

高濃度の二酸化炭素の存在下で発育する，または発育が促進される性質．淋菌は3〜10％の炭酸ガスの存在下でより活発に増殖するため，炭酸ガス培養器内で培養する．

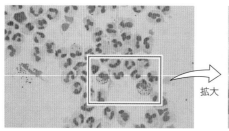
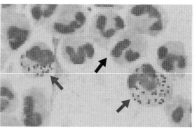

淋菌のグラム染色.

➡ 通常の白血球.
➡ 淋菌を貪食した白血球（好中球）.
　ゴマのように見えるのが淋菌.

画像提供：国立感染症研究所

図3.6-5　淋菌（グラム染色）

3 臨床症状

|1| 男性

　主として**淋菌性尿道炎**を呈する．尿道に感染すると2～9日の潜伏期を経て，外尿道口の発赤，膿性分泌物の出現，排尿時の疼痛を訴える．放置すると上行性に精巣上体炎を起こし，陰嚢の腫大，局所の疼痛を訴えるようになる．

|2| 女性

　主に**子宮頸管炎**を呈する．男性に比べて尿道が短いため尿道炎症状は乏しく，自覚されないまま経過することが多い．しかし，時に上行性に感染が拡大し，クラミジア感染とともに，**骨盤内炎症**（卵管炎，卵巣炎）に発展する．適切な治療を受けずに放置すると，**卵管不妊症，子宮外妊娠**を引き起こす恐れがある．また，産道感染による新生児結膜炎も起こることがある．

4 検査

　淋菌の検出法には，グラム染色標本の顕微鏡検査（鏡検），分離培養法，核酸を増幅させて検出するPCR法（➡p.252参照）などがある．グラム染色の鏡検は，男性の淋菌性尿道炎の場合には，簡便かつ短時間で診断がつく検査法として有用であるが，女性の子宮頸管炎の場合は，子宮頸管にほかの細菌が存在するため診断がつきにくいとされている．

　検査には淋菌の分離培養が必要となるが，淋菌は死滅しやすいため，検体採取後，直ちに分離用培地に接種する必要がある．男性尿道分泌物や女性子宮頸管分泌物などを輸送する場合は，スチュアート培地*を用いるなどの注意が必要である．また，淋菌は検体を採取した日に分離培養するのが原則とされている．

　淋菌感染症は感染症法の五類に分類される．

5 治療

　淋菌性尿道炎の治療には，セフトリアキソン，セフォジジム，スペクチノマイシンの3種類の注射薬の単回投与が推奨されている．

6 予防

　淋菌感染症は古典的な性感染症の一つで，世界中に蔓延している．厚生労働省感染症発生動向調査[1,2]によれば，性器クラミジア感染症と同様，男女共に

plus α
PCR法による淋菌の検出

遺伝子診断法であるPCR法は検出感度が非常に高く，またクラミジアおよび淋菌を同時に検出できる核酸増幅キット（TMA法，SDA法）も開発されている．

用語解説*
スチュアート培地

検体輸送に際して，細菌が死滅しないように開発された培地．淋菌は日光，乾燥，温度変化などで死滅するため，男性尿道分泌物や女性子宮頸管分泌物などの検体を輸送する際はスチュアート培地を用いる．

plus α
淋菌の薬剤耐性化

淋菌の薬剤耐性化，多剤耐性化が問題となっており，薬剤感受性検査の重要性が増している．薬剤耐性菌の出現には抗菌薬の投与方法や使用頻度が関与するが，国や地域によってよく使用される抗菌薬や使用方法が異なるため，耐性菌の検出率も異なっている．

20代での報告数が最も多く，若い男女への予防啓発が大切となっている．

　性的接触時のコンドームの使用は，淋菌感染の予防になる．しかし口腔性交でコンドームを使用することは少なく，腟性交とともに口腔性交による感染の予防を啓発する必要がある．また，淋菌に感染した患者のセックスパートナーも感染している可能性があるため，検査により早期に診断し，治療する．加えて，淋菌感染によりヒト免疫不全ウイルス（HIV）に感染しやすくなることについても正しい知識の一つとして啓発する必要がある．

 コラム　　**梅毒感染の拡大**

　梅毒は梅毒トレポネーマ（*Treponema pallidum*）を原因とする細菌性感染症である（➡p.170 参照）．主に性的接触により感染するため性感染症としての患者数が多く，世界中に広くみられている．

　日本では，梅毒患者は1948年以降大きく減少し，その後も減少の傾向で推移した．しかし，感染症サーベイランスの梅毒報告数は2010年から増加に転じ，全国的に急増している（**図1**）．傾向として，異性間性的接触に伴う報告例が増加しており，男性では20～40代が多数を占めているのに対して，女性では20代が最多となっている．妊娠可能な年齢の女性症例が増えるとともに，先天梅毒例もみられている（**図2**）．

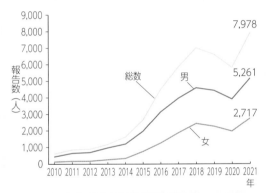

国立感染症研究所．感染症発生動向調査事業年報．https://www.niid.go.jp/niid/ja/allarticles/surveillance/2270-idwr/nenpou.html，（参照 2023-06-21）をもとに作成．

図1　日本の梅毒報告数（性別）の年次推移

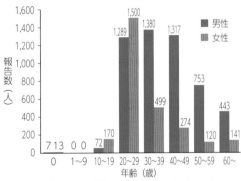

国立感染症研究所．梅毒．2020-01-28．https://www.niid.go.jp/niid/ja/syphilis-m-3/syphilis-iasrtpc/9342-479t.html，（参照 2023-06-21）をもとに作成．

図2　性・年齢階級別の梅毒報告数（2021 年）

臨床場面で考えてみよう

37歳，男性．

足や手のひらに赤い発疹が出ていることから，皮膚科を受診．1カ月ほど前に陰茎に発疹がみられたことがあった．これまでに複数の不特定女性との性交渉があったという．梅毒を疑い，血液検査を行ったところ陽性の結果であったため，直ちに治療を開始した．

①この場合，梅毒以外に必要と思われる性感染症の検査は何か．

②梅毒の感染を予防するために，日常生活で気を付けることは何か．

①淋菌, クラミジア, HIVなどの検査を勧めることが必要である.
②予防にはコンドームを正しく使用することが基本である. また, 口腔性交でも感染する可能性があることに留意する. また, 不特定の相手との性的接触があった場合や, 複数の性的パートナーがいる場合は, 定期的な検査が必要である.

1 性感染症の種類と病原体

　主に性行為を介してヒトからヒトへ直接病原体が伝播する感染症を, **性感染症** (sexually transmitted diseases：**STD**) と総称し, その病原体は節足動物, 原虫, 真菌, 細菌, ウイルスと多種にわたっている (表3.6-4).

　性感染症に罹患すると, 炎症部位にヒト免疫不全ウイルス (HIV) が感染するCD4陽性細胞などのリンパ球が集まるため, HIVに感染する確率が高くなる. また, 病変組織, 炎症部位には血液の滲出があり, HIVを保有している場合は相手に感染させやすくなる.

2 性感染症の予防

　性感染症の予防には, セクシュアルヘルス (性の健康性) を重視した啓発が大切である. ①性感染症に関する知識をもち理解すること, ②コンドーム使用などの予防方法を身に付けること, ③性行為は自己決定で行い, かつ性感染症予防のための行動を自己決定すること, ④感染の有無については早期に検査を受け, 早期に治療を行うこと, などが大切である.

表3.6-4　**性感染症 (STD) の病原体と疾患**

病原体		疾　患
節足動物	ケジラミ 疥癬虫 (ヒゼンダニ)	ケジラミ症 疥癬
原　虫	腟トリコモナス 赤痢アメーバ	腟炎, 腟トリコモナス症 アメーバ赤痢
真　菌	カンジダ・アルビカンス	外陰腟カンジダ症
細　菌	梅毒トレポネーマ 淋菌 軟性下疳 (げかん) 菌 マイコプラズマ トラコーマクラミジア	梅毒 淋菌感染症 軟性下疳 腟炎, 骨盤内感染症 尿道炎, 子宮頸管炎, 骨盤内感染症など
ウイルス	単純ヘルペスウイルス ヒトパピローマウイルス* 伝染性軟属腫ウイルス ヒト免疫不全ウイルス (HIV) A型肝炎ウイルス B型肝炎ウイルス ヒトT細胞白血病ウイルス サイトメガロウイルス エプスタイン・バーウイルス	性器ヘルペス 尖圭コンジローマ, 子宮頸癌 陰部伝染性軟属腫 AIDS A型肝炎 B型肝炎 成人T細胞白血病 サイトメガロウイルス感染症 伝染性単核球症

用語解説 *
ヒトパピローマウイルス

ヒトパピローマウイルス (human papilomavirus：HPV) は, DNAの塩基配列によって160型以上に分類される. 陰茎, 肛門, 外陰部などに発現する尖圭コンジローマ, 子宮頸部にみられる扁平コンジローマまたは扁平イボはHPV6型, 11型によることが多い. 子宮頸癌は16型, 18型によるものが多い.

■ 参考文献

1) 国立感染症研究所．感染症発生動向調査 週報（IDWR）．https://www.niid.go.jp/niid/ja/idwr.html, （参照 2023-08-29）.
2) 厚生労働省．性感染症報告数（2004年〜2021年）. https://www.mhlw.go.jp/topics/2005/04/tp0411-1.html, （参照 2023-08-29）.
3) 松田静治．"若年層に見られるSTD". 熊澤淨一編．開業医のための性感染症STD．南山堂，1999，p.162-170.
4) 熊澤淨一編．開業医のための性感染症STD．南山堂，1999.
5) 熊本悦明ほか編．性感染症／HIV感染：その現状と検査・診断・治療．メジカルビュー社，2001.
6) 岡部信彦ほか編．感染症予防必携．第3版，日本公衆衛生協会，2015.
7) 国立国際医療センター看護部5階南病棟．HIV/AIDS看護ハンドブック．医学書院，2003.
8) 山崎修道ほか監訳．エイズ・パンデミック：世界的流行の構造と予防戦略．日本学会事務センター，1998.
9) 日本エイズ学会HIV感染症治療委員会．HIV感染症 治療の手引き．第21版，2017，p.14.
10) 保科眞二．"淋菌感染症"．女性性器感染症．岩破一博編．医薬ジャーナル社，2012，p.162-169.
11) 田中正利．"淋菌感染症（男性）"．性感染症STD．田中正利編．南山堂，2008，p.119-132.
12) 松田静治．"淋菌感染症（女性）"．性感染症STD．田中正利編．南山堂，2008，p.132-139.
13) 芳賀伸治ほか．淋菌感染症とは．国立感染症研究所．https://www.niid.go.jp/niid/ja/kansennohanashi/527-gonorrhea.html, （参照2023-06-21）.
14) 国立感染症研究所．梅毒．病原微生物検出情報（IASR）．2020，41（1），p.1-3. https://www.niid.go.jp/niid/ja/syphilis-m-3/syphilis-iasrtpc/9342-479t.html?tmpl=component&print=1&layout=default, （参照2023-06-21）.

7 皮膚・粘膜の感染症

学習目標

◐ 皮膚・粘膜に化膿性炎症を引き起こす主な微生物を理解できる．

◐ A群溶血性レンサ球菌による感染症を理解できる．

◐ 黄色ブドウ球菌による感染症を理解できる．

◐ 院内感染におけるメチシリン耐性黄色ブドウ球菌の重要性を理解できる．

◐ 劇症型の感染症の症状を理解できる．

学習する臨床微生物

細菌 ● A群溶血性レンサ球菌
　　　　group A *Streptococcus*

　　　黄色ブドウ球菌　*Staphylococcus aureus*

Keyword

A群溶血性レンサ球菌，黄色ブドウ球菌，化膿性皮膚疾患，細菌毒素，咽頭炎，劇症型レンサ球菌感染症，MRSA，院内感染，食中毒

 A群溶血性レンサ球菌：group A *Streptococcus*

1 形態・性状・病原因子

・レンサ球菌は，ランスフィールド（Lancefield, R.C.）という研究者によって提唱された，細胞壁の多糖抗原の違いに基づいて分類される．

・代表的なレンサ球菌には，A群レンサ球菌，B群レンサ球菌，肺炎球菌（この菌には群抗原がない），緑色レンサ球菌などがある．

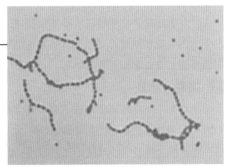

図3.7-1　A群溶血性レンサ球菌のグラム染色

・赤血球を分解する溶血毒を産生するものが多く，特にA群レンサ球菌は血液寒天培地上でのコロニー周辺の溶血が非常に明瞭で，ほぼ透明の環を呈する（**完全溶血，β溶血**と呼ばれる）．そのため，**A群β溶血性レンサ球菌（溶レン菌）**とも呼ばれる．

- A群溶血性レンサ球菌の菌の形は球状（直径0.6～1.0μm[1]）で，連鎖状に増殖し，グラム染色では陽性に染色されるグラム陽性球菌である（図3.7-1）．

- 発育には十分な栄養が必要なため，ヒトや動物の体内でのみ生育可能で，一般環境中では生存できない．咽頭や皮膚などに存在し，**化膿性病変**を引き起こすことから**化膿レンサ球菌**ともいわれる．

- 菌から外に多種類のタンパク質（外毒素）を放出し，それによってさまざまな臨床症状を引き起こす．その中の**ストレプトリジンO（SLO）**と**ストレプトリジンS（SLS）**が溶血毒素として知られ，SLOに対する抗体である抗ストレプトリジンO抗体（ASO）は，ストレプトキナーゼ（SK）に対する抗体である抗ストレプトキナーゼ抗体（ASK）とともに診断にも利用される．

- さまざまな発熱毒素も産生し，その一部は**スーパー抗原**としても機能する．菌の膜上に存在するMタンパクや外毒素のDNA分解酵素は，好中球による貪食に抵抗する機能をもつ．

2 臨床症状

A群溶血性レンサ球菌は小児の**咽頭扁桃炎**の最も重要な起炎菌である．典型的な症状は咽頭痛，38℃以上の発熱，白苔を伴う扁桃炎，圧痛を伴う前頸部リンパ節腫脹である．このほか頭痛，悪心や嘔吐，腹痛などの消化器症状を呈することもある．また**猩紅熱**という急性発疹性疾患の病型をとることもある．咳や鼻水などの症状がある場合は，ウイルス性の咽頭炎である可能性が高い．**伝染性膿痂疹**（impetigo），**丹毒**（erysipelas）（図3.7-2），**蜂窩織炎**（phlegmone）などの化膿性の皮膚の病気を起こすこともある．これらの原疾患の治療が不十分であると，続発症として**急性糸球体腎炎，リウマチ熱**を引き起こすこともあるが，現在では頻度は低い．

A群溶血性レンサ球菌による感染症は主に飛沫感染であるが，細菌が付着した手で口や鼻に触れることによる接触感染も起こるため，それらに対する感染対策を講じることが必要である．

3 検査・診断

診断に当たっては菌の培養・同定による病原体の検出が望ましいが，咽頭拭い液中の多糖体抗原を免疫学的に測定する迅速診断キットが広く利用されている．A群溶血性レンサ球菌による咽頭炎は感染症法で五類に分類される．

4 劇症型レンサ球菌感染症

1990年ごろから，非常に進行が速く生命予後が悪い**劇症型レンサ球菌感染症**（streptococcal toxic shock syndrome：STSS，あるいはtoxic shock-like syndrome：TSLS）が出現し，再興感染症として認識されている．主にA群溶血性レンサ球菌によって引き起こされ，低血圧に加え，腎障害，播種性血管内凝固症候群*（disseminated intravascular coagulation：DIC），肝

肺炎球菌による溶血

肺炎球菌の場合，血液寒天培地上での溶血は不完全で緑色を呈する（不完全溶血，α溶血）．➡肺炎球菌については，p.57参照．

スーパー抗原

通常の免疫応答では，抗原は抗原提示細胞を介して処理され，ある特定のT細胞が活性化される．一方，黄色ブドウ球菌やA群溶血性レンサ球菌から産生される一部の毒素タンパク質はスーパー抗原として働く．スーパー抗原は抗原提示細胞を介することなく，直接的に多種類のT細胞を活性化し，大量のサイトカインを放出する．大量のサイトカインはショック，発熱，発疹などを引き起こして生体を傷害し，死に至ることもある．

貪食

一般的な細菌に対して，生体防御機能において重要な役割を果たす細胞は，好中球やマクロファージなどの食細胞である．食細胞は直接的に，あるいは抗体や補体で修飾された細菌を飲み込み（貪食し），細胞内で食胞を形成する．通常この食胞は活性酸素や化学物質の入ったリソソームと融合し，菌は殺菌される．病原細菌は食食による殺菌を免れるさまざまな手段をもち，生体防御機構に対抗している．

➡A群溶血性レンサ球菌感染症の続発症については，4章3節p.161参照．

播種性血管内凝固症候群（DIC）

小血管において凝固系と線溶系の調節が崩れて起こる重症な出血徴候をいう．

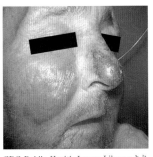

CDC Public Health Image Library より
転載.

図3.7-2　丹毒

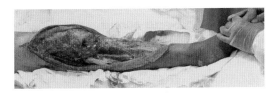

下腿の筋肉が壊死しデブリードマンがなされている.

図3.7-3　劇症型レンサ球菌感染症における筋肉の壊死

障害，急性呼吸促迫症候群（ARDS），落屑を伴う全身性の紅斑様皮膚発赤疹，軟部組織壊死*，中枢神経症状など多彩な症状を呈する．典型例では，筋肉の壊死（**壊死性筋膜炎**，**図3.7-3**）が特徴であるため**人喰いバクテリア症**とも呼ばれる.

5 治療

　咽頭炎に対する治療としては，続発症を防ぐために，適切な期間の抗菌薬の投与が必要である．ペニシリン耐性菌の報告はないが，マクロライド系抗菌薬に対しては，耐性菌の頻度が顕著である.

　劇症型感染症の治療としては，大量の抗菌薬（ペニシリン系抗菌薬とクリンダマイシンの併用が推奨されている）の投与と全身管理，四肢の壊死組織の**デブリードマン**が考慮されるが，予後は悪い．場合によっては治療目的で切断術が行われることもある.

用語解説 *
壊死
生体の組織や細胞が局部的に死ぬこと．微生物の感染や血流障害，外傷などによって起こる.

➡ デブリードマンについては，6章2節p.265参照.

臨床場面で考えてみよう

10歳，男児.
38℃の急な発熱とのどの痛みを訴えて，小児科外来を受診した．咳や鼻水はあまりなかった.
診察したところ，扁桃が腫脹し，滲出物が認められた．圧痛を伴う前頸部のリンパ節腫脹も認められた．胸部の聴診では異常所見は認めなかった.

①A群溶血性レンサ球菌による咽頭扁桃炎は，ウイルスが原因のかぜとどのように鑑別するか.

②A群溶血性レンサ球菌感染症ではどのような治療が行われ，それについてどのように指導すればよいか.

①年齢，38℃以上の発熱，咳がない，圧痛を伴う前頸部リンパ節腫脹，白苔を伴う扁桃炎などの所見を参考に鑑別する.

②アレルギーがなければペニシリン系抗菌薬の投与が原則だが，マクロライド系抗菌薬を投与することもある．続発症の発症を防ぐため，症状が改善しても適切な期間，服用を続けるように指導することが重要である.

細菌 **黄色ブドウ球菌：*Staphylococcus aureus***

1 形態・性状・病原因子

- グラム陽性菌であり，菌の形は球状（直径 $0.5 \sim 1.0 \mu m^{2)}$）で，ブドウの房状に観察される（図3.7-4）．
- 乾燥状態に耐え，7%NaCl存在下で増殖することができる（**耐塩性**）．
- さまざまな外毒素を産生するが，個々の黄色ブドウ球菌はさまざまな組み合わせの毒素を有しているため，病原性の違いが認められる．

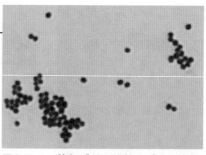

図3.7-4　黄色ブドウ球菌のグラム染色

2 生息部位

水，土などの環境中よりも人間の周囲に生息し，ヒトの鼻腔，咽頭，湿潤した皮膚，毛髪に生息あるいは付着している．栄養要求性が高いため，他の生物に寄生しなければ生存できない．湿疹，褥瘡にも高頻度で生息し，ペットにも保菌されている．アトピー性皮膚炎*の疾患部位に定着・増殖しやすいことも知られている．

3 臨床症状

局所的化膿性疾患〔**伝染性膿痂疹**（とびひ）（図3.7-5），

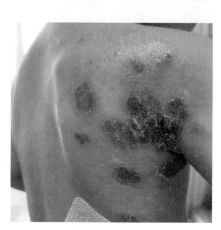

図3.7-5　伝染性膿痂疹

せつ*（フルンケル），**よう***（カルブンケル）〕，肺炎，膿胸，急性扁桃炎，骨髄炎，関節炎，心内膜炎など多彩な症状を呈するほか，**敗血症**，**手術部位感染**の原因となる．

｜**1**｜ブドウ球菌性熱傷様皮膚症候群

ブドウ球菌性熱傷様皮膚症候群（staphylococcal scalded skin syndrome：SSSS）とは，咽頭や鼻腔などに感染した黄色ブドウ球菌が産生する**表皮剝離性毒素**（exfoliative toxin：ET）が，血流を介して全身の皮膚に達し，広範な熱傷様の表皮の剝離を起こすものである．6歳までの幼児に多く，年齢が幼いほど予後がよいが，新生児・乳児では重症となりやすい．皮膚局所に感染した黄色ブドウ球菌が産生するETにより，その部位に水疱が生じるものが**伝染性膿痂疹**（とびひ）である．

｜**2**｜黄色ブドウ球菌食中毒

黄色ブドウ球菌食中毒は，菌から産生される外毒素の**腸管毒素**（エンテロトキシン）が食品を汚染し，それを摂取することによって嘔吐，水様性下痢などが引き起こされる毒素型の食中毒である．発病は毒素摂取後数時間で起こる．発熱はみられず，予後はよい．

原因食品として，弁当，いなり寿司，ゴマ豆腐，加工乳などがある．調理した人の手指に化膿創がある場合，そこに付着していた黄色ブドウ球菌により食品が汚染される．菌は食品中で増殖し毒素を産生するため，それを摂取した人

➡ 褥瘡感染については，4章5節p.180参照．

用語解説*
アトピー性皮膚炎

アトピー性皮膚炎は，増悪・寛解を繰り返す，瘙痒のある湿疹を主病変とする疾患であり，患者の多くはアトピー素因をもつ．アトピー素因とは，①家族歴・既往歴（気管支喘息，アレルギー性鼻炎・結膜炎，アトピー性皮膚炎のうちいずれか，あるいは複数の疾患），または②IgE抗体を産生しやすい素因である[3]．

➡ 食中毒については，3章3節p.80参照．

が短時間で食中毒症状を呈する．この毒素は熱処理を行っても毒性が失われないため，汚染された食物をどれだけ熱処理によって殺菌しても，摂取すると食中毒が引き起こされる．

│3│毒素ショック症候群

　毒素ショック症候群（toxic shock syndrome：**TSS**）は，**TSST-1**（toxic shock syndrome toxin-1）という毒素を産生する黄色ブドウ球菌により発症する．発熱，発疹，落屑，血圧低下，多臓器不全などの症状を呈する．急性に発症し致死率が高い．血圧低下，ショック症状はTSST-1が有するスーパー抗原活性によると考えられている．

　β-ラクタム系抗菌薬をはじめ，同時に他の多くの系統の抗菌薬にも耐性をもった**メチシリン耐性黄色ブドウ球菌**（methicillin-resistant *Staphylococcus aureus*：**MRSA**）は院内感染で最も頻度が高く，問題となる病原細菌である（⇒p.207参照）．血液培養で陽性になった場合の致死率は非常に高く，感染対策，特に接触感染対策が重要である．

臨床場面で考えてみよう

25歳，女性．月経時はタンポンを使用している．
タンポンを使用した数日後，突然の高熱を伴って発疹・発赤，倦怠感，嘔吐，下痢があり，病院を受診した．陰部から異臭がするとの訴えがあった．また，タンポンを使用した際の状況について，朝寝過ごし急いでいたため，手を洗わずに慌てて入れたとのことが聴取された．女性は受診後数時間後にショック症状に至った．
どのような経緯で症状が出現したと考えられるか．

　この事例では，すでに一つ目のタンポンを入れていたが，朝寝過ごし急いでいたため，不注意で二つ目を入れてしまっていた．その後，後から入れたタンポンは交換していたが，最初に入れたものはずっと入ったままとなっていた．そのため，最初のタンポンに付着していたTSST-1を産生する黄色ブドウ球菌が腟内で増殖したことで悪臭を放ち，さらにTSSとなったと考えられる．この事例ではタンポンを除去するとともに，抗菌薬の投与，全身管理を実施し，患者は一命をとりとめた．

引用・参考文献

1) Maria Jevitz Patterson. Streptococcus. Medical microbiology. Baron S（ed）.4th ed, University of Texas Medical Branch at Galveston, 1996.
2) Timothy Foster. Staphylococcus. Medical microbiology. Baron S（ed）.4th ed, University of Texas Medical Branch at Galveston, 1996.
3) 公益社団法人日本皮膚科学会ホームページ．http://www.dermatol.or.jp/,（参照 2023-06-21）.

用語解説＊

せつ

毛包および毛包周囲の感染によって起こり，紅色小丘疹で始まり，頂点に膿栓をもつ．自然痛，圧痛が大きく，膿栓が排出されると急速に治癒する．膿瘍となって炎症が皮下の脂肪組織にまで及ぶことがある．

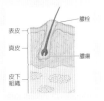

表皮　真皮　皮下組織　膿栓　膿瘍

用語解説＊

よう

ようは，数個以上の毛包や毛包周囲に同時に化膿が生じたものをいう．鶏卵大，ときに手掌大に及ぶ発赤，腫脹，浸潤性の隆起病変を生じ，その面上に点々と膿栓がみられる．熱感,疼痛が激しい．

⇒ 薬剤耐性菌については，4章10節p.206参照.

8 皮膚に発疹が出現するウイルス感染症とリケッチア感染症

学習する臨床微生物

ウイルス ● 麻疹ウイルス　*Measles virus*
　　　　　水痘・帯状疱疹ウイルス
　　　　　Varicella-zoster virus：VZV
細菌 ● つつが虫病リケッチア
　　　Orientia tsutsugamushi

Keyword

麻疹（はしか），水痘・帯状疱疹，つつが虫病，風疹，エムポックス（サル痘），手足口病，伝染性紅斑（りんご病），突発性発疹，デング熱，ヒト免疫不全ウイルス感染症，梅毒，単純ヘルペス感染症，カポジ水痘様発疹症

ウイルス　麻疹ウイルス：*Measles virus*

1 形態・性状

・RNAウイルスであり，エンベロープをもつ（図3.8-1）.

2 感染経路

主な感染経路は空気感染である.

3 臨床症状・経過

麻疹ウイルスによる感染症を**麻疹（はしか）**という．潜伏期間は10〜12日である．発症すると**カタル期（前駆期）**，**発疹期**，**回復期**の三つのステージを経過する（図3.8-2）.

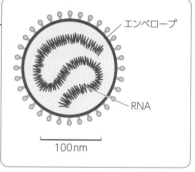

図3.8-1　麻疹ウイルス（模式図）

エンベロープ
RNA
100nm

❶ **カタル期（前駆期）**　38℃程度の発熱が2〜4日間続き，倦怠感がみられる．**カタル症状**（咳嗽，鼻汁，くしゃみ，眼の充血や眼脂など）がみられるようになり，それが次第に悪化していく．**コプリック斑**（奥歯のすぐ横の粘膜に生じる白いぶつぶつ，図3.8-3）もこのころにみられる.

❷ **発疹期**　カタル期（前駆期）での発熱がやや下降してから半日程で再び発熱する（**二峰性発熱**）．発疹（**紅色小斑状丘疹**）が耳後部，頸部，前額部から始まり，翌日および翌々日には全身に広がっていく．発疹期にはカタル症状は一層強くなる.

❸ **回復期**　回復期に入ると解熱し，全身状態が改善していく．発疹は出現順序に従って消えていき，色素沈着がみられる.

4 検査・診断

通常，急性期と回復期のペア血清で，抗体価が有意に上昇していることにより診断する．急性期にIgM抗体が上昇していれば，単一血清での診断も可能で

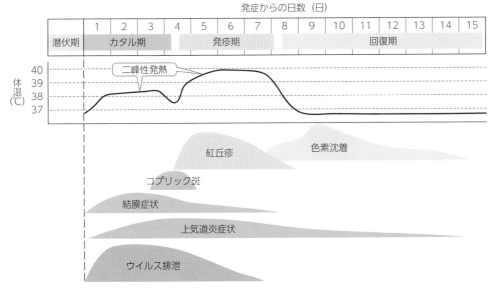

図3.8-2　麻疹の臨床経過

ある．ウイルス分離やPCR法を用いた遺伝子検査もあるが，保険適用はない．

麻疹は感染症法で五類に分類される．

5　治療

麻疹に有効な抗ウイルス薬はなく，対症療法を行う．

6　予防

麻疹の予防として，生ワクチンである**麻疹ワクチン**を2回接種する．麻疹に対する免疫のない人が麻疹ウイルスに曝露した場合，曝露後72時間以内にワクチンを接種すれば感染を防御できる．

麻疹患者は空気感染隔離室に入室させ，病室に入室する医療従事者はN95マスクを着用する．

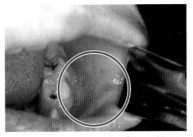

頬粘膜上に白い小さな斑点（コプリック斑）がみられる．

CDC Public Health Image Library より転載.

図3.8-3　**コプリック斑**

➡ N95マスクについては，
3章2節p.70参照.

🗨️ **臨床場面で考えてみよう**

28歳，男性．

インドおよび周辺国に旅行した．帰国後10日ほど経過したころから，微熱（37℃台）と倦怠感が出現し，その翌日より，咳や鼻汁および咽頭痛が出現した．2日後から39℃台の発熱を認めたため，近医を受診した．抗菌薬とロキソプロフェンが処方されたが，解熱せず，食事もほとんどとれない状態となった．

渡航歴があるため，マラリアおよびデング熱の検査を実施し，陰性であることを確認した．体幹に皮疹が出ていることと，麻疹流行国への旅行歴があることから，麻疹の検査をすることとなった．保健所に依頼して，血液・尿・咽頭拭い液のPCR検査を実施したところ，陽性となり，麻疹と診断された．この患者は麻疹ワクチンが未接種であった．

①渡航歴のある発熱患者において考慮すべき感染症は何か.
②この患者と同居している家族にはどのような対応が必要か.

①発熱や発疹のある患者では渡航歴を必ず聴取する. マラリアやデング熱の流行地域への渡航歴があれば, それらの検査をするが, 麻疹についても検査を忘れてはならない.
②麻疹ワクチンの接種既往がなく, 曝露後72時間以内であれば, 麻疹ワクチンを接種する. 72時間を過ぎていれば, 経過観察のみを行う.

ウイルス 水痘・帯状疱疹ウイルス：Varicella-zoster virus（VZV）

1 形態・性状

・DNAウイルスであり, エンベロープをもつ（図3.8-4）.

2 感染経路

水痘は空気感染するが, 痂皮化していない水疱から接触感染することもある. 帯状疱疹の患者からの感染であっても, 水痘・帯状疱疹ウイルスの初感染であれば水痘を発症する.

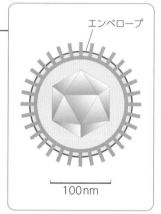

図3.8-4 水痘・帯状疱疹ウイルス（模式図）

3 臨床症状・経過

潜伏期間は14〜16日である. 成人では発疹出現前に1〜2日の発熱と全身倦怠感を伴うことがあるが, 小児では通常, **発疹**が初発症状である. 水ぼうそうとも呼ばれ, 発疹は全身性で瘙痒を伴い, **紅斑**, **丘疹**を経て短時間で**水疱**となり, 痂皮化する. 発疹は体幹に多発し, 四肢では少ない（図3.8-5）. 頭皮や口腔粘膜にも水疱やアフタ＊を認めることがある. 数日にわたり新しい発疹が次々と出現するため, 急性期には紅斑, 丘疹, 水疱, 痂皮の各段階の発疹が混在する. 水疱への細菌の二次感染（レンサ球菌または黄色ブドウ球菌）が起こることもある.

臨床経過は一般的に軽症で, 倦怠感, 瘙痒感, 38℃前後の発熱が2〜3日間続く程度である. しかし, 成人では重症になることがあり, 合併症の頻度も高い.

4 検査・診断

特徴的な発疹によって臨床的に診断することができる. 血液検査では, 急性期と回復期のペア血清で, 抗体価が有意に上昇していることにより診断する. 急性期にIgM抗体が上昇していれば, 単一血清での診断も可能である. ウイルス分離やPCR法を用いた遺伝子検査もあるが, 保険適用はない.

水痘は入院例に限り, 感染症法で五類に分類される.

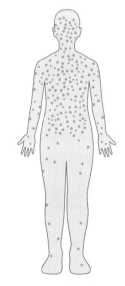

図3.8-5 水痘の発疹の分布

5 治療

　発熱や発疹については対症療法を行う．免疫能が低下している患者には，抗ウイルス薬（バラシクロビル）を用いる．

6 予防

　水痘の予防としては**水痘ワクチン**が利用できる．このワクチンは生ワクチンであり，2回接種する．水痘に対する免疫のない人が水痘・帯状疱疹ウイルスに曝露した場合，曝露後72時間以内にワクチンを接種すれば，水痘の発症予防に90%以上有効である．曝露後5日以内の接種でも約70%の有効率であり，重症水痘を軽減するのには100%有効である．水痘患者は空気感染隔離室に入室させ，病室に入室する医療従事者はN95マスクを着用する．

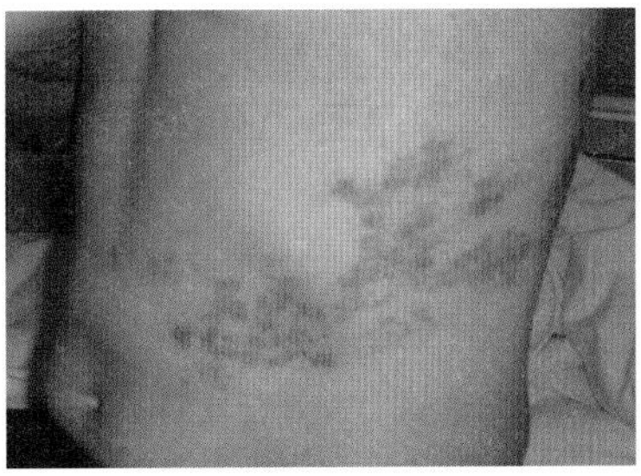

写真提供：明治国際医療大学臨床医学講座皮膚科
教授 中西健史先生

図3.8-6　帯状疱疹

7 帯状疱疹

　水痘・帯状疱疹ウイルスに初感染してから，ウイルスが神経節に何十年も**潜伏感染**していたものが，高齢や免疫能低下などによって再活性化することで，**帯状疱疹**が引き起こされる．帯状疱疹では，神経の走行に沿って有痛性の小水疱がみられる（図3.8-6）．多くみられる合併症は**帯状疱疹後神経痛**であり，これは数カ月または何年も続く，慢性的で，患者をしばしば衰弱させるような疼痛である．帯状疱疹の予防には遺伝子組み換え型ワクチンであるシングリックス*が利用できる．このワクチンは50歳以上の成人および帯状疱疹に罹患するリスクが高いと考えられる18歳以上の人を対象としている．前者では2カ月，後者では1〜2カ月の間隔をおいて筋肉内に2回接種する．

　帯状疱疹の患者に播種性病変がみられる場合は，空気感染予防策と接触感染予防策を実施する．限局性病変であっても，患者が免疫不全であれば空気感染予防策と接触感染予防策を実施する．健常な人での限局性病変では標準予防策を実施する．この場合，皮膚病変が覆われていなければならない．

> **用語解説***
> ### アフタ
> 口腔内に発生する直径数ミリの円形や楕円形の浅い潰瘍．その周囲は赤く，潰瘍面は白または灰白色に覆われていることが多い．一般的な原因として口内炎，ウイルス感染，ストレス，食生活の変化などが挙げられる．

> **用語解説***
> ### シングリックス
> 組換えDNA技術を応用し，チャイニーズハムスター卵巣細胞から産生されたワクチンであり，アジュバントが添加されている．帯状疱疹および帯状疱疹後神経痛の予防に有効である．

臨床場面で考えてみよう

7歳，男児．
38.3℃の発熱と，顔面と体幹を中心とする紅斑と水疱の混在した発疹がみられたため，受診した．病歴を聴取すると，2週間ほど前に，男児の家族と同居している祖父が帯状疱疹を発症していた．特徴的な水疱がみられることと，帯状疱疹患者に曝露していることから，男児は水痘と診断された．水痘ワクチンは未接種であった．
この事例における水痘・帯状疱疹ウイルスの伝播経路は何か．

　帯状疱疹を発症した患者（祖父）から，水痘に対する免疫のない人（男児）にウイルスが伝播し，水痘を発症した．この事例のように，水痘患者が発生したとき，その感染源は別の水痘患者とは限らない．

細菌 ## つつが虫病リケッチア：*Orientia tsutsugamushi*

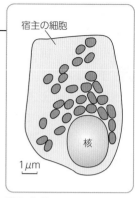

宿主の細胞

核

1μm

図3.8-7
細胞内で増殖している
つつが虫病リケッチア

1 形態・性状

- **偏性細胞内寄生性**であり，細胞内でしか増殖できない（図3.8-7）．

2 感染経路

つつが虫病リケッチアを保有する**ツツガムシ**（小型のダニの一種）に刺されることによって感染する．

3 臨床症状・経過

潜伏期間は5～14日である．症状としては**発熱・刺し口・皮疹**が主要三徴候であり，それぞれ約90％の患者で認められる．刺し口は黒色痂皮の周りに発赤を伴って認められ，直径10mm前後である．股間，腋窩（えきか），腰部といった皮膚の軟らかい隠れた部分にみられることが多い．

潜伏期を経ると，発熱，頭痛，筋肉痛，倦怠感が出現する．3～4日後に体幹部に発疹を認めるようになり，その後，発疹は四肢へと広がる．発疹は顔面，体幹に多く，四肢には少ない．重症化した場合には，意識障害，多臓器不全，播種性血管内凝固症候群を起こすことがある．適切な抗菌薬が投与されなければ死亡することがある．

4 検査・診断・治療

血液や病理組織からの病原体や病原体遺伝子の検出，血清からの抗体の検出によって診断する．つつが虫病は感染症法で四類に分類される．

治療には，テトラサイクリン系抗菌薬（ミノサイクリンなど）が用いられる．

5 予防

流行地域で野山や河川敷に入る際には，長袖・長ズボンを着用して肌の露出を避け，忌避剤（ディート等）を適宜使用することでダニの吸着を防ぐ．帰宅したら，もしくは作業を終えたら，入浴してダニの付着の有無を確認する．ヒトーヒト感染はみられないため，患者の診療においては標準予防策で対応する．

ディートはダニを追い払うのに有効であり，皮膚に直接使用できる．20～30％濃度のディート製品は，ほとんどのダニを防ぐために適切である．ペルメトリン*含有製剤は外衣（ワイシャツやズボンなど）に使用するが，皮膚には直接使用してはならない．

 臨床場面で考えてみよう

60歳，男性．農業従事者．
約3週間前に屋外で草刈りの作業をした．2週間前に左上腕に浸潤～硬結を伴う紅斑が出現した．その後，全身に紅斑がみられるようになったため，当院を受診した．初診時，38.0℃の発熱と倦怠感があり，体幹や四肢に浸潤性紅斑を多数認めた．診察すると，左上腕外側に直径1cm程度の黒色痂皮を伴う皮疹を認めたため，刺し口であると判断した．約3週間前に草刈りをしていること，発疹・刺し口・発熱がみられたことから，つつが虫を疑った．

用語解説*

ペルメトリン

ピレスロイドは除虫菊に含まれる殺虫成分の総称であるが，これとよく似た化学構造をもつ合成化合物をピレスロイド系殺虫剤といい，殺虫剤として広く使われている．ペルメトリンはピレスロイド系殺虫剤であり，昆虫の神経機能を攪乱することにより殺虫作用を示す．ペルメトリンを染み込ませた衣類は屋外労働者がダニに咬まれることを80％以上減らすことができる．

ミノサイクリンの内服で治療を開始したところ，症状は軽減した．血清の抗ツツガムシ抗体価IgMが上昇していたため，つつが虫病と診断した．
①つつが虫病はどのような状況で疑い，どのように対応すべきか．
②つつが虫病は何月ごろに発生することが多いか．

①つつが虫病の発生地域において，ダニに曝露する可能性のある行動（農作業やキャンプなど）をした人に，発疹・刺し口・発熱がみられた場合にはつつが虫病を疑い，迅速にテトラサイクリン系の抗菌薬を投与するとともに，抗ツツガムシ抗体価を検査する．
②ツツガムシの活動時期に合わせて，5〜6月と11〜12月に発生のピークがある．

1 皮膚に発疹が出現する感染症

皮膚の発疹はさまざまな感染症によって引き起こされる．その代表的な感染症の特徴を理解することは，鑑別疾患をリストアップするときに有用である．

1 麻疹

麻疹については，p.120を参照．

2 風疹

風疹ウイルスによる感染症であり，潜伏期間は16〜18日である．典型的な症状として，2〜3日間発熱し，発熱が軽快したころに皮疹が出現する．妊娠初期に感染すると**先天性風疹症候群**を引き起こすことがある．

➡ 風疹については，4章4節p.166も参照．

3 水痘・帯状疱疹

水痘・帯状疱疹については，p.122を参照．

4 エムポックス（サル痘）

エムポックスウイルスによる感染症で，潜伏期間は5〜13日である．前駆症状としてリンパ節腫脹，倦怠感，頭痛，筋肉痛がみられる．前駆症状に引き続いて，遠心性分布の特徴的な皮疹を発症する．皮疹は周囲が明確であり，しばしばしわが寄ったり，癒合したりし，時間の経過とともに痂皮に進行する．

2022年5月以降，エムポックス流行国への渡航歴のない患者が欧州，米国などで報告されるようになり，その多くがゲイ，バイセクシュアル，その他のMSM（men who have sex with men）である．それらの患者の症状は，前駆症状はみられないか軽度であり，発疹は性器，肛門，口腔内に多くみられるという特徴がある．感染症法では四類に分類される．

plus α

サル痘

「サル痘（monkeypox）」という病名は誤解や差別を引き起こすことがあるとして，WHOは「エムポックス（mpox）」という病名を使用することを推奨している．

5 手足口病

手足口病の原因ウイルスは数種類あり，最も多いのは**コクサッキーウイルスA6，A16，エンテロウイルスA71**などである．足底や手のひらに丘疹，水疱，紅斑などを生じるが，体幹にも多発する．咽頭や便中から排出されたウイルスが飛沫感染や接触感染して伝播する．潜伏期間は3〜4日である．感染症法では五類に分類される．

⑥ 伝染性紅斑（りんご病）

伝染性紅斑は**ヒトパルボウイルスB19**による感染症である．小児に多くみられるが，成人にも感染することがある．顔面の紅斑と四肢のレース状紅斑が特徴的である．潜伏期間は2週間程度であり，飛沫感染する．ほとんどは軽症で，1週間程度で自然に治癒する．両頬がりんごのように赤くなることから，「**りんご（ほっぺ）病**」と呼ばれることもある．感染症法では五類に分類される．

⑦ 突発性発疹

突発性発疹は**ヒトヘルペスウイルス6型や7型**による感染症であり，1歳未満で感染する．突然発熱し，2～3日間38℃以上の高熱が続き，解熱するころに顔面や体幹に小丘疹や紅斑が出現する．予後は良好であり，発疹は数日で軽快する．感染症法では五類に分類される．

⑧ デング熱

デング熱は**デングウイルス**による**輸入感染症**であり，ネッタイシマカやヒトスジシマカによって感染する．潜伏期間は2～14日（通常は3～7日）であり，38～40℃の発熱がみられ，激しい頭痛，関節痛，筋肉痛，発疹が現れる．通常，3～5日で解熱するが，解熱とともに紅斑が現れる．

➡ 輸入感染症については，4章2節p.155参照.

　紅斑は胸部・体幹から始まり，四肢・顔面へ広がる．デング熱の患者において，発熱が終わり平熱に戻りかけた時期に血漿漏出と出血傾向を主な症状とする重篤な致死的病態を示すことがある．これを**デング出血熱**と呼ぶ．デング熱は感染症法では四類に分類される．

⑨ ヒト免疫不全ウイルス感染症

ヒト免疫不全ウイルス（HIV）に感染してから3～6週間後に発熱や発疹がみられることがある．これを**急性感染期**という．直径5～10mm程度の小さく赤い発疹が胸や背部にみられるが，1～2週間で消失する．その後，**無症候期**，**AIDS**（後天性免疫不全症候群）**発症期**と進行する．

➡ HIVについては，3章6節p.105参照.

⑩ 梅毒

梅毒には**顕症梅毒**と**無症候性梅毒**がある．顕症梅毒では第1期から第3期に向かって進行する．第1期には**初期硬結**（小豆大から人さし指大までの硬いしこり）ができる．第2期には皮膚や粘膜に発疹がみられ，発熱，リンパ節腫大，咽頭痛，脱毛，頭痛，体重減少，筋肉痛，倦怠感がみられることがある．第3期には**ゴム腫**と呼ばれる皮膚の腫瘤がみられ，さらに脊髄癆や大動脈瘤などを呈する．

➡ 梅毒については，4章4節p.170参照.

⑪ 単純ヘルペスウイルス感染症

単純ヘルペスウイルス1型または2型による感染症である．単純ヘルペスウイルス1型の感染では主に口唇や鼻腔周囲などに水疱がみられる．ウイルスを排出している人とのキスや同じ食器の共有などで感染する．単純ヘルペスウイルス2型の感染では性器など下半身に多く発症する．性交などでの皮膚や粘膜，体液との接触でウイルスが伝播する．

➡ 単純ヘルペスウイルスについては，4章4節p.169参照.

⑫ カポジ水痘様発疹症

　カポジ水痘様発疹症は，アトピー性皮膚炎や慢性湿疹のある部位に**単純ヘルペスウイルス**が感染することで水疱が拡大する疾患である．通常，単純ヘルペス感染症の病変は狭い範囲に限られるが，皮膚炎や湿疹があるときには広範囲に水疱やびらん面が拡大することがある．その場合には，単純ヘルペス感染症とは区別してカポジ水痘様発疹症と診断する．

9 脳・神経系感染症

◉ 髄膜炎・脳炎を起こす主な臨床微生物・医動物を理解できる.
◉ 髄膜炎・脳炎の症状を理解できる.
◉ 化膿性髄膜炎の起炎菌を理解できる.
◉ 髄液の性状について理解できる.
◉ 無菌性髄膜炎を起こす主な微生物・医動物を理解できる.

学習する臨床微生物

細菌 ● 髄膜炎菌　*Neisseria meningitidis*
ウイルス ● 日本脳炎ウイルス
　　　　　　　Japanese encephalitis virus

Keyword

流行性脳脊髄膜炎，髄膜炎，脳炎，無菌性髄膜炎，髄液検査，破傷風，ボツリヌス症，クロイツフェルト・ヤコブ病

細菌　**髄膜炎菌：*Neisseria meningitidis***

① 形態・性状

・グラム陰性双球菌．莢膜〔きょうまく〕を形成する，ソラマメ形の双球菌である（図3.9-1）.

・抵抗性は極めて弱い．

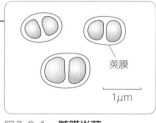

莢膜

1μm

図3.9-1　髄膜炎菌

② 生息部位・感染経路

　保菌率は世界では5~20%，日本では0.4%で，ヒトの鼻咽頭に生息している．感染は生後6カ月~2歳の乳幼児期と青年期に多い．日本では年間10~30例程度と比較的まれな疾患であるが，世界では**髄膜炎ベルト**（サハラ砂漠周辺のアフリカ中央部）で流行しており，欧米やアジアでも散発的な流行がみられる．

　感染経路は，咳，くしゃみによる飛沫感染である．ヒトからヒトへの感染力が強く，集団感染を引き起こす．

③ 臨床症状

　気道から血中に入り，菌血症・敗血症（➡p.31，267参照）となり，続いて**髄膜炎**を引き起こす．劇症型の場合は，播種性血管内凝固症候群（DIC，➡p.116参照）を伴ってショックに陥り，死に至る場合もある．

　髄膜炎菌による急性化膿性髄膜炎を**流行性脳脊髄膜炎**という．

4 治療

ペニシリン系抗菌薬が有効であり，早期治療を施せば治癒する．

5 予防

莢膜多糖体ワクチンによる予防が可能である．

ワクチン接種が勧められる対象は，髄膜炎に感染しやすくなる抗補体療法*を受ける患者，流行地域への渡航の予定がある者，寮生活など集団生活を送る者，髄膜炎菌の培養や検査をする者である．

臨床場面で考えてみよう

20歳，男性．

感冒様症状の後，悪寒・戦慄，高熱，激しい頭痛，嘔吐を呈した．髄液を採取すると混濁しており，直ちにグラム染色をした結果，グラム陰性の双球菌が検出された．髄液所見は，多核白血球が2,000/μL，タンパク500mg/dL，糖8mg/dLであった．髄液検査の後，直ちに抗菌薬の投与を開始したところ，投与5日目で解熱し，髄液所見は正常となった．

①起炎微生物は，何が考えられるか．

②髄液採取後の注意点と患者の看護のポイントは何か．

①髄膜炎菌が考えられる．

②採取した髄液検体は，直ちに検査室に運搬する．髄液採取後2～3時間は低髄液圧症候群の予防のため，安静臥床とする．また，髄膜炎は急激に悪化する可能性があるため，意識状態，髄膜刺激症状を観察し，光や音の刺激により頭痛や羞明*が増強しないよう，カーテンを閉めて静かな環境に整える．

ウイルス　日本脳炎ウイルス：*Japanese encephalitis virus*

1 形態・性状

・RNAウイルス．

・エンベロープをもつ（図3.9-2）．

2 生息部位・感染経路

ブタは日本脳炎ウイルスを増幅させる動物で，**ブタ→蚊→ヒト**と感染が広がる．

感染経路は，主としてブタの体内で増殖した日本脳炎ウイルスを吸った蚊（コガタアカイエカ）にヒトが刺されることである．この場合の蚊を**媒介動物（ベクター）***という．蚊をベクターとして脳炎を引き起こすウイルスはほかにも知られている（表3.9-1）．

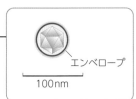

図3.9-2　日本脳炎ウイルス（模式図）

表3.9-1　蚊を介して感染し，脳炎の原因となるウイルス

ウイルス	蚊の種類
日本脳炎ウイルス	コガタアカイエカ
デングウイルス	ネッタイシマカ
黄熱ウイルス	ネッタイシマカ
ウエストナイルウイルス	種々の蚊

3 臨床症状

潜伏期間は 5～15日である．顕性感染は 1,000人当たり 1 ～ 3 人で，多くは**不顕性感染**（➡ p.38参照）である．

突然の高熱で**脳炎**を発症し，髄膜刺激症状が急速に進行する．舞踏病運動*などの不随意運動が特徴である．発症後の経過は，「死亡」「後遺症が残る」「治癒」が約 3 分の 1 ずつである．

4 診断

ウイルスの分離や遺伝子検出，血清学的診断により診断する．日本脳炎は感染症法で四類に分類される．

5 治療・予防

特効薬はなく，脳浮腫やけいれんなどに対する対症療法を行う．

日本脳炎は**日本脳炎ワクチン**による予防が可能である．東南アジアなど流行地域へ旅行する場合は，長袖シャツと長ズボンの着用，虫よけスプレー・蚊取り線香・蚊帳の準備など，蚊に刺されないための工夫が必要である．

用語解説 *
媒介動物（ベクター）

細菌，ウイルス，寄生虫などの病原体を一宿主から他宿主に運ぶ動物のこと．

用語解説 *
舞踏病運動

不随意運動（自分の意思によらずに生じる運動）．非対称性で踊っているようにみえる．

臨床場面で考えてみよう

37歳，男性．
2 週間の東南アジアへの出張から帰国した．出張では田園地帯に滞在していた．帰国後，40℃の高熱，頭痛，嘔吐が突然に出現したため受診した．髄膜刺激症状，神経症状を観察すると，項部硬直および舞踏病運動が現れていることがわかった．脳炎および髄膜炎が疑われたため，直ちに髄液検査が行われた．顕微鏡による観察では何も認められなかった．また，意識障害もみられたため，気道確保が行われ，膀胱留置カテーテルを挿入した．
①どのような理由から，どのような起炎微生物が考えられるか．
②日本脳炎の流行地へ旅行する場合はどのような予防が必要か．

①日本脳炎ウイルスが考えられる．一般的に日本脳炎では，初期症状（発熱，頭痛，悪心，嘔吐）に続き，意識障害，項部硬直，不随意運動が出現する．この事例では，これらの症状が出現していることと，流行地の田園地帯（蚊は水場で産卵するため，田園地帯では蚊が発生しやすい）に滞在していたことから，日本脳炎ウイルスによる脳炎および髄膜炎が疑われる．

②日本脳炎ワクチンを接種する．特に，2009年 9 月 30 日以前に出生している場合は，日本脳炎ワクチンが任意接種となっていた年代であったり，ワクチン接種の積極的勧奨差し控え期間に接種推奨時期が重なっていたりするため，ワクチン接種歴を確認して追加接種を検討する必要がある．さらに，長袖シャツと長ズボンの着用，虫よけスプレー・蚊取り線香・蚊帳の使用など，蚊に刺されないような対策をする．

1 脳・神経系感染症の種類と病原体

1 髄膜炎・脳炎の定義 （図3.9-3）

❶**髄膜炎** 髄膜（くも膜，くも膜下腔，軟膜）の炎症をいう．

❷**脳炎** 脳実質の炎症のことであり，脳炎は髄膜炎を伴う脳脊髄膜炎となることが多い．

2 髄膜炎・脳炎の症状

発熱，頭痛，悪心，嘔吐，髄膜刺激症状，意識障害，けいれん，精神症状が現れる．新生児・乳幼児では，大泉門*の膨隆が現れる．

髄膜刺激症状とは，くも膜下出血あるいは各種髄膜炎によって髄膜が刺激されたときにみられる症状の総称である（表3.9-2）．頭痛や意識障害が現れている場合は，髄膜刺激症状の有無を確認する．

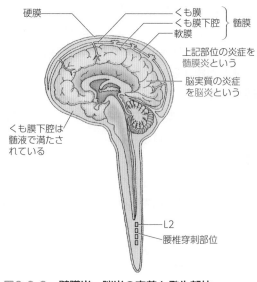

図3.9-3 **髄膜炎・脳炎の定義と発生部位**

3 髄膜炎・脳炎の分類と病原体 （表3.9-3）

病原体を判断するポイントは，**年齢**（表3.9-4），**髄液所見**（表3.9-5），**季節**や，**他の感染症の発生状況**である．麻疹（はしか），水痘，流行性耳下腺炎（おたふくかぜ），風疹の流行時や夏のエンテロウイルスの流行時には，それらが原因の髄膜炎も流行する．結核の既往にも注意する．

a 無菌性髄膜炎

無菌性髄膜炎は厳密な意味での診断名ではなく，髄液検査において起炎菌が検出できない場合の臨床診断名として用いられる．ウイルス性髄膜炎であることが多い．日本では小児に好発し，エンテロウイルス（コクサッキーウイルスやエコーウイルスも含まれる）が主な起炎ウイルスである．

用語解説*
大泉門

左右の前頭骨と左右の頭頂骨によって囲まれ，ひし形を呈している部分．大泉門の膨隆は，乳幼児の有意義な神経学的所見であり，脳圧が亢進すると出現する．意識障害を伴う場合は，脳炎・髄膜炎などの中枢神経系の感染症を疑う．

plus α
侵襲性髄膜炎菌感染症

髄膜炎菌による侵襲性感染症のうち，髄膜炎菌が髄液または血液から検出されたもの．発症は突発的である．髄膜炎例では，頭痛，発熱，髄膜刺激症状のほか，けいれん，意識障害，乳児では大泉門膨隆等が現れる．敗血症例では，発熱，悪寒等が現れ，急激に重症化して紫斑，ショックおよびDICが出現することがある．この疾患の特徴として，点状出血が眼球結膜や口腔粘膜，皮膚にみられる．感染症法では五類に分類される．

表3.9-2 **髄膜刺激症状**

項部硬直	仰臥位で枕を外し，後頭部に両手を当てて頭をゆっくり持ち上げさせると，痛みを訴えたり，下顎が前胸部に付かなくなったりする．
ブルジンスキー徴候	仰臥位で後頭部を持って前屈させると，伸展していた両下肢が自動的に股関節と膝関節で屈曲する．
ケルニッヒ徴候	仰臥位にて股関節を直角に曲げた状態で膝を押さえながら下肢を伸展させると，抵抗を感じて下肢が十分に伸展しない現象をいう．膝の角度が135°に達しないものを陽性とする．
その他	頭痛，羞明，悪心，嘔吐

表3.9-3 髄膜炎・脳炎を起こす主な病原体

ウイルス	細菌	真菌	原虫
日本脳炎ウイルス デングウイルス 黄熱ウイルス ウエストナイルウイルス 単純ヘルペスウイルス サイトメガロウイルス 急性灰白髄炎（ポリオ） 　ウイルス コクサッキーウイルス エコーウイルス インフルエンザウイルス 麻疹ウイルス 狂犬病ウイルス	髄膜炎菌 肺炎球菌 インフルエンザ菌 大腸菌 B群レンサ球菌 黄色ブドウ球菌 緑膿菌 リステリア菌 結核菌	クリプトコッカス・ ネオフォルマンス カンジダ	トキソプラズマ マラリア原虫

表3.9-4 年齢別化膿性髄膜炎の起炎菌

年 齢	主要な細菌	その他
1カ月未満	B群レンサ球菌，大腸菌	腸内細菌，ブドウ球菌，緑膿菌
1カ月以上 4カ月未満	B群レンサ球菌，大腸菌	インフルエンザ菌，肺炎球菌，リステリア菌，髄膜炎菌
4カ月以上 6歳未満	インフルエンザ菌，肺炎球菌	リステリア菌，髄膜炎菌，B群レンサ球菌，B群以外のレンサ球菌
6歳以上 50歳未満	肺炎球菌，インフルエンザ菌	髄膜炎菌，B群以外のレンサ球菌
50歳以上	肺炎球菌	インフルエンザ菌，B群レンサ球菌，腸内細菌，緑膿菌

細菌性髄膜炎の診療ガイドライン作成委員会編．細菌性髄膜炎診療ガイドライン2014．日本神経学会，日本神経治療学会，日本神経感染症学会監修．2014．p.4-7をもとに作成．

表3.9-5 主要髄膜炎の髄液所見

	髄液の外観	圧 (mmH₂O)	細胞数 (/μL)	タンパク (mg/dL)	糖 (mg/dL)	その他
正 常	水様透明	70〜80	5以下	15〜45	50〜80	髄液Cl値は血清Cl値よりやや高く120mEq/L前後
ウイルス性髄膜炎	水様（日光微じん）	↑	↑ リンパ球	↑	→	無菌性髄膜炎という
化膿性髄膜炎	混濁，膿性	↑	↑ 多核白血球	↑	↓	細菌やその成分の検出，CRP，エンドトキシン試験陽性
結核性髄膜炎	水様，時にキサントクロミー*¹	↑	↑ リンパ球，単球	↑	↓	血清Cl値低下，ADA*²増加，線維素網（+）
真菌性髄膜炎	水様，時にキサントクロミー*¹	↑	↑ リンパ球，単球	↑	↓	クリプトコッカス・ネオフォルマンスが多い

*1 キサントクロミー：黄色を呈し，古い出血やタンパクの増加時にみられる．
*2 ADA：アデノシンデアミナーゼ．リンパ球が増加する疾患において，血中濃度が上昇する．

plus α

侵襲性インフルエンザ菌感染症

インフルエンザ菌による侵襲性感染症のうち，インフルエンザ菌が髄液または血液から検出されたもの．発症は突発的である．髄膜炎例では，頭痛，発熱，髄膜刺激症状のほか，けいれん，意識障害，乳児では大泉門膨隆等が現れる．敗血症例では，発熱，悪寒等が現れ，急激に重症化して，肺炎や喉頭蓋炎およびショックが出現することがある．感染症法では五類に分類される．

plus α

ワクチンによる予防

髄膜炎を引き起こす細菌のうち，インフルエンザ菌b型に対するワクチン（ヒブワクチン）が2007年1月に承認された．

plus α

B群レンサ球菌と髄膜炎

母親の腟に保菌されていたB群レンサ球菌が分娩により児に伝播すると，児が敗血症や髄膜炎を発症することがある．発症頻度は低率だが，発症すると死亡率が高く，後遺症を残すことが多いため，予防が重要である．予防方法として，母親がB群レンサ球菌保菌者の場合は，分娩時にペニシリン系抗菌薬を予防投与する（➡p.164参照）．

4 治療

起炎微生物に対する抗菌薬，抗ウイルス薬を投与する．

5 予防

ワクチンにより予防する（➡p.220参照）．

2 その他の神経系（疾患）症状を呈する感染症

1 破傷風

土壌中に生息している偏性嫌気性菌である**破傷風菌**の芽胞が創部（深い創）に侵入して感染を起こし，発芽して増殖すると，**破傷風毒素**を産生する．毒素は血流に乗り，運動神経を介して中枢神経へ到達すると，まず咀嚼筋の硬直による開口障害が出現する．その後，項部の硬直発作や全身のけいれんへと進展する．予防策として，ワクチンの接種が有効である．

➡ 破傷風菌については，4章8節p.194参照.
➡ 芽胞については，5章2節p.228参照.

➡ 破傷風菌については，4章8節p.194参照.
➡ 芽胞については，5章2節p.228参照.

2 ボツリヌス症

土壌，野菜，肉類に付着している偏性嫌気性菌である**ボツリヌス菌**の芽胞が発芽して増殖すると，**ボツリヌス毒素**を産生する．毒素は強力で致死率が高い．病型には，①ボツリヌス食中毒（毒素の摂取による），②乳児ボツリヌス症，③創傷ボツリヌス症（創部での毒素産生による）がある．毒素が末梢神経の運動筋接合部に結合し，筋弛緩や麻痺を来す．感染症法で四類に分類される．

日本では飯ずし（魚と米飯を漬け込んだ保存食）による食中毒が知られている．欧米では，自家製びん詰，缶詰が問題になる．乳児ボツリヌス症はハチミツの摂取によるもので，**乳児にハチミツを与えない**ことが予防策となる．

➡ 乳児ボツリヌス症とハチミツについては，3章3節p.84参照.

3 クロイツフェルト・ヤコブ病

クロイツフェルト・ヤコブ病（Creutzfeldt-Jakob disease：**CJD**）は，感染性の特殊なタンパクである**プリオン**が病原因子となる．正常脳細胞の中にも類似のタンパク（正常型プリオンタンパク）が存在し，病原体型プリオンタンパクが正常型プリオンタンパクに接触すると，正常型から病原体型へと構造が変化する．病原体型プリオンタンパクが脳細胞内で蓄積されると脳細胞が破壊され，中枢神経症状が出現する．感染症法で五類に分類される．

感染経路は感染したヒトや動物の臓器・血液・髄液からであり，クロイツフェルト・ヤコブ病患者の角膜や硬膜が移植されたヒトに発症した例や，**ウシ海綿状脳症**（**BSE**，**狂牛病**）のウシを経口的に摂取してヒトへ感染した例が知られている．ウシ海綿状脳症に罹患したウシの感染部位として，脳と脊髄が最も感染しやすく危険である．

感染性のほかに遺伝性（プリオン遺伝子の異常）の原因で発症する場合もあり，いずれにおいても有効な治療法はなく発症すると死に至る．

医療現場における非侵襲的医療行為，看護や介護の日常的な接触では感染の危険はなく，院内感染対策としては標準予防策で十分である．採血や腰椎穿刺などで血液や体液を扱う場合は，手袋・ガウン・ゴーグルを使用する．

プリオンは通常の消毒法では不活化されない．消毒には以下のように強力な方法が必要である．

- 人体（皮膚）に付着した場合は直ちに流水で洗浄し，0.5％次亜塩素酸ナトリウムを使用する．

- 血液や体液が付着する可能性のある器具は，使い捨てもしくは個人専用とする．血液や体液で汚染された場合，廃棄できないものは洗浄と消毒を行う．

- 血液で汚染されたリネン，寝衣は，2％次亜塩素酸ナトリウムに2時間浸漬し洗濯する．

- 尿器，便器，ポータブルトイレは，2％次亜塩素酸ナトリウムに2時間浸漬する．

- 罨法用具や体圧分散マットレスは，2％次亜塩素酸ナトリウムで清拭し，2時間後に使い捨てクロスなどで消毒薬を拭き取る．

- 手術器具は，①アルカリ洗剤ウォッシャーディスインフェクター洗浄＋真空脱気プレバキューム式高圧蒸気滅菌（134℃，8〜10分間），②適切な洗剤による十分な洗浄＋真空脱気プレバキューム式高圧蒸気滅菌（134℃，18分間），③アルカリ洗剤洗浄＋過酸化水素低温ガスプラズマ滅菌2サイクルのいずれかを行うことが推奨されている[1]．

➡ ウォッシャーディスインフェクターについては，5章2節p.229参照．

➡ 高圧蒸気滅菌，過酸化水素ガスプラズマ滅菌については，5章2節p.234，235参照．

📕 **参考文献**

1) プリオン病感染予防ガイドライン作成委員会編．プリオン病感染予防ガイドライン2020．プリオン病のサーベイランスと感染予防に関する調査研究班・日本神経学会，2020．
2) 尾内一信ほか．"国内でも流行が懸念される流行性髄膜炎と髄膜炎ワクチン"．ワクチンと予防接種のすべて．金原出版，2019，p.131-134.
3)「細菌性髄膜炎診療ガイドライン」作成委員会編．細菌性髄膜炎診療ガイドライン2014．日本神経学会，日本神経治療学会，日本神経感染症学会監修．南江堂，2014，p.4-7.

✦ 学習参考文献

❶ Nizam Damani．感染予防，そしてコントロールのマニュアル．岩田健太郎監修．第2版，メディカル・サイエンス・インターナショナル，2020．
病原体，感染症から感染予防の基本的な知識を学べる．

❷ 岡部信彦ほか編．感染症予防必携．第3版，日本公衆衛生協会，2015．
感染症について，その臨床症状や届出方法などを網羅しており，現場ですぐに役立つ参考書である．

❸ 日本結核病学会編．結核診療ガイド．南江堂，2018．
結核の疫学，診断，検査，治療などについて学会の指針に基づいて記載されており，信頼度が高い．

❹ 榎本大ほか．これだけは知っておきたいB型肝炎ガイド（看護学生・看護師・歯科衛生士向け）．2018-03．https://www.kanen.ncgm.go.jp/content/020/hapatitis-b-kangoshi.pdf，（参照2023-09-05）．
B型肝炎について，医療従事者として最低限知っておくべき知識を整理し，学ぶことができる．

4

宿主の因子が影響する
感染症と病原体

1 人獣共通感染症

学習目標

◉ 人獣共通感染症にはどのような病気があるか理解できる.

◉ 人獣共通感染症の病原体にはどのようなものがあるか理解できる.

◉ 人獣共通感染症が増加していることの背景にはどのような生活様式の変化があるか理解できる.

◉ 人獣共通感染症の公衆衛生学的意義は何か理解できる.

学習する臨床微生物・医動物

ウイルス●狂犬病ウイルス　*Rabies virus*

細菌●オウム病クラミジア　*Chlamydia psittaci*

蠕虫●多包条虫／単包条虫

Echinococcus multilocularis／granulosus

Keyword

狂犬病，オウム病，エキノコックス症，動物由来感染症，外来動物

ウイルス　狂犬病ウイルス：*Rabies virus*

1 形態・性状

・ 狂犬病ウイルスは1本鎖RNAウイルスである**ラブドウイルス***に分類され，砲弾型の形態である（図4.1-1）.

・ 関連ウイルスは複数あり，まとめて**リッサウイルス**と呼ばれるが，ヒトに狂犬病を起こすのは主にそのうちの*Rabies virus*である.

・ イヌ以外にも多くの種類の野生動物が保有する可能性がある.

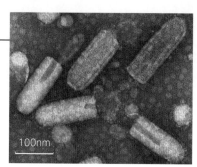

100nm

図4.1-1　狂犬病ウイルス

2 感染経路

　狂犬病ウイルスは狂犬病を発症した動物の唾液などの分泌液に含まれ，ヒトが噛まれたり引っ掻かれたりした場合に，傷口からウイルスが侵入する. 侵入したウイルスが神経を通じて脊髄や脳などの中枢神経に侵入し，増殖して発症する.

　アジアでは感染したイヌからの感染が大半であるが，日本国内では狂犬病予防法によって飼育犬のワクチン接種が徹底され，1970年以降は国内でのイヌの発症例はゼロが継続されている. 日本人の発症例はすべて，国外で感染して帰国後に発症した輸入症例である.

3 臨床症状

　潜伏期間は約1カ月以内であることが多いが，1年以上経ってから発症する場合もある.

　脳内でウイルスが増殖すると，不穏，錯乱などの中枢神経症状が起こる. さらに進行すると混迷，幻覚，不眠，けいれんなどが起こり，水を飲むことができない**恐水症***と呼ばれる特徴的な症状が現れ，さらに進行すると昏睡状態になり，死に至る. ウイルスが脳に到達すると今日でも救命は不可能である.

用語解説*

ラブドウイルス

1本鎖RNAを遺伝子にもつウイルスで，DNAに逆転写して宿主の動物細胞に遺伝子産物を作らせることができる. ウイルス粒子は砲弾型をしている. 狂犬病ウイルス以外にも，自然界には数多くのラブドウイルスが存在する.

用語解説*

恐水症

狂犬病が進行すると神経が過敏になり，患者が水を飲もうとするとその刺激でけいれんが起こるようになる. その結果，患者が水を飲むことを避けるようになった病態を恐水症と呼ぶ.

4 検査・診断

問診で狂犬病ワクチンの接種歴を確認し，海外の狂犬病流行地（図4.1-2）でイヌなどに噛まれたことがあったかどうかを確認する．唾液，尿，脊髄液などの試料から，PCR法（➡p.252参照）によってウイルス遺伝子増幅の有無を調べる．

狂犬病は感染症法で四類に分類される．

5 治療

ウイルスが中枢神経系に到達すると救命は困難であるため，イヌなどによって噛まれたり引っ掻かれたりした時点から10日以内の早い段階でワクチン接種を行い，発症の回避に努める．発症後は，現時点では有効な治療法はない．

6 予防

日本以外では狂犬病に感染するリスクがあることを認識し，高リスク地域への渡航時にはワクチン接種が望まれる．ワクチンを接種せずに渡航した有病地でイヌなどに噛まれた場合は，直ちに医療機関でワクチン接種を受ける．

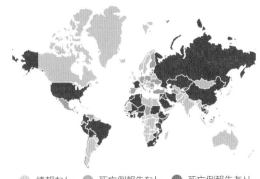

●情報なし ●死亡例報告なし ●死亡例報告あり

WHO, 2017.

図4.1-2　世界の狂犬病流行地

臨床場面で考えてみよう

38歳，日本在住のフィリピン人男性．

某年9月に母国でイヌによる咬傷を受けた．翌年2月に来日し，普通に生活していたが，3カ月後に全身の痛みが出現し，嘔吐や恐水症も出現したため狂犬病が疑われ，地域の基幹病院に転院しPCR検査を受けた．結果は陽性だった．症状が進行し，転院後3週間で死亡した．

①狂犬病の予防のためには何を知っておく必要があるか．

②初期対応を行った医療機関では標準予防策をせずに患者への対応を行っていた．狂犬病の診断確定後に，予防ワクチン接種の必要はないかなど，対応に当たったスタッフから不安の訴えがあった．スタッフにはどのように伝えればよいか．

①日本国内の飼育犬からの狂犬病感染は近年起きていないが，東南アジアでは感染の危険があることを知っておく．途上国ではワクチンの有効性や安全性が低いこともあり，日本国内で渡航前にワクチンを接種しておくほうが安心である．

②狂犬病はヒトからヒトへは感染しないこと，飛沫感染や空気感染などは起こらないことなどを伝え，医療現場のスタッフには過度の不安をもつ必要はないことを説明する．

細菌 オウム病クラミジア：*Chlamydia psittaci*

1 形態・性状

- グラム陰性の小球菌である.
- 生命維持に必要なエネルギーを自分では作ることができないため他種動物細胞に常に寄生して存在する，偏性細胞内寄生細菌*である.

2 生活史

侵入はできるが増殖はできない直径0.3μmの基本小体が宿主細胞へ侵入すると，侵入はできないが増殖はできる直径0.2〜2μmの網様体に変化して増殖を開始する．その後，網様体が再び基本小体に変化して宿主細胞を破壊し，細胞外に放出される（図4.1-3）.

オウム病クラミジアはインコ，ハト，家禽（かきん）などの鳥類が保有し，その糞の中に基本小体が含まれている.

3 感染経路

クラミジアを保有する鳥類の糞が乾燥すると病原体が空中に浮遊し，それを吸入して感染する．また，鳥類に口移しで餌を与えるなどの濃厚接触を介しても感染する．クラミジアはヒトの体内で肺や肝臓のクッパー細胞*に集まる.

養鶏場や食肉工場で集団感染した事例のほか，医療従事者が患者から感染した可能性のある事例も報告されている.

4 臨床症状

1〜4週間の潜伏期間を経て，頭痛，咽頭痛，発熱，呼吸困難などが急激に出現する（**オウム病**）．軽症で済むことが多いが，重症肺炎を引き起こす場合もある．高齢者では重症化する傾向がある.

用語解説*

偏性細胞内寄生細菌

生きた細胞の中でだけ発育できる細菌のこと．人工培地では増殖できない.

用語解説*

クッパー細胞

肝臓の類洞周囲腔に存在する細胞で，貪食能をもつ（マクロファージ系に属する）．血液中の細菌がクッパー細胞に接触すると，一瞬にしてクッパー細胞が細菌の細胞壁の内側に入り，消化する.

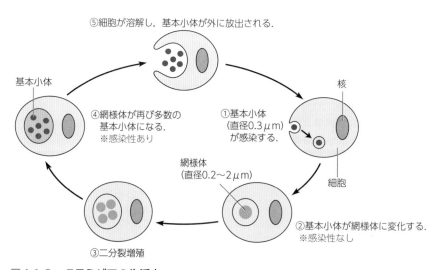

図4.1-3　**クラミジアの生活史**

5 検査・診断

ほかの原因による肺炎（細菌性肺炎やウイルス性肺炎など）との鑑別が必要である．

鳥類の飼育者ではなくても，鳥類との接触歴がある人に肺炎，気管支炎など呼吸器の炎症症状が現れている場合は，オウム病の可能性を考慮する．

患者の喀痰，咽頭液からオウム病クラミジアを確認し，同時に病鳥からもオウム病クラミジアを検出することにより診断する．オウム病クラミジアの検出は，試料を添加した培養細胞からクラミジアを分離するか，PCR法によりオウム病クラミジア遺伝子の確認を行う．

オウム病は感染症法で四類に分類される．

6 治療

抗菌薬が有効であり，早期に診断し，適切な治療を行えば予後は良好である．

テトラサイクリン系抗菌薬の効果が高く，マクロライド系抗菌薬も効果があるが，β-ラクタム系抗菌薬は効果がない．

7 予防

日本国内で入手できる鳥類のオウム病クラミジア保有率は約2割と推定されているため，飼育者は鳥類が保菌している可能性を認識し，予防の意識をもつことが重要である．鳥類を飼育する場合は，糞や羽根を清掃し，常に飼育ケージの清潔保持に努める．

臨床場面で考えてみよう

36歳，男性．

市内の鳥獣店でヒナのインコをつがいで購入し，室内で放し飼いを始めた．3週間後に1羽が死亡した．インコが死亡してから数日後に，全身倦怠感と38℃台の発熱が現れた．その後，息苦しさも覚えて体温も40℃まで上昇したため，近医を受診した．胸部X線撮影で右中肺野に浸潤影を認め，肺炎と診断され入院した．

①インコと男性の肺炎の関係はどのように解釈できるか．

②入院したオウム病患者の看護に際して，注意することは何か．

③感染予防のために，鳥類を飼育する際はどのような注意が必要か．

①鳥類は，オウム病クラミジアが陽性であっても，必ずしも症状が現れるとは限らない．鳥類の体力が低下している場合や，幼鳥の時期は，オウム病クラミジアを保有していると排菌量が多いとされている．事例ではヒナを放し飼いにしていたということから，男性はオウム病クラミジアを吸入してオウム病に感染し，肺炎を発症したと考えられる．

②一般的にはヒト-ヒト感染はまれとされているが，可能性はゼロではないため，看護師は標準予防策を実施し，感染に注意することが望ましい．

③放し飼いをしないようにして，飼育ケージの清潔を保つように留意する．餌を鳥類に口移しで与えないなど，感染リスクを排除することに努める．

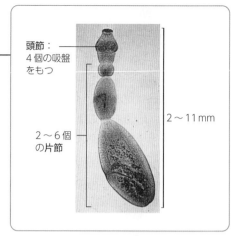

頭節：
4個の吸盤
をもつ

2～11mm

2～6個
の片節

写真提供：東京医科歯科大学　赤尾信明先生

図4.1-4　多包条虫（成虫）

蠕虫 多包条虫／単包条虫（エキノコックス）：
Echinococcus multilocularis／granulosus

1 形態・性状

・イヌ科の動物を終宿主とする，体長数mmの小型の
条虫（サナダムシ）である（図4.1-4）．

・日本国内では北海道のキタキツネが**多包条虫**の終宿
主となって，毎年20例以上のヒトへの感染が続いて
いる．

・**単包条虫**は欧米の牧羊を行う地帯で流行しており，
日本での症例は少なく，輸入感染症として扱われる．

2 生活史

　多包条虫の場合，終宿主の糞便中の虫卵をネズミなどの
中間宿主が摂取すると，その体内で幼虫（**包虫***）が
発育・増殖し，それが終宿主に捕食されて生活史が完
結する．包虫は，中間宿主体内でほぼ無尽蔵に個体数
を増やす特徴がある（図4.1-5）．

　ヒトは多包条虫／単包条虫にとって中間宿主の役割
を担う．

3 感染経路

　虫卵で汚染された流行地の自然水や，虫卵が付着し
た手指などを介して，ヒトへ経口感染する（**包虫症**）．

　ヒトが虫卵を摂取すると，包虫は全身の臓器に定着
可能だが，肝臓や肺で発育することが多い（図4.1-6）．

4 臨床症状

　包虫は徐々に発育・増殖するため，虫卵摂取後，5
～15年間は無症状で経過する（潜伏期）．徐々に包虫

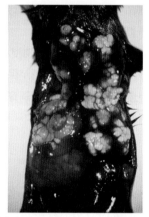

腹腔臓器に多包虫（多包条虫の幼虫）が増殖している（白
い部分）．

**図4.1-5　エゾヤチネズミの腹腔で増殖した
多包虫**

が周囲組織を破壊しながら発育して肝臓を破壊するため，肝腫大，黄疸などの
肝機能障害を起こすことが多い（図4.1-7）．多包虫症の場合は包虫の一部
（胚層）が他臓器に転移すると，そこで新たな包虫を形成し，増殖する．転移
病巣は肺や脳にみられることがある．

　適切な治療を行わない場合，WHOは5年生存率を30％程度としている．

5 検査・診断

　早期の診断が重要である．北海道では，多包虫症に関する住民検診として
ELISA法*による血清診断が実施され，ここで一次診断が行われる．二次診断
として，特異性の高い抗原を用いたウエスタンブロット法や超音波検査などを
行い，手術適応となる段階で確定診断がなされる．

　エキノコックス症は感染症法で四類に分類される．

用語解説*
包　虫

条虫（サナダムシ）は複
雑な生活史をもつが，種
によって幼虫の形態が異
なる．エキノコックスの
幼虫は包虫と呼ばれる．
包虫の胚層は成虫の頭節
になる部分（原頭節）を
次々に形成して，包虫の
内部には原頭節が充満す
る．成虫（多包条虫）も
幼虫（包虫）も共にエキ
ノコックスと呼ぶため，
混乱しないこと．

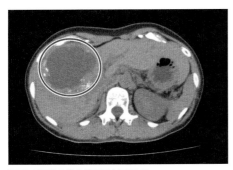

周囲に石灰化を伴う低吸収域を認める.

写真提供：鈴鹿医療科学大学　大西健児先生

図4.1-6　肝多包虫症の腹部単純CT像

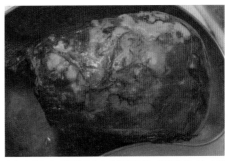

多包虫症による肝臓病変の手術摘出例. 肝臓全域（白く見える部分）に多包虫が増殖している.

写真提供：鈴鹿医療科学大学　大西健児先生

図4.1-7　多包虫症の肝臓病変

6 治療

　包虫形成部位を外科的に切除するのが唯一の根治療法である. ただし, 多包虫は悪性腫瘍と同様に周囲組織に浸潤性に発育するため, 完全な切除ができないことも多い. 薬物療法は手術適応がない場合の治療法や, 転移病巣に対する補助的な治療法にとどまる.

7 予防

　北海道のキタキツネなど, 野生動物に餌を与えたり接触したりすることは避ける. また, 流行地の自然水（沢の水など）が虫卵で汚染されている可能性もあり, 飲用しないようにする.

　イヌも好適な終宿主であるため, 北海道内でのイヌの飼育には注意し, 転勤等で北海道から道外に飼育犬と共に移動する場合は, 居住地の獣医師からの指示に従うのが望ましい.

　本症に対する基本的な考え方は悪性腫瘍と同じで, 早期の発見と治療が重要となる. 流行地住民は行政が実施する住民検診を定期的に受診する.

用語解説 *

ELISA法

抗原抗体反応を検出する免疫学的な方法. 抗体に酵素を人為的に結合させておき, それが抗原と反応した場合に酵素の基質と発色試薬を加えることで, 抗原と抗体が結合したことを可視化できる.

---

plus α

北海道での
エキノコックス対策

キタキツネの多包条虫寄生への対処として, 駆虫薬入りの餌を散布して感染キツネを治療する試みがあり, 試行では一定の効果が上がっている.

コラム　　エキノコックス症の本州への波及

　従来, エキノコックス成虫の保有宿主は日本国内では北海道に限られると考えられており, 本州以南では孤発例はあったが生活史の定着は確認されていなかった. ところが2014年に愛知県知多半島で多包条虫卵陽性の野犬が確認されたため, その後も継続して調査が行われた. その結果, 2021年まで継続して虫卵陽性の野犬が確認され, エキノコックスの生活史が知多半島に定着したと考えられるようになった. これまで本州以南での飼育犬の感染は確認されておらず, またヒトの症例も報告がないが, エキノコックス症の潜伏期間が10年以上と長いことから, 同地でのヒト感染の有無は結論できない. 今後も監視が必要であり, 愛知県以外でも野犬のサーベイランスが必要である.

1 人獣共通感染症

人獣共通感染症（zoonosis：**ズーノーシス**）とは，同一病原体がヒトにも動物にも感染して発病する感染症のことである．エボラ出血熱やインフルエンザのようなウイルス感染症，つつが虫病のような細菌感染症，包虫症やクリプトスポリジウム症等の寄生虫感染症など，多くの種類がある（表4.1-1，図4.1-8）．

　ヒトに感染する病原体の中には，ヒト以外の動物の体内で一定の発育を遂げる必要があるものが含まれる．その際の宿主となる動物は**中間宿主**と呼ばれ，一般に中間宿主となる動物には重い病気が起こることは少ない．中間宿主となる動物も含めて，動物からヒトに病原体が感染するものを**動物由来感染症**と呼ぶ．また，ヒトが中間宿主としての役割を演じる場合もある．

　一般に人獣共通感染症の症状は重いことが多い．これは，病原体のヒトへの

表4.1-1　主な人獣共通感染症を起こす病原体と感染源

疾　患		病原体	感染源
結核	細菌	ウシ型結核菌	ウシ
		結核菌	ヒト，サル
細菌性赤痢		赤痢菌	ヒト，サル
パスツレラ症		パスツレラ属菌	イヌ，ネコなど
炭疽		炭疽菌	ウシ，ウマ，ブタ
ブルセラ症		ブルセラ属菌	ウシ，ブタ，ヒツジ，イヌ
サルモネラ症		サルモネラ菌	ブタ，ニワトリ，イヌ，カメなど
カンピロバクター症		カンピロバクター属菌	イヌ，ネコ，ニワトリなど
仮性結核		仮性結核菌	ブタ，野生げっ歯類*
ブタ丹毒		ブタ丹毒菌	ブタ
ネコひっかき病*		バルトネラ菌	ネコ
野兎病		野兎病菌	野兎，野生げっ歯類
Q熱	リケッチア	Q熱コクシエラ	家畜，乳，肉，汚染環境
オウム病	クラミジア	オウム病クラミジア	鳥類
皮膚糸状菌症	真菌	皮膚糸状菌	イヌ，ネコ，家畜
クリプトコッカス症		クリプトコッカス・ネオフォルマンス	ハト，ネコ，哺乳類
狂犬病	ウイルス	狂犬病ウイルス	野生肉食獣，イヌなど
エボラ出血熱		エボラウイルス	サル
Bウイルス病		Bウイルス	サル
日本脳炎		日本脳炎ウイルス	ブタ→蚊
腎症候性出血熱		ハンタウイルス	野生げっ歯類
インフルエンザ		インフルエンザウイルス	鳥類（野鳥，家禽），ブタなど
トキソプラズマ症	原虫	トキソプラズマ	ネコ，ブタ，ヒツジ，イヌなど
サルマラリア		プラスモジウム・ノウレシ	サル
アメーバ赤痢		赤痢アメーバ	ヒト，サル，汚染食品
クリプトスポリジウム症		クリプトスポリジウム	ウシ，汚染水
トキソカラ症	蠕虫	イヌ回虫，ネコ回虫	イヌ，ネコ
日本海裂頭条虫症		日本海裂頭条虫	サケ科の魚
包虫症		エキノコックス	イヌなど
疥癬	節足動物	疥癬虫（ヒゼンダニ）	主にヒト（イヌ，ネコ，サルなども感染源になり得る）

用語解説 *
げっ歯類
ネズミ目の一つ．リス，ネズミ，ヤマアラシなどのこと．

用語解説 *
ネコひっかき病
Bartonella henselae という細菌が病原体で，自然病巣はネコである．関東地方以南ではネコの10～20％が保有している．ネコから感染すると，丘疹などの皮膚症状に続いて全身のリンパ節腫脹が数カ月程度持続するが，一般には自然に治癒する．

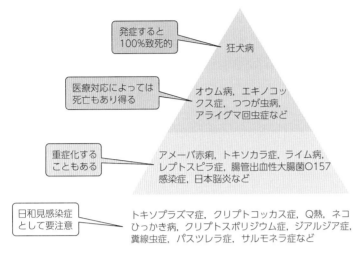

発症すると
100%致死的 — 狂犬病

医療対応によっては
死亡もあり得る — オウム病，エキノコックス症，つつが虫病，アライグマ回虫症など

重症化することもある — アメーバ赤痢，トキソカラ症，ライム病，レプトスピラ症，腸管出血性大腸菌O157感染症，日本脳炎など

日和見感染症として要注意 — トキソプラズマ症，クリプトコッカス症，Q熱，ネコひっかき病，クリプトスポリジウム症，ジアルジア症，糞線虫症，パスツレラ症，サルモネラ症など

図4.1-8　身の回りの動物由来感染症とその危険度

適応が十分に進んでいない場合に安定した宿主－寄生体関係が成立していないことによる．大規模な流行が起こった新型コロナウイルス感染症でウイルスが次第に弱毒化したことは，ヒトへの適応が進んだとも解釈される.

➡ 宿主－寄生体関係については，4章6節 p.186 参照.

2 人獣共通感染症の現状と予防

　今日の日本では，人々の生活様式が大きく変化してきており，さまざまな動物と接触する機会が増えてきた．ペットを伴侶として飼育する家庭が増加し，家庭内では日常的に動物との接触が濃密化している．屋外環境では，宅地開発や新規の土地利用などが進んだことで，森林や里山などこれまでは野生動物の生活地であったところにヒトの生活域が拡大していき，ヒトと野生動物の生活域が接近する事態となっている．これらの状況は，人間にとって，動物が保有する病原体と接触する危険が増加していることを意味する.

　家庭で飼育されるペットは野生動物に比べると健康管理がなされているが，リスクはゼロではない．また，ペットの飼育が困難となって捨ててしまい，それらが野生化することによる問題も起こっている．特に外来動物の野生化が深刻な問題となっており，新たな疾患の流行源になることが懸念されている.

　新興感染症の多くは人獣共通感染症であり，社会環境の変化によって，動物がもつ病原体がヒトにも感染する機会が増えている．新興感染症は，病原体にとって「新しい宿主」である人間に重篤な症状を起こすことになる．これは日本だけでなく，地球上の各所で発生している問題である.

◾ 引用・参考文献

1) 厚生労働省健康局．動物由来感染症ハンドブック．厚生労働省健康局結核感染症課，2010．
2) 山田章雄．人獣共通感染症．ウイルス．2004，54（1），p.17-22．
3) 岸本寿男．"オウム病クラミジア感染症（オウム病）"．感染症症候群（第2版）上（病原体別感染症編）．舘田一博．

日本臨牀社，2013，p.313-316（別冊日本臨牀，新領域別症候群シリーズ，no.24）．
4) 神山恒夫．愛玩動物の衛生管理の徹底に関するガイドライン2006，愛玩動物由来感染症の予防のために，愛玩動物の衛生管理の徹底に関する研究，厚生労働科学研究費補助金新興・再興感染症研究事業．神山恒夫，2006．

2 寄生虫感染症

学習目標

◗ 主な寄生虫感染症を理解できる．
◗ アニサキス症，トキソプラズマ症やマラリアなどの症状を説明できる．
◗ 寄生虫感染症の予防法を理解できる．
◗ 検疫の役割を理解できる．

学習する微生物

蠕虫 ● アニサキス　*Anisakis simplex* sensu lato
　　　　蟯虫（ぎょうちゅう）　*Enterobius vermicularis*
原虫 ● トキソプラズマ　*Toxoplasma gondii*
　　　　マラリア原虫　*Plasmodium spp.*

Keyword

食品媒介寄生虫症，幼虫移行症，先天性感染症，輸入寄生虫感染症

蠕虫 **アニサキス：*Anisakis simplex* sensu lato**

1 形態・性状

・ ヒトに感染するのは**アニサキス**の幼虫で，白色で体長は2cm程度の線虫であり，肉眼で確認できる（図4.2-1）．
・ 幼虫の体表は強靱な角皮（クチクラ）で覆われるため，咀嚼によって噛み切るのは容易ではない．

2 疫学

　近海の回遊魚（サバ，アジ，カツオ，イカなど）に寄生し，秋～冬に多く発生する．日本国内で報告される食中毒件数では最も多い（年間350件以上）．コールドチェーンの発達によって，日本国内どこでも発生するようになった．

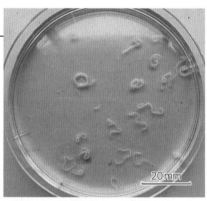

図4.2-1　アニサキス（幼虫）

3 感染経路・寄生部位

クジラやイルカなどの海洋哺乳動物がアニサキスの本来の終宿主で，それらの消化管に成虫が寄生して産卵する．幼虫はサバやアジなど海産魚介類の内臓表面や筋肉中に寄生する（図4.2-2）．サバやアジなどは**待機宿主***であり，アニサキスの幼虫は休眠状態で寄生しているため活動性は低いが，ヒトが摂食すると活発に動くようになる．

ヒトの場合は，十分に加熱されていない寿司や刺身などの食材の摂食によって経口感染する（**食品媒介寄生虫症***）．ヒトは本来の宿主ではなく，幼虫のまま消化管の中にとどまり，1週間以内に死滅する．場合によっては腹痛などの消化器症状を起こす（**幼虫移行症***）．

4 臨床症状

幼虫が胃粘膜に侵入する**胃アニサキス症**（図4.2-3）と，小腸粘膜に侵入する**腸アニサキス症**とがある（図4.2-4）．胃アニサキス症は原因食品を食べた後，12時間以内に急激な腹痛で発症する（急性腹症*）．腸アニサキス症は摂食後24～48時間で，麻痺性腸閉塞の症状が現れる．

アニサキスの抗原に感作されていると，蕁麻疹やショックなどの食物アレルギー症状を起こすことがある（**アニサキスアレルギー**）．

5 治療

問診で胃アニサキス症が疑われた場合は胃内視鏡で検査し，胃粘膜に虫体が侵入する様子が確認できれば，そのまま内視鏡的に虫体を除去する．腸アニサキス症では，腸粘膜に侵入した虫体を除去することはできないため，虫体が死滅するまで保存的に治療する．外科手術の適応にはならない．

アニサキスアレルギーでは，一般的なアレルギーの治療を行うが，ショック状態になった場合は全身管理が必要になる．

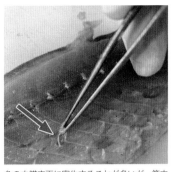

魚の内臓表面に寄生することが多いが，筋肉中に寄生することもある．

図4.2-2　サバの筋肉中のアニサキス（幼虫）

用語解説*
待機宿主

寄生虫の虫卵から成虫への発育には複数の宿主を必要とするものがある．成虫が生殖を営む場を提供するのが終宿主で，発育に必要な場を提供するのが中間宿主である．中間宿主がほかの動物に捕食されたときに，幼虫のまま捕食者の体内にとどまり，終宿主への移行を待つ場合があり，その場合の宿主を待機宿主と呼ぶ．

用語解説*
食品媒介寄生虫症

虫卵や幼虫，虫体が付着している食品を経口的に摂取することで感染する寄生虫症のこと．

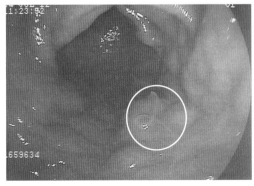

○がアニサキス．

図4.2-3　胃アニサキス症

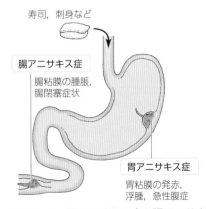

寿司，刺身など

腸アニサキス症
腸粘膜の腫脹，腸閉塞症状

胃アニサキス症
胃粘膜の発赤，浮腫，急性腹症

図4.2-4　胃アニサキス症と腸アニサキス症

6 予防

中心温度が60℃で1分以上加熱するか，－20℃で48時間以上冷凍することでアニサキス幼虫はほぼ死滅する．通常使用量の醤油やワサビによってアニサキス幼虫が死滅することはない．

> 🗨️ **臨床場面で考えてみよう**
>
> 35歳，男性，会社員．美食家で寿司や刺身を好む．特に治療中の病気はない．
> 旅行先で鯖寿司を購入して夕食に食べた．その深夜，急に猛烈な腹痛が現れ，救急外来を受診した．下痢や発熱はない．
> ①何による腹痛と考えられるか．
> ②魚介類を食べる際に注意すべきこととして，何を患者に伝えればよいか．

> ①サバなどアニサキス寄生が多い魚介類の生食が確認された直後の急性腹症では，まず胃アニサキス症を疑うべきである．
> ②アニサキスはサバの内臓表面に寄生することが多いが，条件によっては筋肉内にも侵入するため，寿司やしめ鯖が感染源になることもある．近年はサバ以外にも感染源となる海産魚は多数あり，その生食には一定のリスクがあることを理解してもらえるよう説明する．

蠕虫 蟯虫：*Enterobius vermicularis*

1 形態・性状

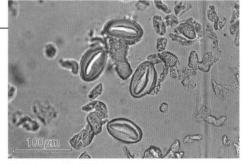

図4.2-5 蟯虫卵

- **蟯虫**（ぎょうちゅう）は体長が1～2cmの白色の線虫で，成虫は弯曲し末端が尖っており，安全ピンに似た形状であるため，英語でpinworm（ピンワーム）と呼ばれる．
- 虫卵の卵殻は無色で「柿の種」様の形状である（図4.2-5）．

2 疫学

感染者は幼児～小学校低学年の児童に多く，ヒトとヒトとの接触が重要な感染リスクである．感染リスクは住居内における1人の占有面積と反比例するため，都市部で感染が多い．

3 感染経路・寄生部位

成虫は小腸下部に寄生し，雌成虫がヒトの就寝時に肛門から出てきて産卵する．その部位の瘙痒感から無意識に掻いて虫卵が手指に付着し，経口感染する．

4 臨床症状

小腸に寄生することによる消化器症状は軽微であるが，就寝時に雌成虫が肛門周囲で産卵することによる瘙痒感があるため，睡眠障害を起こすこともある．

女児では腟内に雌成虫が迷入し，腟炎を発症することがある．

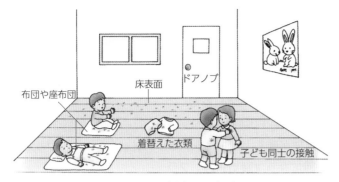

床表面
ドアノブ
布団や座布団
着替えた衣類
子ども同士の接触

☀：蟯虫卵が検出される場所

図4.2-6　保育施設で蟯虫，虫卵による汚染の可能性のある場所

5 治療

駆虫薬により治癒する．家族間で感染することがあるため，同居家族全員で同時に駆虫薬を服用することが望ましい．また，駆虫薬は幼虫には効果がないため，2週間後に再度服用する．

6 予防

感染者は主に幼小児であるため，保護者から児に手洗いの励行，爪の清潔などを指導する必要がある．家庭内感染の防止のためには，衣類の洗濯時の注意が必要である．虫卵の殺滅には熱湯消毒が有効である．

保育所などの集団生活で感染するリスクがあるため，虫卵による汚染の可能性がある昼寝用寝具や座布団，着替えた衣類，ドアノブ，床表面などを清潔に保つように心掛ける（図4.2-6）．

plus α

蟯虫症の診断

蟯虫症の診断法は従来セロファンテープ法があり，起床時に肛門周囲にテープを付着させて，蟯虫卵付着の有無を顕微鏡で観察する．学校保健安全法改正により，小学校などでの蟯虫の検査は2016年以降実施項目ではなくなった．診断用セロファンテープは，需要減少に伴って供給停止が危惧されたが，現在も入手が一応は可能ではある．しかし今後の見通しは不明であり，日本寄生虫学会では情報を随時ホームページで提供している．

💭 臨床場面で考えてみよう

4歳，女児．保育所に通っている．
数日前から急に外陰部の疼痛を訴えるようになった．血尿や排尿時痛などといった膀胱炎の症状は認められない．しかし母親が女児の外陰部や下着に白い糸くずのようなものが付着しているのに気付き，受診時に持参した．
①原因としては何が考えられるか．またその理由は何か．
②治療はどのように行い，日常生活上の注意として何を伝えればよいか．

①蟯虫による腟炎と考えられる．蟯虫症を疑う根拠としては，患児が集団生活を行っていること，尿路ではなく外陰部の炎症に限定されていること，蟯虫の成虫が肉眼で確認できることである．これは蟯虫による腟炎という特殊事例ではあるが，母親による注意深い観察が診断確定を可能にした．蟯虫症の症状は肛門周囲の瘙痒が一般的であるが，女児の場合は腟炎を併発する可能性もあることを念頭に置く．
②駆虫薬を同居家族と一緒に服用するように指示する．肛門擦過時に虫卵が爪の間に入ることが多いため，爪を清潔に保つこと，家庭や保育所で手洗いを励行することなどを注意点として伝える．衣類を介した感染もあり，洗濯時の注意も必要である．また，都市部の幼小児ではまれな感染症ではないことを伝え，保護者の不安を取り除く．

原虫 **トキソプラズマ：*Toxoplasma gondii***

1 形態・性状

- **トキソプラズマ**はコクシジウム目の単細胞動物であり，発育したステージでは**弓形原虫**の形態をとる（図4.2-7）.
- ヒトの免疫が機能するまでは原虫は体内で活発に増殖するが（急増虫体：**タキゾイト**），免疫が働くと原虫は**シスト**（図4.2-8）を形成して休眠状態になる（緩増虫体：**ブラディゾイト**）.
- 一度感染すると，ブラディゾイトとして体内各所に休眠状態で残存し，自然排出されないため，終生トキソプラズマ原虫を保持することになる.

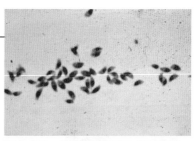

図4.2-7　トキソプラズマ（弓形原虫，400倍）

2 疫学

　世界中に広く分布する．ヒトは主に不完全調理の肉類から経口感染するため，肉食文化の地域では特に感染者が多く，ヨーロッパでは成人の約半数以上が感染しているとされる．最近の調査報告は少ないが，日本では成人の2～3割が感染していると推定される.

　免疫能が低下した状態では，日和見感染症としてトキソプラズマによる症状が顕在化する．AIDSの指標疾患*である.

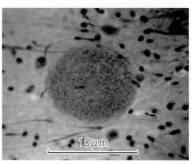

脳組織中に形成されたシスト．中には多数のブラディゾイト（緩増虫体）が観察される.
図4.2-8　トキソプラズマの脳内シスト

3 感染経路・寄生部位

　ネコなどの動物が終宿主で，腸管粘膜細胞内に寄生し，その発育段階の虫体（**オーシスト**）をヒトが摂取して経口感染する（図4.2-9，図4.2-10）.

　ヒト体内ではマクロファージだけでなく，全身のさまざまな細胞内に寄生するが，臨床的に問題となるのは脳内寄生である.

4 臨床症状

1 先天性トキソプラズマ症

　妊婦が妊娠経過中にトキソプラズマに初感染した場合，胎盤形成前であれば流産も引き起こすと考えられる．胎盤形成後に初感染が起こった場合は，原虫が胎児に移行して胎児で**先天性トキソプラズマ症**を発症することがある.

　網膜症，脳内石灰化，精神運動発達障害，水頭症が主症状とされるが，不顕性感染で経過し，思春期ごろに網膜病変で発症することもある.

2 後天性トキソプラズマ症

　トキソプラズマは全身の細胞に寄生できるため，**後天性トキソプラズマ症**の場合，急性症状としては一過性の発熱や全身倦怠感などの不定の症状となり，急性期に本症と診断されることはほとんどない.

　日和見感染症としてトキソプラズマ脳炎を発症すると，重篤な経過をたどる.

用語解説 *
AIDSの指標疾患

HIV陽性だけではAIDSとは呼ばず，いくつかの指標が該当する場合にAIDSと診断する．そのうち，日和見感染症の発症は免疫能の低下が進行していることを意味し，AIDSを発症したと診断が可能である．23種の指標疾患があるが，寄生虫感染症ではクリプトスポリジウム症，イソスポーラ症，トキソプラズマ症の3疾患がある.

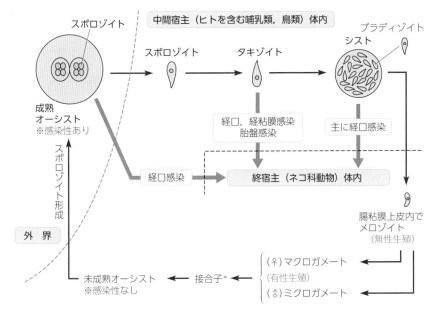

図4.2-9　トキソプラズマの生活史

用語解説 *
接合子

終宿主の体内で雌雄の配偶子（マクロガメート，ミクロガメート）が接合（受精）して形成される接合体のこと．ザイゴートともいう．

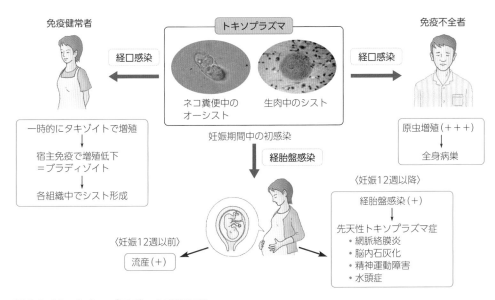

図4.2-10　トキソプラズマの感染経路

5　治療

　トキソプラズマ感染が確認されれば，駆虫薬で治療する．駆虫薬は副作用としてDNA合成を阻害するため，葉酸製剤を同時に服用する．

　妊娠中にトキソプラズマの初感染が確認されたときは，抗トキソプラズマ薬で母児共に治療する．

6 予防

　感染は調理が不完全な肉類の摂食で起こるため，十分に加熱してから食べるようにする．また，ネコの糞便中のオーシストを直接摂取して感染する場合もあるため，トキソプラズマ抗体陰性の妊婦は，妊娠中はネコとの接触は避けることが望ましい．

　日和見感染症としてのトキソプラズマ症の予防のために，患者が抗トキソプラズマ抗体陽性者である場合は特に注意して観察することが必要である．

plus α

トキソプラズマ抗体陽性の妊婦

国立感染症研究所のデータでは，日本国内では妊婦の400人に1人が妊娠経過中にトキソプラズマ抗体陽性になるとされている[1]．

コラム　トーチの会

　妊婦がトキソプラズマとサイトメガロウイルスに感染すると，母子感染することで児に重大な健康被害を与えるにもかかわらず，行政や市民一般にあまり認識がされていなかった．そこで，患者家族が中心となり，そこに医療関係者も加わって「トーチの会」が発足し，2012年から活動が始まっている．

　会の名称にも使用されているTORCH症候群とは，トキソプラズマ，風疹，サイトメガロウイルス，単純ヘルペスウイルス，その他の頭文字を用いた呼び名である．中でも先天性トキソプラズマ症やサイトメガロウイルス感染症が活動の中心となっており，それらへの社会認識の浸透，感染予防のための啓発や，その他にもさまざまな広報活動を行っている．看護師の参加も多く，医療者も共に協力して活動することで，患者および患者家族への支援がより手厚く拡充されることが期待される．

臨床場面で考えてみよう

58歳，男性．会社員．HIV陽性であり，医療機関で経過を観察している．初診時の検査で抗トキソプラズマ抗体陽性であることが確認されている．

麻雀が趣味で，仲間と麻雀を楽しむことが多かった．ある時期から麻雀のゲーム中に牌をしばしば落とすようになり，仲間から注意されるようになった．運動麻痺や不随意運動など目立った神経症状の自覚はない．

①原因としてまずは何を考え，何に注意すればよいか．

②患者には，今後の治療についてどのように説明すればよいか．

　①トキソプラズマ抗体陽性のHIV感染者であるため，日和見感染症のリスクは常に考えておく必要がある．患者の体内にはすでにトキソプラズマのシストが存在しているからである．日和見感染症としてのトキソプラズマ症は脳炎を起こすことが多いため，日常動作の中で運動神経障害などが気付かれることがないか，注意が重要である．

　②トキソプラズマのブラディゾイト（緩増虫体）はCD4陽性Tリンパ球が減少すると増殖し，その結果脳炎を発症することが多い．そのため，常にCD4陽性Tリンパ球数を計測しながら，症状が出現した場合は早い段階で治療薬を投与する必要があることを説明する．

原虫　マラリア原虫：*Plasmodium spp.*

1　形態・性状

・病原体は胞子虫類原虫である**マラリア原虫**で，マラリアは疾患名である．

・ヒトに寄生するのは**三日熱マラリア原虫，四日熱マラリア原虫，卵形マラリア原虫，熱帯熱マラリア原虫**（図4.2-11）の4種であるが，近年，東南アジアでサルがマラリアに罹患した症例の報告もある．

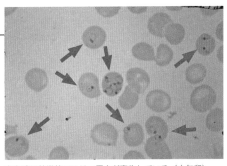

赤血球に熱帯熱マラリア原虫が寄生している（赤矢印）．

図4.2-11　熱帯熱マラリア原虫（400倍）

2　疫学

　熱帯，亜熱帯地域を中心に3～4億人が感染し，年間60万人前後（2021年）の，主として小児の死亡者が出ている（図4.2-12）．薬剤耐性原虫の出現も深刻な問題である．

　国内でもかつては流行していたが，現在では日本人が流行地に渡航して帰国後に発症するか，外国人が滞日中に発症するケースのみである（**輸入感染症**）．

3　感染経路・寄生部位

　ハマダラカの吸血時に，唾液腺にいるスポロゾイト期原虫がヒトに感染する．初めにスポロゾイト期原虫が肝細胞に侵入して増殖し（**肝細胞期**または**赤外期**），その後メロゾイト期原虫が赤血球に感染する（**赤血球期**または**赤内期**）．赤血球内で輪状体，栄養体，分裂体の順に発育・増殖した後に，赤血球を破壊して次の赤血球に感染する（図4.2-13）．一部は雌雄の生殖母体に分化してハマダラカに吸血され，蚊の体内で発育した後，ほかのヒトに伝播する（**蚊媒介感染症***）．なお，三日熱マラリア原虫や卵形マラリア原虫は肝細胞内で休眠状態になるものがあり（休眠体：**ヒプノゾイト**），マラリア再発の原因になる．

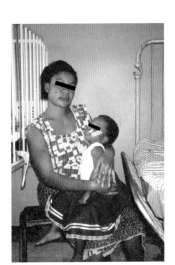

ガーナ国内の病院にて．患児はマラリアによる高熱や意識障害などから回復期に向かった状態．

図4.2-12　重症マラリア患児

4　臨床症状

　ハマダラカに吸血された後，10～14日の潜伏期間を経て赤血球内で増殖し，発症する．発熱，貧血，脾腫が三主徴とされるが，日本人患者では脾腫は特徴的ではない．

　死亡例は熱帯熱マラリアによる**重症マラリア***に限られ，それ以外のマラリアでは死亡例はまれである．重症マラリアでは中枢神経症状，肺水腫，腎不全などを起こすため，全身管理が特に重要である．適切な治療を行えば後遺症なく回復する．東南アジアでは，マラリアによるサルの死亡例もある．

　マラリアは感染症法で四類に分類される．

> **用語解説***
>
> **蚊媒介感染症**
>
> 病原体が蚊によって媒介される感染症で，ウイルス性（黄熱病，デング熱，日本脳炎，ウエストナイル熱など），原虫性（マラリア），蠕虫性（フィラリア）など多くの疾患がある．ヤブカ，イエカ，ハマダラカなどが媒介し，蚊の種類によって対処法が異なる．

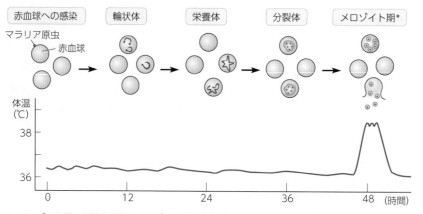

* メロゾイト期：多数分裂期．メロゾイト（多数分裂）とは，マラリア原虫やトキソプラズマなどにみられる，無性生殖による増殖のしかたである．

図4.2-13　マラリア原虫の赤血球内発育と典型的な熱型

5 治療

抗マラリア薬による治療が行われるが，薬剤耐性原虫の出現が問題であり，WHOはアルテミシニン併用療法（artemisinin-based combination therapy：ACT）を推奨している．重症マラリアにはキニーネの注射と全身管理が必要となる．

三日熱マラリアや卵形マラリアでは，ヒプノゾイトを殺滅するプリマキンを使用しなければ再発する．

6 予防・流行地滞在中の注意

WHOがアフリカの流行地に限定してRTS,Sをワクチンとして認可したが，効果は十分ではない．

必要があれば予防薬を流行地へ出発する前に服用し，滞在中は蚊に刺されないように注意をする（蚊帳の使用，長袖の衣類の着用，虫よけ剤の使用，夕刻以降の外出を控えるなど）．

流行地から帰国後2週間以内の発熱ではマラリアを疑い，直ちに医療機関を受診することが必要である．

> **コラム　殺虫剤浸漬蚊帳**
>
> マラリアの確実な予防法は，ハマダラカに刺されないことである．ハマダラカは夜間に吸血するため，蚊帳の中で就寝することの効果は高く，WHOも流行地での蚊帳の使用を推進している．日本企業はアフリカの流行地で殺虫剤を浸漬した蚊帳を製造・販売しており，流行諸国で高い評価を受けている．

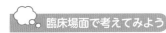
臨床場面で考えてみよう

23歳，男性．大学生．
卒業旅行で友人とタイを旅行した．帰国して1週間後に39℃台の発熱があり，病院を受診した．原因不明で対症療法も効果がなかったが，次第に意識状態が低下し，呼吸機能や腎機能障害も出現してきた．
①原因としてまずは何を考えるべきか．
②治療はどのように行われるか．

①マラリア流行地からの帰国後に発熱しているため，マラリアは必ず疑う必要がある．熱帯地方から帰国した人の発熱の原因はマラリア以外にも考えられるため鑑別診断は重要であるが，緊急を要するのは第一にマラリアであり，積極的な検査が必要である．
②重症マラリアであるため，直ちにキニーネの点滴注射を開始し，集中治療室で全身管理を行う．この事例では，1週間で末梢血中のマラリア原虫は消失し，神経症状と腎機能も完全に回復して退院した．後遺症も残らなかった．

1 日常生活と主な寄生虫感染症

1 寄生虫の分類

　寄生虫は，真核生物で動物性の感染病原体であることが大きな特徴である．寄生虫は単細胞性の**原虫**と多細胞性の**蠕虫**（ぜんちゅう）に分類され，さらに蠕虫には**線虫**（せんちゅう），**吸虫**（きゅうちゅう），**条虫**（じょうちゅう）が含まれる．日本国内で遭遇することがある寄生虫や，臨床的に重篤化する可能性があるものを**表4.2-1**に示す．

2 寄生虫感染症の現状

　国内では最近の生活環境の変化に伴って，寄生虫感染症の様相も変化してきた．かつて国民病とも呼ばれた**腸管寄生線虫症**（**回虫**（かいちゅう），**鉤虫**（こうちゅう），**鞭虫**（べんちゅう）など）は減少した一方で，発生数が変化しないもの，むしろ発生数が増加してきたものもあり，さらに海外から寄生虫症が持ち込まれる例もある．

1 まれになった寄生虫

　回虫，鉤虫，鞭虫など土壌中の虫卵から経口感染する腸管寄生線虫症は，化学肥料の普及によって発生はまれになった．しかし今日でも，有機農法として糞便を肥料に用いる人たちには家族単位でみられることがある．

2 ほとんど変化がない寄生虫

　魚や肉の生食文化をもつ日本では，食品媒介寄生虫症，特に刺身から感染する寄生虫症の発生数は，過去と比べても大きな変化はない．サバやイカ，カツオなどからのアニサキス症，サケ類からの日本海裂頭条虫症，アユからの横川吸虫症などが発生している．ウエステルマン肺吸虫症も，イノシシ肉の刺身から感染する．近年ではジビエが流行しているが，野生動物には寄生虫が感染していることが通常であるということを認識しておく必要がある．

x

表4.2-1 主なヒト寄生虫の分類，特徴と治療法

分　類		寄生虫	特徴・症状	感染経路	治療法
原虫		マラリア原虫	赤血球内寄生，輸入寄生虫症，発熱，貧血，多臓器重篤病変（重症マラリア）	ハマダラカによる吸血	早期診断で駆虫薬内服
		赤痢アメーバ	男性同性愛者で流行，腸炎，粘血便，肝膿瘍	シストの経口摂取	駆虫薬内服
		トキソプラズマ	細胞内寄生，先天性・後天性，日和見感染症	ネコの糞便，生肉摂取	駆虫薬内服
		腟トリコモナス	外性器粘膜炎，腟炎，帯下異常	性行為	駆虫薬内服
		クリプトスポリジウム	水様下痢，日和見感染症	水系感染，ウシの糞便汚染	有効な薬剤なし
蠕虫	線虫	回虫	不定症状，迷入症	虫卵の経口摂取，有機農産物の摂取	駆虫薬内服
		鉤虫	多数寄生で貧血	虫卵の経口摂取，幼虫の経皮感染	駆虫薬内服
		蟯虫	幼児の精神不安，女児の腟炎	虫卵の経口摂取，対人接触	駆虫薬内服
		アニサキス	海獣を終宿主とする回虫，急性腹症	魚介類の生食	可能なら内視鏡的摘出
	吸虫	肺吸虫	胸痛，胸水，気胸など	イノシシの生食	駆虫薬内服
		肝吸虫	無症状，胆管癌	コイ科魚類の生食	駆虫薬内服
		横川吸虫	多数寄生で消化器症状	アユのせごし，ウルカの摂食	駆虫薬内服
	条虫	日本海裂頭条虫	定期的に約50cmの虫体排出．消化器症状はまれ	サケ科魚類の生食	駆虫薬と下剤の内服
		有鉤条虫	ヒトも中間宿主になる．有鉤嚢虫症の危険あり	豚肉の不完全調理	腸造影剤と下剤の内服
		エキノコックス	キタキツネを終宿主とする条虫．肝臓に原発し転移する	虫卵の経口摂取	早期発見で外科的切除

|3| 新興・再興感染症としての寄生虫症の動向

　寄生虫による新興感染症としては，**クリプトスポリジウム症**（飲料水），**サイクロスポーラ症**（輸入果物），**クドア感染症**（輸入ヒラメ），**住肉胞子虫症**（輸入獣肉）などがある．再興感染症としては**マラリア，アメーバ赤痢，エキノコックス症**などがある．

➡ 新興・再興感染症については，5章3節p.239参照.

|4| 輸入寄生虫症

　国際化が進み，人やモノの流通が盛んになると，国内では流行していない寄生虫症の国内への持ち込みが増加してくる．マラリアや住血吸虫症など，かつて国内で流行していたが現在は発生数が少なくなった寄生虫症も，海外では今日でも流行が続いており，日本に持ち込まれることもまれではない．

3 寄生虫感染症の臨床症状

|1| 急性に発症するもの

　アニサキス症は急性腹症として発症する．クリプトスポリジウム症は激しい水様下痢を起こし，マラリアは急な発熱で発症する．

│2│ 重篤な慢性症状を起こすもの

慢性に経過して生命予後に大きく影響するものに，エキノコックス症がある．肝臓が主な病変部位で，数年の経過の間に適切な治療を行わない場合は致死率が高い．

│3│ 日和見寄生虫感染症

トキソプラズマ症，クリプトスポリジウム症，イソスポーラ症などは免疫機能が正常な人にはほとんど症状を起こさないが，AIDSなどで免疫能が低くなった人には重篤な症状を起こすことから，AIDSの指標疾患とされている．アメーバ赤痢も免疫能が低下した人では重篤になる．外部寄生虫による感染症では疥癬虫（ヒゼンダニ）による疥癬があり，高齢者施設で集団発生することがある．

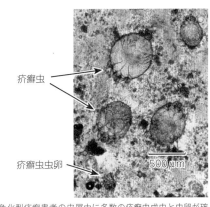

疥癬虫

疥癬虫虫卵

500μm

角化型疥癬患者の皮屑中に多数の疥癬虫成虫と虫卵が確認できる．

国立感染症研究所．"疥癬画像類"．感染症情報センター．https://idsc.niid.go.jp/disease/scabies/gazou.html．（参照2023-05-31）．

図4.2-14　重症疥癬病巣の疥癬虫

4 看護師に感染の危険がある寄生虫感染症

看護師は自らへの感染防止と，ほかの患者への感染症伝播防止に努めなければならない．寄生虫症のワクチンは国内では実用化されていないため，寄生虫の感染経路を正確に理解して，適切な予防策を実行する必要がある．通常の感染予防策を実行し個人防護具を着用することで予防は可能であるが，院内感染症としてリスクが高いものについては特に理解しておくことが重要である．

❶**疥癬**　疥癬は疥癬虫（ヒゼンダニ）の外部寄生による皮膚炎であり，高齢者や免疫能が低下した人には感染力が極めて高い（図4.2-14）．接触感染するため，看護師は手洗いの励行が必要である．広範な院内感染が発生した場合は，入所者間の接触を禁止し，患部の清潔を保ち，イベルメクチンの内服によって拡大防止に努める．

➡ 疥癬については，4章5節p.174も参照．

❷**クリプトスポリジウム症**　不顕性感染はほとんど起こらず，原虫を1匹でも経口摂取すると激しい水様の下痢を起こすが，1週間以内に回復する．しかし免疫能が低下した人では回復せず，脱水により死に至るため，看護師には厳重な注意が求められる．患者が使用する衣類，寝具，便器などは感染源になるため，熱湯で殺虫するのが望ましい．感染症法で五類に分類される．

2 輸入感染症に対する日本の体制

1 輸入感染症

交通機関の発達は人やモノの交流を盛んにしたが，同時に国境を越えた病原体の移動も促進する結果となった．感染症が大きな脅威となるのは熱帯地方の発展途上国に限らない．感染症の発生状況が国内と国外とで違うことを認識し，感染経路を理解して有効な予防策をとることが常に求められる．

輸入感染症とは，海外で感染した人が帰国後に発症する，または病原体を保有する媒介動物や食品が持ち込まれ国内で発症する感染症を指す（表4.2-2）．

plus α

新型コロナウイルス感染症

一般には国内で二次的流行を起こすものは輸入感染症から除外する．新型コロナウイルス感染症（➡p.55参照）も国外から持ち込まれたものであったが，その後日本国内でヒト-ヒト感染が進み，もはや輸入感染症とは呼ばれない．

155

表4.2-2 代表的な輸入感染症

分類	疾患名	感染経路	主な感染地
ウイルス	デング熱*	蚊媒介性	東南アジア
	A型肝炎	経口感染	アジア全域
	チクングニア熱*	蚊媒介性	東南アジア
細菌	腸チフス	経口感染	アジア全域
	細菌性赤痢	経口感染	東南アジア（水，生野菜）
原虫	マラリア*	蚊媒介性	東南アジア，アフリカ
	アメーバ赤痢	経口感染	感染地不明例が多い
	ジアルジア症	経口感染	東南アジア（水，生野菜）
蠕虫	テニア症	経口感染	東南アジア（ウシ・ブタの生肉）

* 検疫感染症

日本国内ではまれな感染症が多く，発症した場合は診断，治療などで十分な対応ができないことが多い．**検疫**は外国からの感染者や病原体の持ち込みを監視するシステムであり，空港や港湾では検疫所が置かれ，人や生鮮食料品は厚生労働省が，ペットや観賞用の動植物は農林水産省が，一部の食品や昆虫に関しては両官庁が業務を担当している（**図4.2-15**）．輸入感染症には人獣共通感染症が多いことから，総合的な対応が重要である．

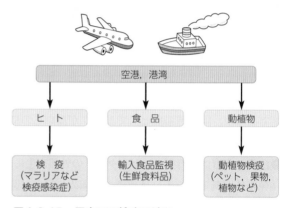

図4.2-15 日本での検疫の流れ

2 輸入感染症監視体制の現状

検疫所における監視対象は感染症法の一類感染症のほかに，コレラ，マラリア，デング熱，新型インフルエンザなどの**検疫感染症**がある．しかし実際には監視に限界があるため，完全な把握と対応は困難である．動植物や食品の監視も法整備が十分ではなく，それらの流通量が増加したことで相当量の病原体が持ち込まれている可能性は少なくない．

3 感染症持ち込み防止に必要なこと

感染症の持ち込み防止に必要なことは，整備されたサーベイランス体制，診断と治療の適切な医療対応，医療機関の量的・質的確保，一般市民への正しい感染予防知識の普及である．

新型コロナウイルス感染症の国内への持ち込みとその後の流行によって，感染症に対する日本の医療対応の脆弱性が露呈した．新型コロナウイルス感染症に限らず，地球上にはありとあらゆる感染症が満ちあふれている現実を認識し，感染症に関する正しい情報を常に求め，海外渡航の際には必要な防御策を自らの責任で行うことが求められる．

■ 引用・参考文献

1）Sakikawa, M. et al. Anti-toxoplasma antibody prevalence, primary infection rate, and risk factors in a study of Toxoplasmosis in 4,466 pregnant women in Japan. Clin Vaccine Immunol. 2012, 19（3），p.365-367.
2）影井昇．蟯虫感染症．臨床と微生物．1996，23（2），p.203.
3）中村（内山）ふくみほか．トキソプラズマ症．化学療法の

領域．2008，24（9），p.1328-1333.
4）海老沢功．旅行医学：海外渡航者の健康管理と診療．第2版，日本医事新報社，2003.
5）宮崎豊．海外で健康！知恵袋．第2版，近代出版，2002.
6）厚生労働省健康局結核感染症課．デング熱の国内感染疑い例の報告について．2014-01-10．https://www.mhlw.go.jp/stf/houdou/0000034381.html，（参照 2023-06-01）.

3 小児の感染症

学習目標

- 小児は易感染状態であることが理解できる．
- 乳児嘔吐下痢症（ロタウイルス感染症）が理解できる．
- 百日咳が理解できる．
- A群溶血性レンサ球菌感染症の続発症が理解できる．
- 予防接種のある疾患が理解できる．

学習する臨床微生物

ウイルス●ロタウイルス　*Rotavirus*
細菌●百日咳菌　*Bordetella pertussis*

Keyword

ロタウイルス感染症，乳児嘔吐下痢症，百日咳，A群溶血性レンサ球菌感染症，小児の予防接種

ウイルス ロタウイルス：*Rotavirus*

1 形態・性状・感染経路

- 車輪のような形をしている（図4.3-1）．
- エンベロープをもたず，アルコール消毒薬や熱に対する抵抗力が高い．
- 環境中でも安定しており，感染力が非常に強く，10〜100個程度のごくわずかな粒子の摂取でも経口感染する．
- 保育所等の集団生活をする施設での流行や，医療関連感染例も多く，同居している成人が小児から感染し，発症することもある．

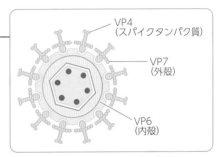

図4.3-1　ロタウイルス（模式図）

2 臨床症状

　ロタウイルスは，乳幼児の急性重症胃腸炎（**乳児嘔吐下痢症**）の主な原因ウイルスとして知られている．ロタウイルスに感染すると，2〜4日の潜伏期間の後，突然の嘔吐と発熱（3分の1の小児で39℃以上の発熱を認める）から始まり，頻繁な下痢（粘液・膿・血液を含まない，白色からクリーム色の水様便）や嘔吐，腹痛を繰り返し認める．

　多くは1〜2週間で自然に治癒するが，著しい脱水を伴うとショックや電解質異常を起こし，時には死に至ることもある．そのため，脱水症状が著しい場合には入院加療することがある．ほぼすべての子どもが5歳までにロタウイルスに感染するといわれ，6歳以上では不顕性感染となることが多い．

3 診断

　患者の症状や，家族を含めた周囲の感染状況などから総合的に判断し，原因をロタウイルスと推定して診療が行われることが多い．ただし症状だけではロタウイルスの確定診断はできないため，15分程度で結果が判明する，便を用いた迅速診断検査（**イムノクロマト法**）が最も有用である．しかしこの検査法は，結果が早く出る一方で，ロタウイルスに感染していても陽性とならない場合もあることに留意する必要がある．

　ロタウイルスによる感染性胃腸炎は感染症法で五類に分類される．

4 治療

　ロタウイルスに効果のある抗ウイルス薬はなく，嘔吐，下痢，脱水などの症状に対する対症療法が中心となる．治療法としては，経口補液，輸液管理，整腸薬の投与がある．合併症がある場合には合併症に準じた治療を行う．

5 予防

　ロタウイルスの感染経路は，糞口感染が主と考えられている．また，少ないウイルス量でも感染するため，保育所，施設，病院での集団感染を起こすことがある．したがって，おむつを適切に処理する，手洗いを徹底する，汚染された衣類等を次亜塩素酸ナトリウムで消毒する等の感染拡大防止策が重要である．

　ロタウイルスは初感染時に重症化し，ロタウイルス感染症による重篤な合併症が多く報告されている．これは**ロタウイルスワクチン**によって予防でき，重症胃腸炎および合併症の予防という点からもワクチンの必要性は高い．

　2020年10月からロタウイルス感染症の予防接種が定期接種となった．接種時期については，p.162参照．

 臨床場面で考えてみよう

11カ月，男児．

夕食後から38℃の発熱と嘔吐が認められ，翌朝，白色からクリーム色の下痢便が認められたため小児科を受診した．受診時，持参したおむつ内の便を採取し迅速診断検査を行ったところ，陽性となり，ロタウイルスによる乳児嘔吐下痢症と診断された．2日前に，保育所に通う2歳の姉もロタウイルス感染症と診断を受けていた．

①この事例の感染経路は何が考えられるか．
②ロタウイルス感染症罹患後の保育所への登園は，どのような状況で可能か．

①姉の糞便からの糞口感染が考えられる．ロタウイルスは非常に感染力が強いため，家庭内，保育所，病院等で感染が拡大する可能性がある．患者の便中には多量のウイルスが含まれており，十分に手洗いをしていても，手や爪に多数のウイルスが残っていることがあり，おむつを交換する者の手指を介して感染拡大につながることがある．
②罹患後の登園の目安は，「嘔吐・下痢の症状が治まり，普通の食事がとれること」であるが，ウイルスは便中に3週間以上排出されることがあるため，登園後も排泄後やおむつ交換後の手洗いの徹底が必要である．

plus α
ロタウイルス感染症の合併症

合併症として，けいれん，肝機能異常，急性腎不全，急性脳症，心筋炎，多臓器不全などを起こすことがあり，死に至る場合もある．

plus α
ロタウイルスワクチン

接種によってロタウイルス胃腸炎による入院患者が減少したという報告がある一方，接種から1〜2週間程度までの間は腸重積症のリスクが通常よりも高まることも報告されている．接種後に腸重積症の症状が少しでもみられた場合は速やかに医療機関を受診するように周知することも必要である．

細菌 百日咳菌：*Bordetella pertussis*

1 形態・性状

- 好気性グラム陰性桿菌（図4.3-2）.
- 感染力が強く，集団感染も多い.
- 乳児は母親からの経胎盤移行抗体が十分でなく，乳児期早期から罹患する可能性がある．特に生後6カ月以下の乳児では死に至る危険性も高い.
- 感受性者の集団において，1人の患者が感染させる人数（基本再生産数）は16〜21人と，麻疹と同様に感染力が強い.

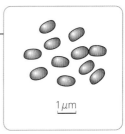

1μm

図4.3-2　百日咳菌（模式図）

2 感染経路

感染経路は，上気道からの分泌物による飛沫感染，および接触感染である．百日咳菌が上気道に付着し，気道粘膜上皮や線毛間で増殖した後，百日咳毒素などの毒素を産生して局所粘膜を傷害する.

3 臨床症状

百日咳（pertussis, whooping cough）は百日咳菌によって引き起こされ，特有の痙咳発作を特徴とする急性気道感染症である．感染後，7〜10日程度の潜伏期間を経て，**カタル期，痙咳期，回復期**という臨床経過をたどる.

ワクチン未接種の乳幼児が罹患すると重篤化しやすい一方，成人が罹患した場合の重篤症例は極めてまれである.

plus α

百日咳による出席停止

百日咳は第二種学校感染症に指定されており，園児・児童・生徒・学生は，特有の咳が消失するまで，または5日間の適切な抗菌薬治療が終了するまでは出席停止となる.

|1| カタル期（約2週間持続）

通常，7〜10日程度の潜伏期間の後，感冒様症状（くしゃみ，鼻汁，鼻閉，発熱，軽度の咳嗽）から始まり，徐々に咳嗽の回数が増え，程度も激しくなる.

|2| 痙咳期（約2〜3週間持続）

特徴的な発作性けいれん性の咳嗽（**痙咳***）となる．このような咳嗽発作を繰り返すことを**レプリーゼ**と呼び，嘔吐を伴うこともある.

発熱はないことが多く，あったとしても微熱程度である．非発作時は正常な状態であるが，なんらかの刺激が加わることで発作が誘発される．発作は夜間に出現することが多い．息を吸う間もなく咳嗽をするため，静脈圧の亢進による顔面紅潮，眼瞼の浮腫，点状出血，眼球結膜の出血，鼻出血などがみられることもある．症状は年齢が低いほど非定型的であり，乳児の場合は，無呼吸発作からチアノーゼやけいれん，呼吸停止を起こすことがある.

用語解説 *

痙咳

短い咳が連続的に起こり，その後，吸気時に笛声音（whoop）が出る発作.

|3| 回復期（2〜3週以降）

発作回数は次第に少なくなり，2〜3週間で治まる．しかしその後もしばらく経ったころに発作性の咳嗽が出現する．この間に感冒などに罹患すると，再び痙咳が出現することがある．また，冷たい空気に触れたときなどに痙咳が起こる場合もある.

成人では咳嗽が長期間持続するが，典型的な発作性の咳嗽を示すことはなく，回復に向かう．成人の場合は軽症であるため見逃されやすいが，菌は排出

しているため，ワクチン未接種の新生児・乳児の感染源になり得る．

4 検査・診断

百日咳の病原体検査には，菌の分離培養，血清学的検査，遺伝子検査がある．最も感度が高いのは菌の遺伝子検査で，PCR法やLAMP法（loop-mediated isothermal amplification）が行われている．

菌の分離培養で陽性であれば診断が確定となる．ただし，感染時の保菌量が多い乳児でも菌の分離率は低く，ワクチン接種者や菌量の低い青年・成人からの菌分離はより困難となる．血清学的検査では抗PT-IgG抗体や抗百日咳菌IgM・IgA抗体が用いられている．

百日咳は感染症法で五類に分類される．

5 治療

マクロライド系抗菌薬が第一推奨薬であり，アジスロマイシン，エリスロマイシン，クラリスロマイシンなどが用いられている．生後1カ月未満の新生児にエリスロマイシンを投与すると乳児肥厚性幽門狭窄症を発症することもあるため，注意が必要である．

対症療法として，痙咳に対しては鎮咳去痰薬や，症状によっては気管支拡張薬などが投与される．嘔吐が著しく，哺乳力が低下している場合には，入院して輸液管理を行うこともある．

6 予防

百日咳菌の感染経路は，上気道からの分泌物による飛沫感染，および接触感染であるため，治療開始から5日が経過するまでは，飛沫感染予防策，および接触感染予防策が必要である．

日本では，**4種混合ワクチン（DPT-IPV）**が定期接種となっている．生後2カ月，3カ月，4カ月，1歳以上2歳未満で4回接種することで，発症を予防することができる．

➡ 4種混合ワクチンについては，p.162 表4.3-2 参照．

 臨床場面で考えてみよう

2カ月，女児．
2週間ほど前から咳嗽と鼻汁が出現し，徐々に咳嗽も強くなり，哺乳力が低下してきたため，小児科外来を受診した．息を吸う間もないほどに立て続けに咳込んでいる．医師は，著しい咳嗽が持続し，吸気時に笛声音（whoop）が生じていること，月齢，ワクチン接種がまだであることから，百日咳と診断した．
診断後の治療は何が行われ，経過はどのようになると予想されるか．

マクロライド系抗菌薬が投与される．1週間ほどは哺乳力と体力の低下を認めるが，抗菌薬の投与を続けると，徐々に咳嗽などの症状が軽減していくとともに，哺乳力や全身状態が改善していくと考えられる．

1 A群溶血性レンサ球菌感染症の続発症

ここでは，小児の感染症として多い，**A群溶血性レンサ球菌感染症**の続発症について取り上げる．

➡ A群溶血性レンサ球菌については，3章7節p.115も参照．

1 急性糸球体腎炎

急性糸球体腎炎は，A群溶血性レンサ球菌による急性扁桃炎，咽頭炎や皮膚化膿症などの発症後，1～3週の潜伏期間をおいて，血尿，浮腫，高血圧を主な症状として急性に発症する．糸球体のびまん性炎症であり，この菌に対する抗体が菌と結合して血液中に免疫複合体を形成し，これが腎糸球体基底膜に沈着して発症する．

5～10歳の男児に多く，2歳以下はまれである．抗菌薬の発展・普及により発症頻度は減少している．

血尿は肉眼的血尿であることも多く，消失までに数カ月を要する．タンパク尿はみられても，一過性であることが多い．まれに急性腎不全，心不全，高血圧脳症を引き起こすこともあるため，注意が必要である．

治療は，対症療法を行う．尿所見，赤血球沈降速度，血圧が正常範囲になるまでは，腎血流を保つために安静臥床とする．乏尿，浮腫，高血圧があるときは，水分制限と食事療法を行う．食事は，ナトリウム，カリウム，タンパク質を制限する．また，A群溶血性レンサ球菌の除菌のために，抗菌薬を投与する．

2 リウマチ熱

リウマチ熱は，A群溶血性レンサ球菌感染症，特に咽頭扁桃炎の2～3週間後に発症する非化膿性炎症性疾患である．心炎，関節炎，皮下結節，輪状紅斑*，舞踏病*のいずれかがみられる．発熱，疲労，関節痛などで発症する．発熱は微熱から高熱までさまざまであるが，関節症状が著しい場合，高熱は必発である．胸痛，鼻出血，腹痛，リンパ節腫脹などもしばしばみられる．診断は，Jones診断基準（表4.3-1）の適用に基づく．

治療は，心炎，多関節炎，舞踏病の出現状況に応じて異なる．関節炎は2～3週間で軽快する．心炎は発症4週間以内に治療を開始した場合，ほとんどが完治するが，6週間以上経過後に治療開始した例，大動脈弁が侵された例では弁膜症を残すことが多い．

用語解説*
輪状紅斑

体幹部，大腿部などに生じる，淡い線状または不整円形を示す紅斑のこと．

表4.3-1 リウマチ熱のJones診断基準

主症状のうち2項目，または主症状1項目と副症状2項目以上で診断される．
主症状
・心炎 ・輪状紅斑 ・舞踏病 ・多関節炎 ・皮下結節
副症状
・多発性関節痛 ・発熱 ・炎症反応 ・心電図でのPR間隔延長

2 小児の予防接種 (表4.3-2)

　小児では，百日咳，ロタウイルス感染症などの小児特有の感染症に罹患することが多い．しかし，**予防接種**をすることによって，乳児が罹患しやすい感染症（百日咳，細菌性髄膜炎など）から小児を守ることが可能である．また，季節性に流行するインフルエンザについても，予防接種をすることによって，脳炎・脳症などの合併症の出現や，重症化する危険を減らす効果が認められているため，積極的な接種が勧められている．

表4.3-2　小児の予防接種（2023年8月）

予防接種名	予防可能な疾患	種　類	標準的な接種年齢と接種期間	接種方法
インフルエンザ菌b型 (Hib) ワクチン	細菌性髄膜炎	不活化	・生後2カ月以上5歳未満にある者に行う． ・標準として，生後2カ月以上7カ月未満で接種を開始．通常，生後12カ月までの間に27日以上の間隔で3回接種する． ※接種開始が生後7カ月以上12カ月未満の場合，通常，生後12カ月までの間に27日以上の間隔で2回接種． ・追加接種（4回目）は初回接種から7カ月以上空けて，1回皮下接種．	皮下注射
肺炎球菌ワクチン (13価結合型)	細菌性髄膜炎	不活化	・生後2カ月以上7カ月未満で開始し，27日以上の間隔で3回接種． ・追加免疫は通常，生後12～15カ月に1回接種の合計4回接種．	皮下注射
B型肝炎ワクチン (ユニバーサルワクチン)	B型肝炎	不活化	・生後2カ月以上9カ月未満で開始し，27日以上の間隔で2回接種．さらに1回目から139日以上の間隔をおいて3回目接種．	皮下注射
ロタウイルスワクチン (1価)	ロタウイルス感染症	生	・生後6週以上14週6日未満で初回接種完了*．初回から4週間空けて生後24週までに2回目を接種．	経口服用
ロタウイルスワクチン (5価結合型)			・生後6週以上14週6日未満で初回接種完了*．初回から4週間以上の間隔を空けて生後32週までに3回接種．	
4種混合ワクチン (DPT-IPV)	ジフテリア 百日咳 破傷風 ポリオ（急性灰白髄炎）	不活化	・生後2カ月～1歳の間に3回接種．それぞれの間隔は20～56日．3回目接種後，7.5歳までに追加接種． ・DPT-IPV4回接種またはDPT4回接種＋IPV4回接種から選択可能（原則として同一種類を接種）．	皮下注射
3種混合ワクチン (DPT)	ジフテリア 百日咳 破傷風	不活化		
不活化ポリオワクチン (IPV)	ポリオ（急性灰白髄炎）	不活化		
2種混合ワクチン (DT)	ジフテリア 破傷風	トキソイド	・小学校6年生（11歳以上13歳未満）で1回接種．	皮下注射
BCGワクチン	結核	生	・生後5カ月以上8カ月未満で1回接種．	経皮管針法
MRワクチン (麻疹風疹混合ワクチン)	麻疹 風疹	生	・第1期として，1歳以上2歳未満で1回接種．第2期として5歳以上7歳未満で1回接種．	皮下注射

予防接種名	予防可能な疾患	種　類	標準的な接種年齢と接種期間	接種方法
日本脳炎ワクチン	日本脳炎	不活化	・第1期として3～4歳で6～28日の間隔をおいて2回，第2期として9～10歳に1回接種.	皮下注射
水痘ワクチン	水痘	生	・1歳以上で初回接種し，初回接種から3カ月以上空けて2回目接種.	皮下注射
ヒトパピローマウイルス（HPV）ワクチン（2価結合型）	ヒトパピローマウイルス感染症	不活化	・小学6年生から高校1年生の女子に接種（10歳から接種可能）. 2回目は初回接種の2カ月後，3回目は6カ月後に接種.	筋肉注射
ヒトパピローマウイルス（HPV）ワクチン（4価結合型）			・女子は2価と同様. ・任意で男子も接種可能.	
ヒトパピローマウイルス（HPV）ワクチン（9価結合型）※任意接種			・任意で女子のみ接種可能.	
おたふくかぜワクチン※任意接種	流行性耳下腺炎	生	・1歳以上で早期に接種. ・5歳以上7歳未満で追加接種推奨.	皮下注射
インフルエンザワクチン※任意接種	インフルエンザ	不活化	・生後6カ月以上から接種可能. ・13歳未満は初回接種から4週間空けて2回目接種. ・13歳以上は原則1回接種.	皮下注射
髄膜炎菌ワクチン（4価結合型）	髄膜炎菌感染症	不活化	・国内臨床試験は2歳以上55歳未満を対象として実施.	筋肉注射
A型肝炎ワクチン	A型肝炎	不活化	・1歳以上で2～4週間隔で2回接種し，1回目から24週経過後に3回目接種.	皮下注射
新型コロナワクチン※任意接種	新型コロナウイルス感染症	mRNA	・生後6カ月以上の者に接種. ・初回接種後3週間後に2回目，2回目の8週間後に3回目を接種.	皮下注射

*　日本小児科学会では，ロタウイルスワクチンの初回接種は生後8～15週未満を推奨している.

引用・参考文献

1）国立感染症研究所．ロタウイルス感染性胃腸炎とは．https://www.niid.go.jp/niid/ja/kansennohanashi/3377-rota-intro.html，（参照 2023-08-29）.

2）国立感染症研究所．百日咳とは．https://www.niid.go.jp/niid/ja/kansennohanashi/477-pertussis.html，（参照 2023-06-01）.

3）国立感染症研究所．A群溶血性レンサ球菌咽頭炎とは．https://www.niid.go.jp/niid/ja/kansennohanashi/340-group-a-streptococcus-intro.html，（参照 2023-06-01）.

4）国立感染症研究所．日本の予防接種スケジュール．https://www.niid.go.jp/niid/ja/vaccine-j/2525-v-schedule.html，（参照 2023-06-01）.

5）日本小児科学会．日本小児科学会が推奨する予防接種スケジュール．2023-04-01．https://www.jpeds.or.jp/uploads/files/20230413_vaccine_schedule.pdf，（参照 2023-06-01）.

4 母子感染

学習する臨床微生物

細　　菌 ● B群レンサ球菌
　　　　　　group B *Streptococcus*

　　　　　梅毒トレポネーマ
　　　　　　Treponema pallidum

ウイルス ● 風疹ウイルス　*Rubella virus*

　　　　　ヒトT細胞白血病ウイルス
　　　　　　human T-cell leukemia virus type-1

　　　　　単純ヘルペスウイルス
　　　　　　Herpes simplex virus：HSV

Keyword

新生児ヘルペス，先天梅毒，垂直感染，経胎盤感染，産道感染，母乳感染

細菌　B群レンサ球菌：group B *Streptococcus*

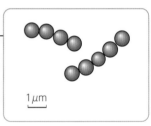

図4.4-1　B群レンサ球菌

1 形態・性状・生息部位

・グラム陽性で連鎖状に配列し，莢膜をもつ（図4.4-1）.

・ヒトの咽頭，尿道，直腸，腟などに分布し，保菌率は約15％である.

2 感染経路

　新生児・乳児B群レンサ球菌感染症は，生後1週間以内に発症する**早発型**とそれ以降に発症する**遅発型**（日齢7〜89），**超遅発型**（日齢90〜1歳未満）に分けられ，症状，感染経路などが異なる[1]（表4.4-1）.

　早発型の感染経路は垂直感染である. 児が産道を通る時に，母の腟に保菌されていたB群レンサ球菌（group B *Streptococcus*：GBS）が伝播する. 遅

表4.4-1　新生児・乳児B群レンサ球菌感染症の特徴

	早発型	遅発型	超遅発型
発症時期	日齢0〜6	日齢7〜89	日齢90〜1歳未満
感染経路	垂直感染	主に水平感染 ※接触感染予防が重要	主に水平感染 ※接触感染予防が重要
診断名	肺炎，敗血症	髄膜炎，菌血症，関節炎，蜂窩織炎	菌血症
初発症状	呼吸障害〔呻吟（しんぎん），多呼吸，チアノーゼ，陥没呼吸〕，発熱	呼吸障害，発熱，哺乳障害，not doing well*，嘔吐，けいれん	発熱

Edwards, M.S. et al. "Group B streptococcus infections". Remington and Klein's infectious diseases of the fetus and newborn infant. 8th ed, Elsevier, 2016, p.411-456. 一部改変.

用語解説 *

not doing well

発熱や嘔吐などの明らかな症状が現れる前の前駆症状.「なんとなくおかしい，元気がない」と訳され，いつもと比べて活気がない，筋緊張が低い，哺乳力が弱い，などの症状のこと.

発型や超遅発型の場合は水平感染である．遅発型や超遅発型は，宿主要因（早産などの易感染性）がリスク因子となる．また，成人では高齢者に多く，さまざまな基礎疾患（糖尿病，悪性腫瘍，肝硬変，心疾患等）を有していることがリスク因子となる．侵入門戸は，呼吸器，皮膚・軟部組織，尿路が多い．

❸ 臨床症状

新生児の敗血症，髄膜炎の起炎菌として，大腸菌や黄色ブドウ球菌と並んで重要である．肺炎球菌やインフルエンザ菌b型のワクチンが定期接種となったため，小児細菌性髄膜炎の起炎菌としては最も多い[2]．初発症状としては，早発型は呼吸障害，遅発型は発熱が多い．

病原性を示すのは，新生児，高齢者，妊産褥婦，易感染者に対してである．高齢者では，肺炎，心内膜炎，骨髄炎，蜂窩織炎，尿路感染症の症状を呈する．

❹ 検査・診断

児の診断は，GBSの検出と炎症反応値であるC反応性タンパク（CRP）*の上昇による．検査は，①血液検査，②髄液検査，③培養検査（血液，髄液，尿，耳介，咽頭），④X線検査が行われる．

❺ 治療・予防

治療にはペニシリン系抗菌薬が有効である．

早発型の予防のためには，妊娠35～37週に，腟および直腸からの培養検査によって**スクリーニング***を行うことが重要である．

臨床場面で考えてみよう

日齢0の新生児．在胎週数39週．出生時体重2,870g．破水後24時間で出生．羊水混濁はなかった．

出生直後には異常はなかったが，出生4時間後に体温が38.5℃まで上昇し，呼吸数は70回/分で，陥没呼吸*がみられた．妊娠36週の母体の腟培養検査でB群レンサ球菌が検出されている．

①早発型B群レンサ球菌感染症の感染経路は何か．また，早発型B群レンサ球菌感染症を疑った際に確認すべき情報は何か．

②母は，今後の育児で気を付けることはないか心配している．母に伝えることは何か．

①感染経路は垂直感染であり，児への早期治療の観点から，母体の保菌情報，分娩時の抗菌薬投与状況を確認する．

②日常生活は手指衛生を適切に行えば問題ないことを伝え，次の妊娠時には，児が発症したことを医療従事者に伝えるように説明する．現在のところ対応については統一した見解はないが，遅発型の発症には経母乳感染や乳腺炎との関連が指摘されている．授乳の際は手指衛生を行い，乳腺炎の発症予防に努めるように説明する．

ウイルス 風疹ウイルス：*Rubella virus*

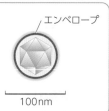

エンベロープ

100nm

図4.4-2 風疹ウイルス（模式図）

① 形態・性状

- RNAウイルスで，エンベロープをもつ（図4.4-2）．
- 正二十面体．
- 赤血球凝集能*をもつ．

② 感染経路・臨床症状

感染経路は飛沫感染である．

発疹，リンパ節腫脹，発熱が主症状であり，予後はよい．妊娠初期（妊娠12週まで）の初感染では，経胎盤感染によって死産，流産となったり，胎児に**先天性風疹症候群**を引き起こす可能性がある．

③ 検査・診断

臨床症状（発疹，発熱，リンパ節腫脹）の一つ以上を有し，①咽頭拭い液，血液，髄液，尿からの風疹ウイルス検出，もしくはPCR法による検体からの病原体の遺伝子検出，②血清中からのIgM抗体の検出，もしくはペア血清*による抗体陽性または抗体価の上昇が認められれば，検査診断例として診断される．

風疹患者との接触時または発疹の出現時は，その直後と1週間後以降の2回HI抗体*を測定し，前回より4倍以上の増加があれば最近感染した可能性が高い．さらに，風疹IgM抗体を測定し，上昇している場合は初感染の可能性が高い．

上記①②が認められない場合で，臨床症状の三つすべてを満たす場合は臨床診断例として診断される．

風疹は感染症法で五類に分類される．

④ 先天性風疹症候群

難聴，白内障，動脈管開存症＊が3徴である．そのほか，知能障害，小頭症，緑内障，角膜混濁，脈絡網膜炎，小眼球，斜視，心室中隔欠損症を呈する．

白内障または先天性緑内障，先天性心疾患，難聴，色素性網膜症から2項目以上，または，これらの項目から1項目以上で，かつ紫斑，脾腫，小頭症，精神発達遅滞，脳髄膜炎，X線透過性の骨病変，生後24時間以内に出現した黄疸から1項目以上がある場合に，**先天性風疹症候群**（典型例）と診断される．

⑤ 先天性風疹症候群の予防

妊娠前に風疹抗体価を測り，陰性者には**風疹ワクチン**を接種して妊娠時の初感染を避ける．

妊婦に対しては，妊娠初期にスクリーニングを行う．その結果，HI抗体価が陰性であった妊婦には，感染を回避するための指導として，人混みや子どもの多い場所への出入りを避け，発疹が出現したり風疹患者と接触したりしたときには医療従事者に相談するよう伝える．また，分娩後の予防接種を推奨する．

用語解説 ＊
赤血球凝集能
赤血球を凝集させる性質のこと．血液中に風疹抗体があると，風疹ウイルス（抗原）は風疹抗体と反応し，赤血球の凝集を阻止する．

用語解説 ＊
ペア血清
急性期と回復期の血清で抗体価を測定し，4倍以上の上昇があれば診断が確定する．

用語解説 ＊
HI抗体
血清中の赤血球凝集抑制（hemagglutination inhibition：HI）抗体．この抗体が16倍以上あれば免疫があると考えてよい．

用語解説 ＊
動脈管開存症
胎児の血液循環ルートである動脈管は，出生直後はすべての新生児で開存しているが，胎外循環への移行とともに閉鎖する．動脈管開存症はこの動脈管が開存したままの状態であり，心不全の症状を呈することもある．

コラム 　　**風疹ワクチン接種の社会的意義**

　風疹の報告数は，2011年では378人であったが，2012年には2,392人，2013年には14,357人と大きく増加した．発症者は成人に多く，2013年に報告された14,357人の男女の内訳は，男性10,985人（76.5%），女性3,372人（23.5%）と，男性に多い．風疹の大流行に伴い，先天性風疹症候群の報告数も，2005〜2011年は1年当たり0〜2例であったが，2012年には4例，2013年には32例と増加し，2014年は9例であった．2014年の報告以降，先天性風疹症候群の報告はなかったが，2018年から2019年の流行で，2019年では4例，2020年と2021年では各1例が報告されている．

　風疹の大流行に伴い，厚生労働省から自治体や医療機関に注意喚起が出され，妊娠前の女性やパートナーの男性は，風疹ワクチン接種を受けることが推奨されている．職場などで周囲に妊婦がいる場合も同様である．感染症を流行させないための免疫率を**集団免疫率**といい，風疹の集団免疫率は80〜85%であると報告されている．成人の風疹ワクチン接種率を高率に維持し，集団の中で抗体陽性者の割合を増やすことは，風疹の流行防止，ひいては先天性風疹症候群の予防につながる．

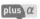 **臨床場面で考えてみよう**

32歳，女性．
妊娠8週のとき，職場の同僚が風疹と診断された．HI抗体は128倍．妊娠を継続し，出生時体重2,200gの女児を出産した．児は先天性心疾患（心室中隔欠損），先天性白内障であることが判明した．
①このとき何を疑い，どのような検査を行うか．
②考えられる感染経路は何か．

①典型例の臨床症状が2項目以上あることから，先天性風疹症候群が疑われる．この事例では臍帯血*から風疹IgM抗体が検出され，児は先天性風疹症候群と診断された．その後は聴力や精神神経発達の経過を追うことになった．
②妊娠中に，職場において風疹発症患者と接触したことにより妊婦が感染し，風疹ウイルスが母体から胎盤を通じて血行性に胎児に感染したと考えられる．先天性風疹症候群の発症を防ぐためには，妊婦や妊娠を希望する女性，パートナーおよび家族へのワクチン接種だけでなく，社会全体で取り組む必要がある．

plus α

先天性風疹症候群とパートナーへのワクチン

風疹の第5期定期接種対象の1962（昭和37）年4月2日から1979（昭和54）年4月1日生まれの男性は，積極的に風疹抗体検査を受け，検査結果に応じて予防接種を受けることを勧奨する事業が行われている．この対象者は過去の定期接種の対象外であり，特に抗体保有率が低い．2019年から2024年度末までの事業である．

 *

臍帯血

胎児と胎盤を結ぶ臍帯を流れる胎児血のこと．

ウイルス ヒトT細胞白血病ウイルス：
human T-cell leukemia virus type-1（HTLV-1）

1 形態・性状

- RNAウイルスで，エンベロープをもつ.
- 末梢血では，花弁状の特徴的な核をもつリンパ球がみられる（図4.4-3）.

2 感染経路・臨床症状

感染経路は，母乳，性交，血液である．**成人T細胞白血病**（adult T-cell leukemia：**ATL**）として発症する．生涯における発症率は数％で，大部分は無症状，キャリアで経過する．発症年齢は40歳以降が多く，白血病，リンパ腫，皮膚病変を呈する．有効な治療法はない．ATLは西日本（特に鹿児島，長崎）に多い.

3 児の栄養方法

母乳が感染経路となることから，原則として母乳栄養ではなく人工栄養が勧められる．冷凍母乳栄養[*]は，母子感染予防効果の科学的根拠が不十分として積極的には行われておらず，「感染リスクを説明しても母親が強く望む場合」のみに限定されている[3].

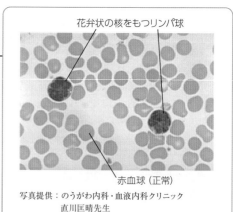

花弁状の核をもつリンパ球

赤血球（正常）

写真提供：のうがわ内科・血液内科クリニック
直川匡晴先生

図4.4-3　ATLに特徴的な花弁状細胞（flower cell）

🗨 臨床場面で考えてみよう

28歳，女性．母乳栄養による育児を強く希望している．妊娠20週.
ヒトT細胞白血病ウイルス（HTLV-1）のキャリアであることが判明した.
①医師からは女性に対してどのような説明があると予測できるか.
②栄養方法の選択に関して，女性へはどのような支援が必要か.

①この事例の場合は，医師から女性に，HTLV-1キャリアであること，母子感染のリスク，児の栄養方法（人工栄養，冷凍母乳栄養，母乳栄養）について説明があると考えられる．自分自身ががんを発病する可能性があること，子どもに感染する可能性があることに妊婦は驚き，すぐには栄養方法の選択までを考える余裕はないことが予測される.

②栄養方法について十分説明を行い，意思決定支援を行う．どの栄養方法を選択しても，自分が選択した栄養方法が正しかったか，不安感をもち揺れ動くことが予想される．選択後は，正しい選択であったと支持的対応を行い，選択した栄養方法を完遂できるよう支援を行う.

単純ヘルペスウイルス：Herpes simplex virus（HSV）

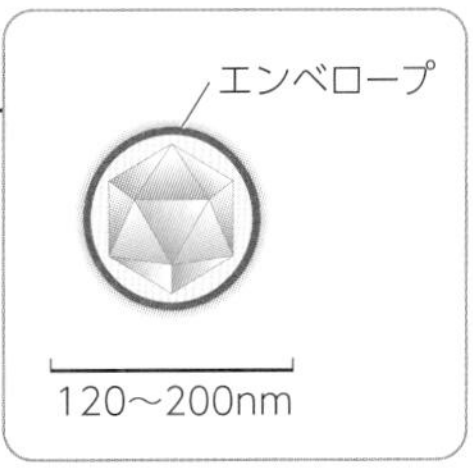

エンベロープ

120〜200nm

図4.4-4
単純ヘルペスウイルス
（模式図）

1 形態・性状

- DNAウイルスで，エンベロープをもつ（図4.4-4）.
- 正二十面体.
- **血清型1型**（Herpes simplex virus type 1：**HSV-1**）と**血清型2型**
  （**HSV-2**）の2種類がある.

2 感染経路・臨床症状

　HSV-1は，大人が子どもに食事を与えるときの口移し，キス，口腔性交（オーラルセックス）により接触感染し，口唇，口腔内などに皮疹（病変）が生じる．HSV-2は性行為により接触感染し，外陰部に皮疹（病変）が生じる．臨床症状は，皮膚粘膜の浅い潰瘍，水疱，局所の疼痛，リンパ節腫脹，発熱などである．

3 検査

　単純ヘルペスウイルス感染症は，感染時期により，初感染初発型（抗体の保有なし），非初感染初発型（抗体は保有しているが発症は今回が初めて，または免疫能低下により再活性化され発症），再発型，に分類される．

　病変から検体を採取し，ウイルスの分離培養検査によりHSVを検出することで診断する．性器ヘルペスウイルス感染症は感染症法で五類に分類される．

4 新生児ヘルペス

　新生児ヘルペスの場合，主な感染経路は産道感染である．生後28日までに発症する．胎内感染による新生児ヘルペスはまれである．

　臨床症状は，表在型（皮膚，眼，口に限局した皮疹），中枢神経型（けいれん，脳症など），全身型（発熱，呼吸障害など）の三つに分類される．中枢神経型の70％は神経学的な後遺症が残り，全身型では死亡率が29％と予後が悪い．

　新生児ヘルペスの場合は，母体血清中のIgMとIgGの変動で，初感染初発型か，非初感染初発型かを鑑別する．初感染初発型は，発症時の血清抗体は陰性だが，7〜10日後にIgM陽性となる．非初感染初発型は，発症時の血清抗体がIgG陽性となる．

5 治療

　単純ヘルペスウイルス感染症では抗ウイルス薬（アシクロビル，バラシクロビルなど）が有効である．

6 予防

　病変のあるパートナーとの性交を避けることが予防となる．

　母体がHSVに感染していても約70％は無症状であり，母子感染を防御することは難しい．外陰部をよく観察し，小さな水疱などの病変を見逃さないことが重要である．外陰部に病変があるときの分娩様式は帝王切開となる．

4

宿主の因子が影響する感染症と病原体

細菌 **梅毒トレポネーマ：*Treponema pallidum***

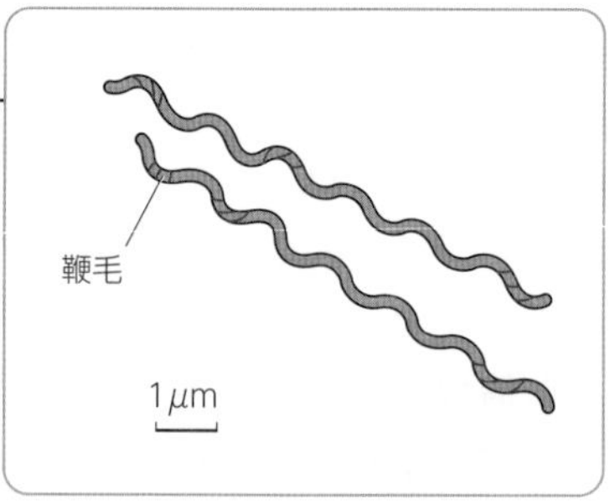

鞭毛

1μm

図4.4-5　梅毒トレポネーマ

1 形態・性状

- グラム陰性のらせん菌で，規則正しいらせん状の細長い菌体を数本の鞭毛が取り巻いている（図4.4-5）.
- 鞭毛は細胞の両末端に付着し，細胞壁とエンベロープの間に存在する.
- 人工培養は現在のところ不可能である.

2 生息部位・感染経路

　ヒトの泌尿生殖器などの皮膚粘膜病変の滲出液に存在し，性交（口腔性交を含む）で皮膚や粘膜の小さな傷から侵入する（接触感染）. **先天梅毒**の場合は，母体から血行性に胎盤を通じて胎児に感染する（経胎盤感染）. また，輸血によっても感染することがある.

➡ 梅毒感染の拡大については，3章6節p.113参照.

3 臨床症状・経過

　感染すると約3週間の潜伏期を経て，長期にわたりさまざまな症状を呈する. 梅毒の分類と臨床経過を表4.4-2に示す. 梅毒トレポネーマには終生免疫が得られないため，再感染する. 梅毒は感染症法で五類に分類される.

表4.4-2　**梅毒の分類と臨床経過**

分 類		臨床病期	感染からの期間	症 状
病期による分類	早期梅毒（感染から1年未満）	第1期	感染後1カ月前後（遅くとも3カ月）	潜伏期を経て，梅毒トレポネーマの侵入部位（多くは外陰部）に初期硬結ができ，無痛性で出血のない潰瘍〔硬性下疳（げかん）〕を形成する. 感染後3週間経過すると梅毒血清反応が陽性となるが，陰性のこともある.
		第2期	1〜3カ月前後	第1期症状が消失し，潜伏期（4〜10週間）を経て，全身にバラ疹，丘疹状，水疱状の発疹がみられる. 陰部，口腔粘膜に丘疹状の扁平コンジローマが生じる. 全身倦怠感，食欲不振，脱毛などが認められる. 血液を介して腎，関節，眼，消化器など全身臓器に広がる.
	後期梅毒（感染から1年以上）	第3期	感染後1年余り	諸臓器に結合組織が増殖して，**ゴム腫**（非特異的肉芽腫様病変，軟らかいゴム状の腫瘍）が形成される. 進行性の大動脈拡張を主体とする心血管症状（大動脈炎，大動脈瘤）などが生じる. 中枢神経系に変性病変が起こり，**脊髄癆**（ろう），**進行性麻痺**などの神経梅毒に進展する.
潜伏梅毒		早期潜伏梅毒	感染後1年未満	臨床症状はなく，血清反応のみ陽性である. 感染性がある.
		後期潜伏梅毒	感染後1年以上	早期梅毒第1期と第2期の間，および第2期の症状消失後にみられる. 感染性はほぼない.
*先天梅毒		早期先天梅毒	感染後1年未満	胎児死亡，死産，早産，発育不良が多い. **老人様顔貌，皮膚の水疱（梅毒性天疱瘡），骨症状（骨軟骨炎）**が特徴的. 肝・脾腫大，肺炎，貧血を呈する.
		晩期先天梅毒	感染後1年以上	学童期以降にハッチンソン（Hutchinson）3徴候〔**実質性角膜炎，内耳性難聴，ハッチンソン歯**（上顎門歯が短く先端へいくにしたがって狭い）〕の症状を呈する.

＊梅毒に罹患している母体から出生した児で，胎内感染を示す検査所見のある症例. 無症候の場合には，潜伏梅毒にも分類される.

日本性感染症学会編. 性感染症診断・治療ガイドライン2020. 診断と治療社，2020. および日本産科婦人科学会・日本産婦人科医会編. 産婦人科診療ガイドライン産科編2023. 日本産科婦人科学会，2023を参考に作成.

170

4 検査

梅毒の血清学的検査には，非特異的反応と特異的反応の2種類がある．

妊娠初期（妊娠4カ月まで）に，全妊婦にRPR（後述）と梅毒トレポネーマ抗体の同時検査の実施が推奨されている．

1 非特異的反応

梅毒トレポネーマは培養が困難なため，代わりにウシ心臓由来のカルジオリピン*抗原を用いた，**梅毒血清反応**（serologic test for syphilis：**STS**）と総称される検査が実施される．日本では，**RPR**（rapid plasma reagin）**カードテスト**のみ利用可能である．梅毒以外の自己免疫疾患や肝疾患，妊娠でも陽性になる場合があり，これを**生物学的偽陽性**（biological false positive：**BFP**）という．

梅毒血清反応は感染から約3週間後に出現するため，感染直後は陰性である．血清反応が陰性で，臨床症状や問診から梅毒が疑われる場合は，3週間後に特異的反応（梅毒トレポネーマ抗体）の再検査を行う．なお，治療により梅毒トレポネーマが消失した後も陽性が続く．

2 特異的反応

梅毒トレポネーマ抗原に対する反応．梅毒トレポネーマ赤血球凝集試験（*Treponema pallidum* hemagglutination test：TPHA）と梅毒トレポネーマ蛍光抗体吸収試験（fluorescent treponemal antibody absorption test：FTA-ABS）がある．

5 治療

ペニシリン系抗菌薬が有効．ペニシリン系アレルギーがある場合はマクロライド系抗菌薬を使用していたが，耐性菌が広がっているため抗菌薬の選択は慎重に行う．妊婦，新生児も治療の対象となる．

6 予防

梅毒トレポネーマは消毒薬に対する抵抗性が弱く，低水準消毒薬で対応できる．

先天梅毒の予防のため，妊娠初期にスクリーニングを行い，陽性であれば治療を行う．先天梅毒は適切な治療で予防できる．妊娠初期に1回検査するだけでは妊娠中の感染が判明しないため，パートナーに梅毒が疑われる場合は性交を避け，再度検査を実施するか検討する．

また，感染リスクの高い集団（直近6カ月以内の性風俗業の利用歴，従業歴がある者）に対して，啓発を行うことも重要である．

用語解説 *

カルジオリピン

細胞膜に存在するリン脂質の一つ．カルジオリピンと反応する抗体は，梅毒に罹患していなくても産生される．

plus α

蛍光抗体検査

蛍光色素で標識した抗体（抗原）を用いて抗原（抗体）を検出する方法．

plus α

先天梅毒の治療

ペニシリン系抗菌薬の投与を行う．神経梅毒は神経学的予後が不良であり，先天梅毒が疑われた場合で，かつ梅毒に罹患している母体（無治療もしくは治療不十分）から出生した場合には，児の髄液検査が推奨されている[4]．髄液検査は抗菌薬投与前に行う．

23歳，女性.

妊娠36週で緊急入院し出産. 妊婦健康診査は一度も受診していなかった. 児は全身に水疱が形成され，老人様顔貌であった.

①このとき何を疑い，どのような検査を行うか.

②女性によると，最近の性行為は2カ月ほど前であった. 考えられる感染経路は何か.

①先天梅毒を疑う. 妊娠初期にスクリーニングが行われていれば先天梅毒の予防がなされているが，妊婦健康診査未受診妊婦は梅毒抗体検査が実施されていないことから，医療機関受診時に直ちに梅毒抗体検査を行う. 胎児の感染成立や先天梅毒の診断には，出生児の児血の抗体検査が有用である.

②妊婦が梅毒に感染し無治療であったため，母体から胎盤を通じて血行性に胎児に感染したと考えられる.

1 母子感染の経路と病原体

1 母子感染の感染経路と病原体

母子（垂直）感染とは，妊娠中または分娩時において母体保有の各種病原体が胎児へ感染する形態の総称である.

感染経路は病原体により異なり，以下のように分類することができる（図4.4-6）.

❶**経胎盤感染** 病原微生物を含む母体血が胎児へ移入して起こる感染

❷**上行性感染** 腟，頸管の病原微生物が子宮内へ移入して起こる感染

❸**産道感染** 分娩時における産道（腟，頸管）からの感染

❹**母乳感染** 母乳からの感染

母子感染する主な病原体を**表4.4-3**に示す.

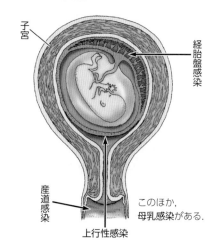

図4.4-6 **母子感染の感染経路**

2 母子感染の予防と妊婦スクリーニング

母子感染の予防策として，①感染の機会をなくすこと，②予防接種の施行，③妊婦の感染のスクリーニングの施行，が挙げられる. 妊婦は，伝染性疾患患者との接触を避け，パートナーに性感染症が疑われる場合は性交を避ける. また，小児期や妊娠前に予防接種を受けることで初感染を回避することができ，妊娠時の母子感染の予防につながる.

日本では，2013年度より**妊婦健康診査**におけるスクリーニング検査の公費負担が拡充された. B型肝炎抗原検査，C型肝炎抗体検査，HIV抗体検査，梅毒血清反応検査，風疹ウイルス抗体検査，HTLV-1抗体検査，性器クラミジア検査，B群レンサ球菌検査の公費負担率は，全市町村で100%である.

表4.4-3　母子感染する主な病原体の感染経路と予防方法

病原体	経胎盤感染	上行性・産道感染	母乳感染	予防方法
風疹ウイルス	＋	－	－	妊娠前に抗体価を測り，陰性者にはワクチンを接種する．
サイトメガロウイルス（CMV）	＋	＋	＋	子どもと食べ物，飲み物，食器を共有しない．
単純ヘルペスウイルス	±	＋	－	外陰部に病変があるときは帝王切開*を行う．
大腸菌	－	＋	－	
水痘・帯状疱疹ウイルス（VZV）	＋	±	－	ワクチンを接種する．
B型肝炎ウイルス（HBV）	±	＋	±	ワクチンを接種する．
ヒト免疫不全ウイルス（HIV）	＋	＋	＋	抗HIV療法，帝王切開，人工栄養．
ヒトT細胞白血病ウイルス（HTLV）	±	±	＋	冷凍母乳栄養，人工栄養．
ヒトパルボウイルスB19	＋		－	保育士，教師，看護師は妊娠前に抗体の有無を調べる．周囲に感染者がいる場合は，マスク着用や手洗いを励行する．
ヒトパピローマウイルス（HPV）	－	＋		分娩時までに治療し，肉眼的な尖圭コンジローマ病変を消失させる．
B群レンサ球菌	－	＋	－	分娩時に抗菌薬を使用する．
黄色ブドウ球菌	－	＋	－	
リステリア菌	＋	±		ナチュラルチーズ（加熱殺菌していないもの），生ハム，肉や魚のパテ，スモークサーモンを食べない．冷蔵庫内でもリステリア菌は徐々に増殖するため，食品は期限内に使い切る．
梅毒トレポネーマ	＋	±	±	妊娠期に梅毒血清反応を行い，陽性であれば治療する．
トラコーマクラミジア	－	＋	－	妊娠期に抗原検査を行い，陽性であれば治療する．
トキソプラズマ	＋			生肉を食べない．土を触る際は手袋を着用し，その後は手指を石けんと流水で洗う．
カンジダ	－	＋	－	妊娠期に培養を行い，陽性の場合は抗真菌薬で治療する．

＊　帝王切開：産道を通らず，子宮壁を切開して胎児を娩出させる方法．

引用・参考文献

1）日本産科婦人科学会・日本産婦人科医会編．産婦人科診療ガイドライン：産科編2023．日本産科婦人科学会，2023．
2）Masayoshi Shinjoh. et al. Pediatric bacterial meningitis in Japan, 2013-2015-3-5years after the wide use of Haemophilus influenzae type b and Streptococcus pneumoniae conjugated vaccines. J Infect Chemother. 2017, 23, p.427-438.
3）内丸薫．厚生労働科学研究班によるHTLV-1母子感染予防対策マニュアル（第2版）．https://www.mhlw.go.jp/bunya/kodomo/boshi-hoken16/dl/01.pdf．（参照2023-06-01）．
4）国立感染症研究所．先天梅毒の届出に関する手引き．2019-02-05．https://www.mhlw.go.jp/bunya/kenkou/kekkaku-kansenshou11/pdf/01-05-11-3-c.pdf．（参照2023-06-01）．
5）国立感染症研究所．先天性風疹症候群（CRS）の報告（2021年
1月29日現在）．https://www.niid.go.jp/niid/ja/rubella-m-111/rubella-top/700-idsc/8588-rubella-crs.html．（参照2023-06-01）．
6）日本性感染症学会．梅毒診療ガイド．2018-06-15．http://jssti.umin.jp/pdf/syphilis-medical_guide.pdf．（参照2023-06-01）．
7）日本感染症学会．クイック・リファレンス．2019-07-23．https://www.kansensho.or.jp/ref/d52.html．（参照2023-06-01）．
8）国立感染症研究所．梅毒とは．2022-11-30．https://www.niid.go.jp/niid/ja/kansennohanashi/465-syphilis-info.html．（参照2023-06-01）．
9）厚生労働省．妊婦健康診査の公費負担の状況に係る調査結果について（令和4年4月1日現在）．https://www.mhlw.go.jp/content/11908000/000552443.pdf．（参照2023-06-01）．

5 高齢者の感染症

学習目標

◉ 疥癬とその予防・治療を理解できる.

◉ 誤嚥性肺炎とその予防・治療を理解できる.

◉ 褥瘡感染とその予防・治療を理解できる.

学習する臨床微生物・医動物

節足動物●疥癬虫（ヒゼンダニ）

Sarcoptes scabiei

Keyword

疥癬，誤嚥性肺炎，褥瘡感染

節足動物 疥癬虫（ヒゼンダニ）：*Sarcoptes scabiei*

1 形態・性状

- **疥癬虫**（ヒゼンダニ）は，成虫の雌は300〜500μm，雄は230〜340μmの卵形で円盤状の小型のダニで，肉眼ではほとんど見えない（図4.5-1）.

- 雌はヒトの皮膚角質層にトンネル（**疥癬トンネル**）を掘って生活する. 雄は皮表を歩き回って雌を探し，交尾する. 受精後，雌は疥癬トンネルを掘り進め，その中で産卵する. 雌の寿命は4〜6週間で，1日に2〜4個程度の卵を産む（図4.5-2）.

- 温度変化や乾燥に弱く，ヒトから離れ温度が低下すると弱り，数時間で感染力が低下する. 全身に寄生するが，主に手，足，肘，陰部などに寄生していることが多い.

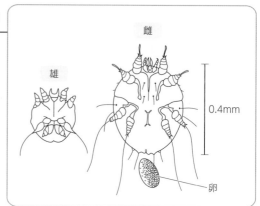

図4.5-1　腹側から見た疥癬虫

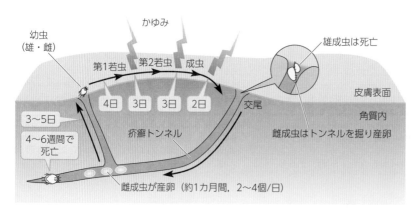

主症状となるのは，疥癬虫の虫体，排泄物などに対するアレルギー反応による皮膚病変と瘙痒である.

図4.5-2　疥癬虫の一生と臨床症状

plus α

疥癬虫の移動速度

疥癬虫の移動速度は，皮膚表面では毎分2.5〜5cm，疥癬トンネルは1日当たり約0.3mmで，16℃以下になると動かない.

2 感染経路

接触感染であり，ヒトの皮膚と皮膚の直接接触が主であるが，衣類や寝具などを介する間接接触による感染もある．家庭内感染はもとより，医療施設や高齢者施設では集団感染が発生し，医療従事者にも感染が拡大することがある．

潜伏期間は 1 ～ 2 カ月で，潜伏期間中にほかのヒトに感染させる可能性は低い．高齢者は無症状の潜伏期間が数カ月に及ぶことがある．

➡ 疥癬虫に対する看護師の感染対策については，p.155 参照.

1 疥 癬

1 臨床症状・経過

疥癬は疥癬虫が皮膚の角質層に寄生して起きる皮膚感染症で，**通常疥癬**と**角化型疥癬**（痂皮型疥癬）に分類される（表4.5-1）.

1 通常疥癬

通常疥癬での症状は，疥癬虫の虫体，脱皮殻，糞などに対するアレルギー反応による，発疹等の皮膚病変と瘙痒が主である．感染してから 1 ～ 2 カ月の潜伏期間を経て，瘙痒感を伴う紅色小丘疹が臍部や腹部，胸部，腋窩，大腿内側，上腕内側などに散在する．外陰部には，強い瘙痒を伴う赤褐色の結節が生じることがある．皮膚表面に小隆起した白っぽい線状皮疹（疥癬トンネル）は，手関節屈側，手掌，指間・指側面などに好発する．瘙痒は夜間に増強し，睡眠障害を引き起こすこともある．

2 角化型疥癬

全身衰弱者や重篤な基礎疾患を有する人，ステロイド薬や免疫抑制薬の投与などにより免疫能が低下している人や，それらの要因を有する高齢者に発症する．皮疹は，灰色から黄白色で，牡蠣の殻のように角質が重積し，手・足，殿部，肘頭部，膝蓋部などのほかに，頭部，頸部，耳介部を含む全身に認められる．瘙痒は一定せず，全くない場合もある．

表4.5-1 **疥癬の病型分類と感染対策**

	通常疥癬	角化型疥癬
疥癬虫の寄生数	数匹～数十匹 （患者の半数は雌成虫が 5 以下）	通常は 100 万匹～ 200 万匹 500 万匹に及ぶこともある
感染力	弱い	強い
患者の免疫能	正常	多くは低下
症状が出る部位	全身（頭・顔面以外）	全身
瘙 痒	強い	全くないか，あっても軽度（不定）
主な皮膚症状	疥癬トンネル（白色線状皮疹）， 紅色小丘疹，小結節	角質増殖～痂皮，紅皮症，爪疥癬
感染対策	・接触感染予防策 ・個室隔離は不要 ・通常清掃でよい	・接触感染予防策 ・個室への隔離 ・室内へのピレスロイド系殺虫剤の散布，掃除機による清掃 ・衣類やリネンの消毒

➡ ピレスロイド系殺虫剤については，p.124 用語解説「ペルメトリン」参照.

2 検査・診断

疥癬の診断は，①臨床症状，②疥癬虫の検出，③疥癬患者との接触機会を含めた疫学的流行状況の3項目を勘案して行われる．

疥癬の確定診断は疥癬虫の検出である．検出には顕微鏡検査とダーモスコピー検査*が行われるが，ダーモスコピー検査は保険適用されていない．疥癬トンネルを見つけ，交尾後の雌成虫を取り出すことが最適とされている．

3 治療

疥癬虫の駆除を目的として内服薬や外用薬が用いられる．疥癬に保険適用となっている薬剤は，内服薬のイベルメクチン*と外用薬のフェノトリンとイオウ外用薬のみである．クロタミトン（保険適用外だが，社会保険診療報酬支払基金の審査で使用が認められている）などの外用薬も使用されている．外用薬は，頸部から下の全身に塗布し，皮疹のない部位，耳後部，指間部，外陰部，殿部など，塗り残しがないように塗布する．角化型疥癬では，顔，頭部も含めて塗布する．抗疥癬薬の長期間投与は，薬剤抵抗性疥癬虫の出現を誘発する可能性があるため，適正に使用する．

4 予防

接触感染予防策を行う．病型分類によって感染対策は異なる（表4.5-1）．集団生活の場では，タオルや寝具の共有を避け，間接接触の機会を減らす．疥癬が疑われる患者や入所者を見つけた場合は，皮膚科への受診計画を立て，専門的診療により早期に診断することが重要である．診断が確定していなくても，疥癬を疑った時点で接触感染予防策を実施する．疥癬の患者が発生した場合には，患者の家族や患者と接触した人などにも検査を行う．

臨床場面で考えてみよう

82歳，女性．
高齢者施設入所中，糖尿病の悪化で来院し，入院治療を行っていた．入院して3日目ごろから，手や足に擦過傷が認められ，夜間に手や足を掻きむしる様子がみられた．全身を観察すると手足や腹部に赤い小丘疹，手首の皮膚表面に5mm程度の白っぽい小隆起が認められ，疥癬が疑われた．
①患者に対してはどのような対応を行うか．
②施設内での感染の拡大防止のために，どのような対応を行うか．

①早期診断のため，皮膚科医に診察を依頼する．また，疥癬を疑った時点から接触感染予防策を実施する．
②入院後から患者と直接接触した職員や入院患者をリストアップし，臨床症状の確認と積極的な検査を実施する．入院後3日目ごろの発症であるため，疥癬の潜伏期間から高齢者施設での感染を疑い，入院前に入所していた高齢者施設の責任者へ連絡を行う．

用語解説 *
ダーモスコピー検査

ダーモスコープというライト付きの小型ルーペを用いて疥癬虫を確認する検査で，無侵襲であり複数の皮疹の確認が容易にできる．疥癬虫が角層に寄生していると，疥癬虫の背板がジェット機の三角翼のように見える．

plus α
疥癬虫の顕微鏡検査

顕微鏡検査での疥癬虫の検出は10～70％と幅がある．通常疥癬では疥癬虫の寄生数は少ないため，複数部位の頻回の検査を数週間おいて繰り返す必要がある．

用語解説 *
イベルメクチン

疥癬に対する唯一の内服薬で，著効がある．治療初期に一過性に瘙痒や皮疹が増悪することがある．虫卵には効果がないため，角化型疥癬などで2回目を投与する場合は，孵化期間を考慮して，1回目の投与から1～2週間までの間に再投与する．

2 誤嚥性肺炎

1 誤嚥性肺炎の発生機序

誤嚥性肺炎とは，**嚥下障害**＊（疑いも含む）がある人に発生した肺炎で，唾液などの口腔咽頭分泌物や食物などと一緒に細菌を気道内に吸引することで生じる．誤嚥には，口腔咽頭分泌物を含んだ食物や嘔吐物などを誤嚥したことが明らかに認識できる**顕性誤嚥**と，無意識のうちに微量を誤嚥している**不顕性誤嚥**がある．高齢者の誤嚥性肺炎の多くは不顕性誤嚥によるものである．

高齢者では，加齢とともに気道防御反応である嚥下反射＊の低下に加えて咳反射（咳嗽反射）＊が低下している．これには，嚥下反射，咳反射の重要な引き金であるサブスタンスP（SP）の減少が関与していると考えられている（図4.5-3）．これらの低下により，気道内に口腔咽頭分泌物等が侵入した際に，健常者のように反射によって下気道への流入を防ぐことができなくなる．**フレイル**＊が進行すると誤嚥性肺炎のリスクが高まる（図4.5-4）．

誤嚥性肺炎の危険因子は，高齢，脳血管障害，パーキンソン病＊，認知症，原因疾患を問わず寝たきり状態や意識障害，抗不安薬や一部の睡眠薬などの向精神薬の服用などがある．抗菌薬治療で肺炎が治癒しても，原疾患が改善しないために嚥下障害による不顕性誤嚥が継続し，再発を繰り返すことがある．

2 誤嚥性肺炎を起こす微生物

誤嚥性肺炎の原因は，口腔咽頭内の微生物である．起炎菌には，口腔レンサ球菌，肺炎球菌，インフルエンザ菌，黄色ブドウ球菌，肺炎桿菌，嫌気性菌などがある．ペニシリン耐性肺炎球菌（penicillin-resistant *Streptococcus pneumoniae*：PRSP）やメチシリン耐性黄色ブドウ球菌（MRSA）などの薬剤耐性菌の場合もある．

3 臨床症状・経過

典型的な症状が現れにくく，無症状であるか，微熱，全身倦怠感や食欲不振，何となく元気がないなど，非特異的な症状がみられることが多い．経過とともに，急性呼吸困難，頻呼吸，頻脈，発熱，びまん性の断続性ラ音，喘鳴を引き起こす．重症化し，意識障害，ショック，失禁などが出現してから肺炎を発見することもある．胸部X線検査や胸部CT検査では肺炎画像が認められる．

plus α

肺炎と日本人の死因

2016年まで肺炎は日本人の死因第3位を占めていたが，2017年からは誤嚥性肺炎を独立して集計するようになった．2022年は肺炎が第5位，誤嚥性肺炎は第6位で，ともに上位を占めている．

用語解説＊

嚥下障害

嚥下動作のどこかに障害があること．嚥下動作には，食物の認知（先行期），食塊形成（準備期），咽頭への抽送（口腔期），食道への抽送（咽頭期），胃への抽送（食道期）の5期がある．

用語解説＊

嚥下反射

咽頭期にみられる反射で，食べ物を咽頭から食道へ運ぶ段階で，喉頭蓋が下がって気管の入り口に蓋をして食塊が入らないようにする反射のこと．舌咽神経と迷走神経が関わって嚥下反射の複雑な動きを制御する．

用語解説＊

咳反射（咳嗽反射）

気道の異物を除去する反射であり，異物の流入時，気道壁表層の咳受容体の刺激が迷走神経を介して延髄の咳中枢に伝達されて起きる．

用語解説＊

フレイル

frailty（虚弱）が語源で，加齢に伴うさまざまな機能変化や予備能力の低下によって，健康障害に対する脆弱性が高まった状態のこと．

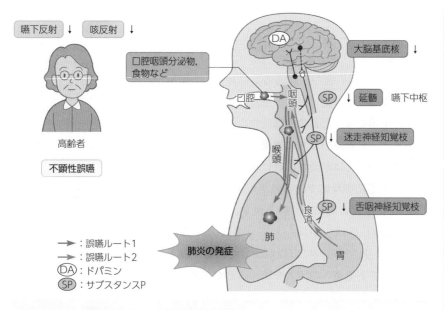

用語解説 *

パーキンソン病

40歳以上の中高年に多い進行性の神経変性疾患. 手の震え, 動作や歩行の困難など, 運動障害を示し, 数年かけて徐々に進行する. 神経伝達物質のドパミンが不足することで起こるが, その原因は不明である.

plus α

フレイルと誤嚥性肺炎

要介護状態になり施設に入所すると, 2年以内に約80％の高齢者に摂食嚥下障害が生じる. 加齢によりフレイル状態になると, まず嚥下反射が障害され, さらにフレイルが進行すると咳衝動がなくなり, その後, 咳反射が消失して誤嚥性肺炎を発症する.

サブスタンスP：嚥下反射や咳反射に関わる神経伝達物質

・高齢により枯渇する.
・脳梗塞などの基礎疾患により大脳基底核に病変がある場合, ドパミンの産生が減少することで, 迷走神経知覚枝から咽頭や喉頭, 気管の粘膜に放出されるサブスタンスPの減少を来し, 嚥下反射と咳反射を低下させる. 大脳基底核は脳梗塞を生じやすい部位である.

大類孝ほか. 特集, 感染症：診断と治療の進歩：感染症予防と対策, 高齢者肺炎・誤嚥性肺炎. 日本内科学会雑誌. 2010, 99 (11), p.2746–2751 をもとに作成.

図4.5-3　誤嚥性肺炎の発生機序

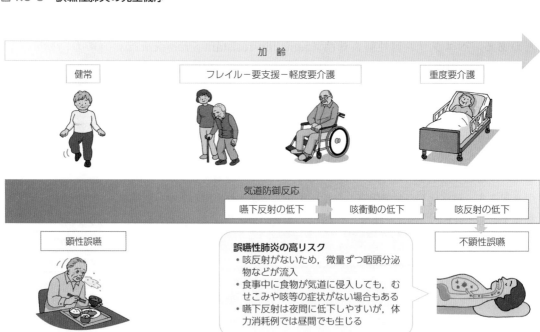

図4.5-4　加齢と気道防御反応の低下

表4.5-2　誤嚥性肺炎の予防

誤嚥の発生を予防する対策
・意識覚醒 ・向精神薬の使用量の調整 ・頭部挙上，食後1～2時間の座位保持 ・嚥下機能評価と嚥下訓練（アイスマッサージなど） ・嚥下障害を改善する薬物治療（アンジオテンシン変換酵素阻害薬） ・嚥下機能に対応した食事形態の工夫（プリン・ゼリー・とろみ剤の利用など） ・食事方法の工夫（一口量は少なめ，嚥下時の頸部前屈） ・筋力・体力の維持（フレイル予防）
誤嚥しても肺炎が引き起こされないようにする対策
・口腔ケア（歯磨き・うがい） 　※口腔内微生物の減少に加え，嚥下反射の改善（誤嚥の予防）にもなる ・歯科検診・治療 ・肺炎球菌ワクチン*の接種

4 予防・治療

|1| 予防

　誤嚥性肺炎を予防するためには，誤嚥そのものの発生を予防するための対策と，誤嚥しても肺炎が引き起こされないようにするための対策の両方が必要となる．後者では下気道に流入する口腔内咽頭微生物の量を減らすことが重要である（表4.5-2）．

|2| 治療

　誤嚥性肺炎の治療には，口腔内咽頭微生物（嫌気性菌含む）に有効な抗菌薬を使用する．必要に応じ，酸素投与，補液などを行う．起炎菌を同定するため，抗菌薬投与前に喀痰培養検査を行うが，起炎菌の同定は困難な場合も多い．重症例では，原則絶食となる．同時に嚥下障害の原疾患の治療が必要である．

臨床場面で考えてみよう

80歳，男性.
意識障害が出現して緊急入院となり，脳梗塞と診断され，薬物治療を開始している.入院後も傾眠傾向が継続している.食事は絶食中である.数日前から微熱が出現し，本日になって38℃の発熱と喘鳴が出現し，胸部X線撮影で右肺に肺炎所見を認め，誤嚥性肺炎と診断された.
①この患者の誤嚥性肺炎の危険因子は何か.
②誤嚥性肺炎を繰り返さないために何をする必要があるか.

　①脳梗塞，高齢，意識レベルの低下，絶食による口腔内咽頭微生物の増加などが考えられる.
　②不顕性誤嚥や消化液の逆流を予防するため，頭部を軽度挙上（15～30°程度を目安）し，枕で頭を支え，頸部を軽度前屈する.嚥下機能評価を行い，嚥下機能の低下があれば，薬物治療に加え，嚥下訓練を行うとともに，歯科検診を受け，口腔ケアの方法を検討する.加えて，リハビリテーションを行い筋力の低下を予防する.

用語解説 *
肺炎球菌ワクチン

肺炎球菌による肺炎球菌感染症（➡p.57参照）を予防するワクチンである．肺炎球菌は，高齢者に多い肺炎の原因菌の中で最も多くを占める．2014年10月に，65歳以上を対象に23価肺炎球菌ワクチンが定期接種となった．肺炎球菌には93種類の血清型があり，23価は23種類の血清型に効果がある．2022年9月には成人対象の15価肺炎球菌ワクチンが販売承認されたが，任意接種である．

plus α
嚥下機能評価

反復して唾液を嚥下するテストや，水飲みテストなど，複数のスクリーニングテストで嚥下機能をアセスメントし，問題があった場合に嚥下造影検査（VF）や嚥下内視鏡検査（VE）を行う．嚥下障害が認められる場合には，嚥下障害臨床的重症度分類などのスケールで嚥下障害の重症度を分類し，患者の状態を共有する．

plus α
とろみ剤の利用

液体は咽頭の通過速度が速いため，嚥下反射が生じる前に気管内に流入（誤嚥）しやすい．適度なとろみを付けることで，通過速度を調整する．

3 褥瘡感染

1 褥瘡と褥瘡感染

|1| 褥瘡の発生機序

褥瘡とは，持続的圧迫による阻血により，圧迫された部分の皮膚が壊死した状態をいう．褥瘡発生における危険因子は，日常生活の自立度の低下や栄養不良，尿・便失禁，関節の拘縮や骨の突出，浮腫や脆弱な軟部組織などの患者自身の個人要因と，介護不足や介護用品の不適切な使用などの患者周囲の環境・ケア要因がある．こうした要因が複数重なり，長時間の同一体位，皮膚の摩擦やずれが加わると発生リスクが高まる．

褥瘡発生の危険性が高くなる疾患は，脳血管疾患，脊髄疾患，骨・関節疾患などがある．褥瘡の好発部位は，骨が突出し，かつ体重がかかりやすい，仙骨部，踵骨部，大転子部などである．

|2| 褥瘡発生後の経過

褥瘡が発生すると，急性炎症反応によって紅斑が出現する．その後，組織傷害の程度や深さによって皮膚の状態が急速に変化し，組織傷害が真皮中層にとどまれば，紅斑→水疱→びらん→浅い潰瘍となり，真皮深層以下にまで及ぶと，紅斑→紫斑→血疱→壊死→深い潰瘍を呈する．壊死部の範囲と深さが確定するまでの1～3週間を**急性期褥瘡**といい，この間は褥瘡の重症度を正確に評価することは難しい．それ以降の時期は**慢性期褥瘡**といい，創の状態を観察し，DESIGN-R®2020や褥瘡創面の色調による病期分類などを用いて，褥瘡の評価を行い，治療方針を決定していく（**表4.5-3**）．

DESIGN-R®2020

2002年に日本褥瘡学会が開発した褥瘡状態判定スケールで，褥瘡の治癒過程を定量的に比較評価できる．DESIGN：depth（深さ），exudate（滲出液），size（大きさ），inflammation/infection（炎症／感染），granulation（肉芽組織），necrotic tissue（壊死組織）の6項目にpocket（ポケット）を加えた7項目で評価する（**表**）．深さ以外の6項目で褥瘡の重症度を評価できる．2020年に改訂され，「深部損傷褥瘡（DTI）疑い」と「臨界的定着疑い」が追加された．

表 DESIGN-R®2020 における炎症／感染の評価

判定	評価項目
0	局所の炎症徴候なし
1	局所の炎症徴候（創周囲の発赤・腫脹・熱感・疼痛）あり
3C*	臨界的定着疑い（創面にぬめりがあり，滲出液が多い．肉芽があれば，浮腫性で脆弱など）
3	局所の明らかな感染徴候あり（炎症徴候，膿，悪臭など）
9	全身的影響あり（発熱など）

＊2020年より追加され，感染と同じ3点で評価されるようになった．

日本褥瘡学会．DESIGN-R®2020 褥瘡経過評価用．http://www.jspu.org/jpn/member/pdf/design-r2020.pdf.（参照2023-06-05）より引用．

表4.5-3 慢性期褥瘡の色調変化と治療・ケア

創傷治癒段階	炎症期		増殖期	成熟期
	黒色期	黄色期	赤色期	白色期
色調による分類				
	組織が壊死し黒く変色. 壊死組織の下はぷよぷよとした波動感がある.	黒色壊死が除去され, その下に黄色調の深部壊死組織や不良肉芽が露出する.	創が治癒する過程. 創表面が血管に富んだ良性の肉芽組織に覆われる.	皮膚の表面近くまで肉芽が形成され周囲の皮膚と段差がなくなると, 創縁から上皮化が起こり肉芽が収縮する.
治療・ケア	外用薬 銀含有被覆材を検討	外用薬 乾燥した創を湿潤させる被覆材	外用薬 湿潤環境維持・滲出液吸収の被覆材	外用薬 上皮化を促す被覆材
	・壊死組織や不良肉芽の除去（デブリードマン） ・皮下膿瘍を疑う場合は切開・排膿 ・感染のコントロール		・創面の保護, 湿潤環境の維持	
	・感染があれば抗菌薬治療を考慮 ・十分な創洗浄 ・スキンケア ・減圧（体位変換・体圧分散寝具の使用） ・栄養療法, 運動療法			

写真：廣部誠一. "創傷治癒のメカニズムと, 治癒過程に応じた管理の原則". カラー写真とイラストで見てわかる！創傷管理. 溝上祐子編. メディカ出版, 2006, p.29.

3 褥瘡感染

褥瘡感染は，皮膚のバリア機能の破綻に加え，近傍の皮膚や汚染部位に存在する微生物で破綻部が汚染されることによって発生する．細菌と創傷の関係は，**汚染，定着，臨界的定着，感染**の4段階があり，細菌の創部への負担と生体側の免疫能のバランスにより感染が生じる．臨界的定着は，定着よりも細菌数が多くなり感染へと移行しかけた状態であり，明らかな感染徴候は認められないが，細菌が増殖して創治癒の妨げとなっている状況である．滲出液が増加している場合は臨界的定着を疑う．

感染は褥瘡の悪化要因の一つであり，良性肉芽の増殖がされにくく，難治化する．褥瘡治癒経過のどの段階でも起こり得るが，特に炎症期に起きやすい．創の治癒過程である炎症期は，炎症性細胞（好中球，単球，マクロファージなど）が創に遊走して壊死組織や挫滅組織を融解する時期であるが，慢性期褥瘡では，壊死組織の固着・残存などにより炎症期が遷延することが多く，その対処を行わなければ細菌（微生物）の温床となり感染が生じる.

2 褥瘡感染を起こす微生物

褥瘡感染の原因となる微生物は，真皮までの浅い褥瘡では，皮膚常在菌である表皮ブドウ球菌，黄色ブドウ球菌が多い．深い褥瘡の場合は，黄色ブドウ球菌，化膿レンサ球菌，緑膿菌や腸管常在菌である大腸菌，腸球菌などであり，複数の細菌が原因となることが多い.

plus α

褥瘡とバイオフィルム

バイオフィルムとは，物質表面に付着した微生物が分泌する多糖体粘膜層（グリコカリックス）で構成される集合体のことで，抗菌薬に対する耐性を獲得しつつ成熟・増殖し，慢性炎症を引き起こす．近年，褥瘡部のバイオフィルムと臨界的定着，感染の関連性が指摘されている.

3 臨床症状・経過

褥瘡感染が生じると，褥瘡部やその周囲の皮膚に発赤，腫脹，熱感，圧痛，排膿，滲出液の増加や悪臭などがみられる．黄色ブドウ球菌感染では褥瘡部は黄緑色になり，緑膿菌では淡い緑黄色になり甘酸っぱいにおいがする．嫌気性菌による混合感染では，茶褐色で腐ったようなにおいがする．局所感染が悪化すると，発熱，白血球増加，CRP上昇などが生じる．起炎菌が壊死組織で増殖し，周囲の皮膚，深部の筋や腱に沿って炎症を拡大させ，蜂窩織炎や皮下膿瘍*を起こす場合がある．褥瘡感染が重症化すると，血行性に骨髄炎*や菌血症，敗血症などの全身感染症を起こす．

4 検査・診断

褥瘡の診断は臨床的評価に基づいて行われる．褥瘡感染は，症状の出現，血液検査での炎症反応所見，創治癒の遅延などによって診断される．

褥瘡部の表面をスワブで採取して培養検査を実施することもあるが，汚染・定着しているだけの微生物も検出されるため，検出された微生物が起炎菌であるとは限らない．また，褥瘡部には多剤耐性菌が定着していることもあり，抗菌薬の選択には注意が必要である．可能であれば組織からの培養を行う．

5 予防

褥瘡の発生自体を予防することが重要である．褥瘡予防・管理のアルゴリズムに基づき，褥瘡発生リスクを評価し，発生リスクがある場合には，体圧分散寝具の選択やスキンケア，体位変換，栄養療法，運動療法など多方面から予防計画を立てる．褥瘡が発生してしまった場合には，適切な方法で創周囲と創の洗浄を行い，臨界的定着に至らないようにすること，感染を見逃さないことが重要である．明らかな感染徴候は認められないが創治癒が遅延している場合には，臨界的定着の可能性を考慮して治療計画を検討する必要がある．

6 治療

褥瘡の治療には，外用薬*や創傷被覆材*を用いる保存的治療と，外科的再建術がある．褥瘡部にすでに炎症や感染が生じている場合は，感染をコントロールすることが最優先となる．壊死組織は，細菌の温床になるため除去（デブリードマン，➡p.265参照）する．膿瘍が疑われる場合は直ちに切開・排膿する．褥瘡部に適度な圧をかけて十分な量の水で洗浄し，清浄化してから，褥瘡部に適した外用薬や創傷被覆材を用いる．

感染がある場合には，外用薬を用いた治療が基本であるが，軽度の感染の場合には，銀イオンが含まれた創傷被覆材を用いることがある．褥瘡部の消毒については，明らかな感染を認め，滲出液や膿が多い場合には行ってもよい．その場合は洗浄の前に消毒を行い，高濃度の消毒薬が創部に滞留しないよう，よく洗浄を行う．菌血症や敗血症など全身感染症を疑う場合には，起炎菌を検出し感受性のある抗菌薬で治療を行う．

臨床場面で考えてみよう

82歳，男性．脳梗塞で入院し，右半身麻痺がある．

入院治療中に肺炎を併発し，その間に仙骨部に褥瘡が発生した．肺炎は治癒したが，褥瘡が悪化し黒色壊死を呈したため，デブリードマンを行い，外用薬を使用した．数日後，褥瘡部からの滲出液が増加し，悪臭が出現した．褥瘡部周辺の皮膚に軽度の熱感と腫脹がみられるが，発熱などの症状はない．

この患者の褥瘡の状態を評価するには何を観察し，どのように評価するか．

悪臭を伴う滲出液が認められるため褥瘡感染を疑い，褥瘡感染の発生の有無と程度を評価する．本症例では，全身所見として発熱はみられないが，局所所見として周辺皮膚に軽度の熱感と腫脹がみられるため，DESIGN-R®2020 i3「局所の明らかな感染徴候あり」に該当する．そのほかにも，壊死組織や皮下膿瘍，ポケットなどがないかについても観察する．

plus α

創傷衛生

創傷管理の新しい概念で，難治性創傷を含む幅広い創傷ケアにおいて，バイオフィルムをコントロールして治癒を促進する考え方．洗浄→デブリードマン→創縁の新鮮化→創傷の被覆のステップを踏むことが推奨されている．

引用・参考文献

1) 石井則久ほか．疥癬診療ガイドライン 第3版．日本皮膚科学会雑誌．2015, 125 (11), p.2023-2048.
2) 石井則久ほか．疥癬診療ガイドライン 第3版追補．日本皮膚科学会雑誌．2018, 128 (13), p.2791-2801.
3) 南光弘子ほか．疥癬対策パーフェクトガイド．秀潤社，2008.
4) 野口博光ほか．疥癬が集団発生したグループホームにおけるオンライン再診時のダーモカメラの有用性．日本臨床皮膚科医会雑誌．2023, 40 (1), p.54-58.
5) 大類孝ほか．高齢者肺炎・誤嚥性肺炎．日本内科学会雑誌．2010, 99 (11), p.2746-2751.
6) 海老原覚．誤嚥性肺炎と咳嗽反射．日本内科学会雑誌．2020, 109 (10), p.2142-2148.
7) 迎寛．呼吸器感染症における口腔内レンサ球菌と嫌気性菌の役割．日本内科学会雑誌．2016, 105 (9), p.1796-1802.
8) 赤田憲太朗ほか．誤嚥性肺炎の病態および原因菌について．産業医科大学雑誌．2019, 41 (2), p.185-192.
9) 野原幹司．嚥下からみた誤嚥性肺炎の予防と対策．日本呼吸ケア・リハビリテーション学会誌．2019, 28 (2), p.179-185.
10) 野口真吾ほか．肺炎の原因菌の診断法の進歩．日本化学療法学会雑誌．2018, 66 (4), p.483-488.
11) 厚生労働省．人口動態調査．https://www.mhlw.go.jp/toukei/list/81-1a.html，（参照2023-04-17）．
12) 荒井秀典．フレイルの意義．日本老年医学会雑誌．2014, 51 (6), p.497-501.
14) 日本呼吸器学会．医療・介護関連肺炎（NHCAP）診療ガイドライン．メディカルレビュー社，2011, p.32-35.
14) 茂木精一郎．褥瘡治療の実際 ①創を評価する．日本老年医学会雑誌．2013, 50 (5), p.592-596.
15) 日本褥瘡学会．褥瘡ガイドブック．第2版，照林社，2015.
16) 日本褥瘡学会．褥瘡予防・管理ガイドライン．第5版，照林社，2022.
17) 真田弘美ほか．進化を続ける！褥瘡・創傷治療・ケア アップデート．照林社，2016.
18) 松村由美ほか．院内感染対策から見た特殊病態患者の管理：4 褥瘡患者．日本内科学会雑誌．2008, 97 (11), p.2743-2747.

6 日和見感染症

学習目標

- 日和見感染症とは何かを理解できる．
- 日和見感染症を起こす主な臨床微生物を理解できる．
- 日和見感染症を起こす要因を理解できる．
- 医療関連感染（院内感染）における日和見感染の位置付けを理解できる．

学習する臨床微生物

細菌● レジオネラ（属）菌　*Legionella*
　　　セパシア菌　*Burkholderia cepacia*

Keyword

日和見感染症，宿主－寄生体関係，易感染宿主

細菌 **レジオネラ（属）菌：*Legionella***

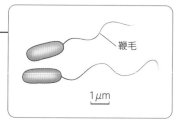

図4.6-1　レジオネラ菌

1 形態・性状

- 0.3～0.9×2～5μmのグラム陰性好気性桿菌で，レジオネラ菌（正確にはレジオネラ属菌）のほとんどの菌種は単鞭毛をもち，線毛もある（図4.6-1）．
- 水系，土壌をはじめ，自然界に多く生息している．
- **細胞内寄生性***を示す特徴があり，**日和見感染症**の原因菌である．

2 感染源・感染経路

感染源は，レジオネラ菌に汚染されたクーラーの冷却塔，温泉の泡発生装置，循環式浴槽，シャワーなどの給湯設備，人工呼吸器，加湿器・ネブライザー*などである．そこから発生する微小な水滴（エアロゾル）を吸い込むことにより，エアロゾル感染する．レジオネラ菌による汚染水の吸引や誤嚥による感染もある．ヒトからヒトへの感染はない．

循環濾過式の入浴施設で，湯を感染源とするレジオネラ肺炎の集団発生の報告が多数あるほか，病院では冷却塔水，給湯水，浴槽水などを感染源とした医療関連感染が発生し，患者が死亡する事例が多数ある．

3 ハイリスク患者

レジオネラ菌の感染性はさほど高くなく，容易に感染するわけではないが，多量の菌を吸い込んだ場合には健常者でも発症する．高齢者，新生児，喫煙者，慢性肺疾患患者，免疫不全の患者（悪性疾患，糖尿病，腎不全等）などはハイリスク患者となる．

4 臨床症状・経過

レジオネラ症は，レジオネラ・ニューモフィラ（*Legionella pneumophila*）を代表とするレジオネラ菌による細菌感染症である．レジオネラ症の主な病型には，重症の**レジオネラ肺炎**と軽症の**ポンティアック熱**がある．

❶**レジオネラ肺炎**　潜伏期間は2～10日である．全身倦怠感，頭痛，食欲不振，筋肉痛などから始まり，高熱や呼吸困難がみられる．まれではあるが，心筋炎等の症状が起こることもある．意識レベルの低下，中枢神経系症状，下痢もレジオネラ肺炎の特徴である．適切な治療がされなかった場合は急激に悪化し，命に関わることもある．

❷**ポンティアック熱**　突然の発熱，悪寒，筋肉痛などの症状がみられるが，一過性のもので自然治癒する．

5 検査・診断

培養，尿中レジオネラ抗原検査，遺伝子検査，血液中の抗体検査などを行い，検査が陽性となった場合にレジオネラ症と診断される．通常のグラム染色では染色されにくく，特殊な染色法が用いられる．

レジオネラ症は感染症法で四類に分類される．

用語解説*
細胞内寄生性

病巣内の好中球やマクロファージ細胞内で貪食されずに増殖する性質のこと．

用語解説*
ネブライザー

薬液を噴霧・吸入する装置．

plus *α*
レジオネラ症

1976年，米国のフィラデルフィアでの在郷軍人集会（legion）での集団感染で発見されたことから，legionnaires' diseaseと命名された．この集会では，ホテル屋上の冷却塔にレジオネラ菌が混入し，ホテルの空調などを介してこの飛沫を吸入した人がレジオネラ肺炎を発症した．

plus *α*
尿中レジオネラ抗原検査

尿中レジオネラ抗原検査は，過去に感染したことがある場合にも検査陽性となることがある．

6 治療

　細菌感染症であるため，マクロライド系，ニューキノロン系やリファンピシン等の抗菌薬で治療できる．早期診断，早期治療が重要である．

7 予防

　人工水環境では，水質汚染に十分留意する必要がある．循環式浴槽は浴槽内に汚れやバイオフィルムが生じないよう，定期的に洗浄する．超音波振動などによる加湿器を使用する場合は，毎日水を入れ替えて容器を洗浄する．

➡ バイオフィルムについては，3章5節p.99参照．

臨床場面で考えてみよう

8ベッドを有するA病院の新生児室で，新生児8名中，7名に呼吸器症状と発熱を認めた．全例にレジオネラ尿中抗原検査が行われ，全例陽性であった．7名のうち4名に喘鳴がみられ，2名に胸部X線撮影で浸潤影を認めた．全例に抗菌薬を投与したところ，症状は軽快した．新生児室の環境調査を実施したところ，超音波加湿器からレジオネラ菌が検出され，パルスフィールドゲル電気泳動法でDNA解析を行うと患児の遺伝子パターンと一致した．調査を進めたところ，レジオネラ菌に汚染された水道水が補給されていたことが原因であった．
①この事例での感染経路は何か．
②この場合，保健所はどのような指導を行うか．

①レジオネラ菌に汚染された水道水を使用した，超音波加湿器から発生した水滴（エアロゾル）によるエアロゾル感染．
②水質衛生の保持と超音波加湿器の消毒を行うよう指導が行われる．

細菌　セパシア菌：*Burkholderia cepacia*

1 形態・性状

- グラム陰性桿菌で，極多毛の鞭毛をもつ（図4.6-2）．
- 免疫能の低下した人に尿路や呼吸器系の日和見感染症を起こす．一部の抗菌薬や消毒薬（グルコン酸クロルヘキシジンなど）に抵抗を示すことから，しばしば消毒薬を介した医療関連感染が問題となる．

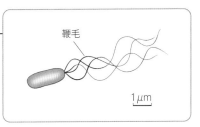

鞭毛

1μm

図4.6-2　セパシア菌

2 生息部位

　自然環境に常在する細菌であり，水，汚水，タマネギなどの野菜や果実に生息しているほか，病院内では湿潤した環境から検出される．

3 臨床症状・予防

　日和見感染症を引き起こす菌として重要な菌である．この菌に汚染された消毒薬や医療器具，薬剤を介して感染症を発症する．特に**グルコン酸クロルヘキシジン**（ヒビテン®）や**第四級アンモニウム塩**（逆性石けん）に対して抵抗力をもつことから，病院内では消毒薬の管理が重要である．軟膏，点眼薬，石け

ん，水道水，透析液などからの検出報告もある．血管内カテーテル関連血流感染症，尿路感染症，細菌性関節炎，腹膜炎，呼吸器感染症が報告されている．

⬛ 臨床場面で考えてみよう

B病院血液内科病棟に入院中の免疫抑制患者25名の上気道から，セパシア菌が検出された．そのうち20名が肺炎を発症した．感染源を探索するために病棟内の環境調査を行ったところ，病棟で使用していたすべてのネブライザー嘴管からセパシア菌が検出され，患者由来の菌株とネブライザーから検出したセパシア菌とのタイピングが一致した．ネブライザーは次亜塩素酸ナトリウムで消毒されていたが，ネブライザー嘴管が複雑な構造であったため，消毒薬が十分に行き届いていないことが考えられた．
ネブライザーの洗浄・消毒はどのように改めるとよいか．

ネブライザー嘴管は分解して，ブラシを用いて内腔を適切に洗浄したのち，次亜塩素酸ナトリウム消毒液が十分に行きわたるように浸漬させる．

➡ 洗浄・消毒については，5章2節p.227 参照．

1 日和見感染症

❶ 定義

　感染症を発症するかどうかは，病原体の毒力（ビルレンス）と宿主（ヒト）の生体防御能のバランス（**宿主－寄生体関係**）で決まる（図4.6-3）．生体防御システムが未熟であったり，障害されている人（**易感染宿主**，コンプロマイズドホスト）の場合，健常な人には無害な微生物でも，病原性を発揮して感染症を起こすことがある．このような感染症を**日和見感染症**といい，日和見感染症を起こす微生物を**日和見病原体**という．

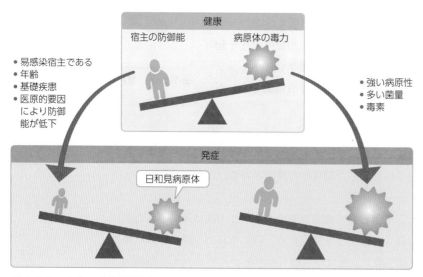

図4.6-3　宿主－寄生体関係

表4.6-1　日和見感染症を起こす要因

年　齢	①高齢　②小児（特に低出生体重児）
基礎疾患	①悪性腫瘍　②血液疾患　③後天性免疫不全症候群（AIDS）　④自己免疫疾患（膠原病など）　⑤代謝性疾患　⑥広範な火傷や外傷　⑦低栄養
医原的要因	①副腎皮質ホルモン製剤　②免疫抑制薬　③抗がん薬　④外科手術　⑤放射線照射　⑥臓器移植　⑦カテーテルなどの留置（血管内カテーテル，膀胱留置カテーテル，気管挿管，胸腔ドレナージなど）　⑧人工呼吸器　⑨人工透析

表4.6-2　日和見感染症を起こす主な病原体

細　菌	緑膿菌，セラチア，クレブシエラ，エンテロバクター，アシネトバクター，プロテウス，アルカリゲネス，メチシリン耐性黄色ブドウ球菌（MRSA），バンコマイシン耐性腸球菌（VRE）など
ウイルス	ヘルペスウイルス，サイトメガロウイルス
真　菌	カンジダ，アスペルギルス，クリプトコッカス，ニューモシスチス・イロベジイなど

2 日和見感染症を起こす要因

　疾患や治療により易感染宿主となる場合がある．例えば，加齢や低栄養による感染に対する免疫能の低下や，HIV感染による後天性免疫不全症候群（AIDS），白血病等の血液疾患などである．また，原疾患に対する治療として，ステロイドや免疫抑制薬，抗がん薬を投与していたり，放射線を照射していたりする場合は，免疫能の低下を招き（表4.6-1），日和見感染症を起こしやすくなる．

3 日和見感染症を起こす代表的な病原体

　日和見病原体は，細菌，ウイルス，真菌のいずれでも存在する．代表的な病原体を表4.6-2に示す．細菌の日和見病原体は，環境中（特に水回り）に生息し，通常は健康な人に感染することはない．

　これらの菌が分離された場合，**薬剤耐性菌**の発生を招く場合も多い．加えて，医療技術の高度化に伴い，日和見感染が医療関連感染として起こることも多いため，どの医療機関においても感染対策は極めて重要になってくる．

➡ 薬剤耐性菌については，4章10節p.206参照．

■ 引用・参考文献

1) 厚生労働省．レジオネラ症．https://www.mhlw.go.jp/stf/newpage_00393.html，（参照2023-06-12）．
2) 舘田一博．"レジオネラ属"．標準微生物学．神谷茂ほか編．第13版，医学書院，2018．p.185-188．
3) 坂本史衣．基礎から学ぶ医療関連感染対策：標準予防策からサーベイランスまで．第3版，南江堂，2019．
4) 小林寬伊ほか．補訂版消毒と滅菌のガイドライン．へるす出版，2014，p.111．
5) 吉川眞一ほか編．戸田新細菌学．改訂34版，南江堂，2013，p.213．
6) 前掲書4），p.271．
7) 前掲書4），p.275-279．
8) 岡田忍ほか編．微生物学・感染看護学．第2版，医歯薬出版，2021．

学習目標
◗ 造血幹細胞移植によって感染リスクが高まる臨床
微生物の特徴を理解できる.
◗ 造血幹細胞移植を受ける患者が易感染宿主となる
要因を理解できる.

学習する臨床微生物
ウイルス● サイトメガロウイルス
　　　　　Cytomegalovirus：CMV
真菌● アスペルギルス　*Aspergillus*

Keyword
易感染宿主，造血幹細胞移植，移植片対宿主病

ウイルス サイトメガロウイルス：
Cytomegalovirus（CMV）

1 形態・性状

- ウイルス粒子は直径約180nmで，中心のDNA
が直径約100nmの正二十面体のタンパク質の
殻（カプシド）に包まれ，タンパク質のテグ
メントと共に脂質二重膜のエンベロープで覆
われている（図4.7-1）.

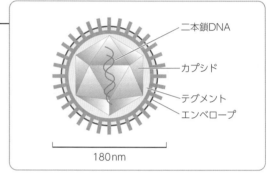

二本鎖DNA
カプシド
テグメント
エンベロープ
180nm

図4.7-1　サイトメガロウイルス（模式図）

- サイトメガロウイルスの名称は，感染した細
胞が巨大化することに由来し（cyto：細胞,
megalo：巨大），感染細胞の核内に**フクロウの眼**様の封入体を形成する.

- ヒトに固有のヘルペスウイルスの一つで，β-ヘルペスウイルス亜科に分類
されている.

- 正式名称は**ヒトヘルペスウイルス5**（Human herpesvirus5：**HHV-5**）で，
ヒトサイトメガロウイルス（**HCMV**）とも称されている.

2 感染経路

CMVは体内の神経細胞やマクロファージ，線維芽細胞，血管内皮細胞，腺
組織（唾液腺，乳腺など），胎盤などで増殖し，次のような経路で伝播していく.

❶垂直感染（母子感染）　経胎盤，経産道，経母乳

❷水平感染（接触感染，飛沫感染）　唾液，尿，精液，子宮頸管分泌物，輸血
など

3 感染様式・臨床症状

|1| 感染様式

CMV感染症は，CMVの**初感染**，**再感染**あるいは**再活性化**によって起こる.
通常は不顕性感染（症状がない感染状態）のまま**潜伏感染**（ウイルスゲノム
は存在するが感染性のウイルスは産生されない状態）に移行し，CMVに特異
的なT細胞が関与する細胞性免疫によってウイルスの増殖が抑制されること
で，発症せずに生涯にわたって潜伏感染が維持される.

plus α

**日本における
CMV抗体保有率**

日本人のCMV抗体保有
率は欧米諸国に比べて高
く，乳幼児期にほとんど
の人が初感染を受けると
されていたが，近年では
若年者のCMV抗体保有
率は90％台から60％台
に低下傾向を示してい
る.

CMV感染症を発症するのは主に胎児，未熟児，移植患者，後天性免疫不全症候群（AIDS）患者，先天性免疫不全患者などである．

移植患者のCMV感染症の多くは再活性化によるものであり，一部が初感染や再感染によると考えられている．

|2| 臨床症状

a 先天性CMV感染症

CMV抗体陰性（未感染）の母親が妊娠中に初感染を受け胎児が感染した場合，多くは無症状で生まれるが，時に**先天性CMV感染症**（低体重，黄疸，肝脾腫，小頭症など）や，先天奇形を呈することがある．また，出生時には無症状であっても，遅発性の聴覚障害や精神発達遅滞が生じる例もある．

b CMV感染症

CMV感染症では，発熱，倦怠感，関節痛，筋肉痛などのほかに，CMVが侵襲した臓器によって，乾性咳嗽・呼吸困難（CMV肺炎），悪心・嘔吐・腹痛・下痢・下血（CMV胃腸炎，膵炎），視力低下（CMV網膜炎），皮膚潰瘍など，多彩な症状を呈する．特にCMV肺炎は，いったん発症すると重症化し致死率が高い．健常者で思春期以降に初感染した場合は，伝染性単核球症の症状（発熱，咽頭痛，頸部リンパ節腫脹，脾臓腫大など）を呈することがある．

4 検査・診断

CMV感染の診断には，血清学的検査，CMV抗原血症検査，細胞・組織病理学的検査，PCR法などがあり，IgGやIgM抗体価，CMV分離・同定，CMV抗原陽性細胞やCMVDNAの検出，CMV感染細胞の証明，のいずれかが得られた場合に，活動的なCMV感染と診断するが，臓器障害などの臨床症状を伴うCMV感染症とは区別する．

組織からの検体採取が困難な場合は，血液検査（CMV抗原血症検査やPCR法）の結果と臨床所見を合わせて総合的に判断する．

5 治療・予防

造血幹細胞移植でのCMV再活性化を予防する方法として，レテルモビルという薬剤の投与を移植後28日目までに開始し，移植後100日目まで継続する．また，CMV感染症の発症を予防する先制治療では，再活性化の徴候を見つけ，ガンシクロビルやホスカルネット，バルガンシクロビルなどの抗ウイルス薬を投与する．再活性化が起こった場合も同様の抗ウイルス薬を使用する．

CMV感染症の中でも，CMV肺炎の場合は，ガンシクロビルと併せて高用量免疫グロブリンを使用する．

> 💭 **臨床場面で考えてみよう**

32歳，妊婦（妊娠3カ月）．CMV抗体陰性．1歳10カ月の子どもが保育園に通っている．CMVの母子感染を防ぐためには，どのような指導が必要か．

plus α
CMV抗体陽性の母親

CMV抗体陽性（既感染）の母親の場合，経胎盤感染の頻度は低いが，母乳中にウイルスを排出しているため，早産児や低出生体児には母乳栄養を避けるなどの注意が必要である．

plus α
先天性CMV感染症の治療・予防

先天性CMV感染症では抗ウイルス薬の有効性は明らかとなっておらず，CMV感染予防のためのワクチンも開発中の段階である．

宿主の因子が影響する感染症と病原体

4

不顕性感染の乳幼児は，初感染後，数年にわたって尿や唾液中にウイルスを排泄し続ける．そのため，子ども同士の密接な接触がある保育所に通う子どもがいる場合は，子どもからのCMV感染の可能性を考えて，未感染妊婦には感染予防行動が必要となる．つまり，おむつを替えた後や子どもの唾液・鼻汁・尿などに触れた後，それらが付着したおもちゃ等を拭いた後には正しく手洗いをすることや，子どもと飲食物や食器を共有しないなどの指導をする．

真菌　アスペルギルス：*Aspergillus*

1 形態・性状

- 世界中の土壌を中心とした環境中に広く生息する．建設現場や工事現場のようなほこりが舞うところでは多数存在し，空気中に分生子（胞子）が豊富に飛散している．
- 菌糸から垂直に伸びた分生子柄の先端が膨大して頂囊となり，その上に分生子が単列または複列性に形成される（図4.7-2）．
- 分生子は疎水性で小型（2〜4μm）であるため，吸入された場合は肺胞まで届く．

2 感染経路

空中に浮遊する分生子を吸入して感染する，経気道感染である．肺胞や気管支などに定着し増殖した菌は，さらに全身の臓器や組織へ血行性に播種する．

3 臨床症状・検査・診断

|1| 慢性肺アスペルギルス症

無症状で経過する症例もあるが，一般的な症状は微熱や咳嗽，喀痰，および喀血で，根治できない場合は侵襲性へ移行したり喀血によって死亡したりすることがある．画像上での臨床診断や原因菌同定の検査を実施する．

|2| 侵襲性肺アスペルギルス症

易感染宿主が発症する日和見感染症であり，発熱，咳嗽，喀痰，血痰，胸痛，呼吸困難等の症状を呈する．血行性に全身の臓器や組織へ播種した場合，

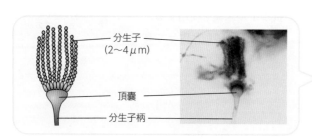
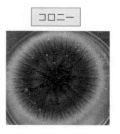

写真提供：東京都教育庁都立学校教育部学校健康推進課　吉田敦先生

図4.7-2　アスペルギルス

急速に致命的な経過をたどる.

典型例では，胸部CT画像で肺に結節影や空洞病変を認める（図4.7-3）．また，血清抗原検査法も診断上有効である.

|3| アレルギー性肺アスペルギルス症

多くの場合，気管支喘息に続発し，反復する喘息発作と発熱の症状を呈する．喀痰中または気管支鏡検査で，アスペルギルス菌糸を認める.

■4 治療・予防

慢性肺アスペルギルス症の治療は，病変が限局し，残存肺が健常である限りは外科的切除が最も効果的であるが，アムホテリシンＢリポソーム等の抗真菌薬が投与されることもある．侵襲性肺アスペルギルス症に対しては，アムホテリシンＢリポソームやボリコナゾール等の抗真菌薬の投与が行われ，アレルギー性肺アスペルギルス症には，副腎皮質ステロイドと抗真菌薬のイトラコナゾールを併用する.

予防のためには，宿主免疫の正常化を図ることと，高性能**HEPAフィルター**が取り付けられている防護環境（無菌室や移植病室）への入室が必要となる.

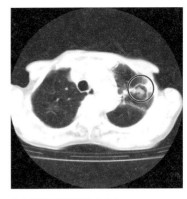

左上肺野に菌塊がみられる.

写真提供：静岡県看護協会教育研修部　松井泰子先生

図4.7-3　肺アスペルギルス症の肺所見（胸部CT画像）

コンテンツが視聴できます（p.2参照）

●無菌室の一例〈動画〉

🗨 **臨床場面で考えてみよう**

50歳，男性．急性骨髄性白血病で同種造血幹細胞移植を受ける予定である.
患者が入室する防護環境の条件は何か.

①流入する空気はHEPAフィルターで濾過されている．②室内の気流は一方向である．③室内の空気圧は廊下と比較して陽圧である．④病室内は密閉され，外部からの空気流がない．⑤換気回数は1時間に12回以上となっている．⑥ほこりを最少にする．⑦ドライフラワーおよび新鮮な花や鉢植えは持ち込まれていない.

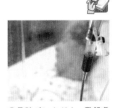

●骨髄バンクドナー登録希望者の方へ〈動画〉

■1 造血幹細胞移植

造血幹細胞移植（hematopoietic cell transplantation：HCT）は，通常の化学療法では治癒が期待できない，急性・慢性白血病などの血液悪性腫瘍や重症再生不良性貧血などの患者に，体外から造血細胞を移植することで骨髄機能の正常化を図る治療である.

造血幹細胞移植には，**骨髄移植，末梢血幹細胞移植，臍帯血移植**の3種類がある．骨髄移植ではドナーの腸骨から採取（図4.7-4）した骨髄液を，数分から数時間かけて患者に中心静脈カテーテルもしくは末梢の静脈から輸注（経静脈的に造血幹細胞を投与）する．移植された造血幹細胞が骨髄に生 着*するまでには，移植後およそ2～3週間かかる.

用語解説＊
生 着
移植した造血幹細胞により造血が回復することをいう．好中球数が500/μLを超える日が3日間持続した時点での1日目を生着日と呼ぶ.

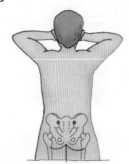
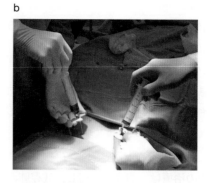

手術室において全身麻酔下で採取する．上後腸骨棘（赤い点）に穿刺し（a），腸骨から採取する（b）．
写真：日本骨髄バンク．骨髄採取マニュアル ホームページ版．日本骨髄バンク，2023．

図4.7-4　骨髄採取

2 易感染状態の移植患者

　同種造血幹細胞移植では，腫瘍細胞を死滅させるため，また患者の免疫を抑えて移植した造血幹細胞が生着できるよう，移植前治療（前処置）として移植の約1週間前から化学療法や全身放射線照射療法を行う．このため，移植前から易感染状態となる．

3 移植後の感染リスクと病原体（図4.7-5）

１ 移植後早期（移植後〜生着）

　移植前治療開始から生着までの移植後早期では，好中球減少症と皮膚・粘膜のバリア破綻により，細菌感染症やカンジダ，アスペルギルスなどの真菌による感染症のリスクが高い．

２ 移植後中期（生着後〜移植後100日目ごろ）

　生着後には，ドナーリンパ球が患者の正常組織を異物と認識して攻撃する，**移植片対宿主病**（graft-versus-host disease：GVHD）を発症することがある．

　生着後から移植後100日目ごろまでの移植後中期では，急性GVHDの予防や治療に用いられる免疫抑制薬によって細胞性免疫が抑制され，ウイルス感染症のリスクが高まり，特にサイトメガロウイルスが問題となる．また，ステロイド投与によって好中球や単球，マクロファージといった食細胞の機能も低下し，アスペルギルスによる感染症を発症する．

３ 移植後後期（移植後100日目ごろ以降）

　移植後後期では，移植後中期の感染症のリスクに加えて，慢性GVHDの発症やステロイド治療による液性免疫の低下が起こる．これによって，有莢膜菌（莢膜をもつ細菌）による感染症を発症し，水痘・帯状疱疹ウイルスの再活性化による帯状疱疹（➡p.123参照）も発症しやすくなる．

plus α

移植片対宿主病（GVHD）の症状

急性GVHDの症状は軽度の皮疹から全身性の紅皮症や水疱形成，下痢などがあり，慢性GVHDでは皮膚，眼，口腔粘膜などの乾燥症状や肝機能障害などがある．

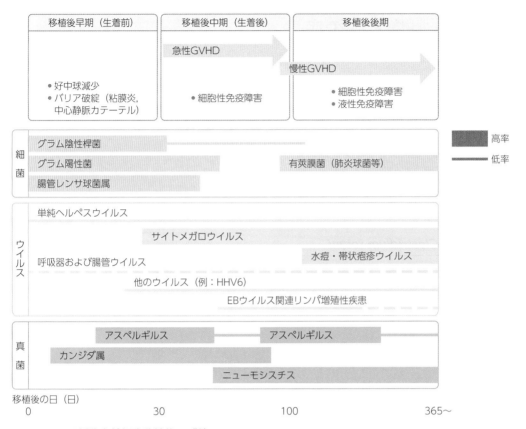

図4.7-5 同種造血幹細胞移植後の感染リスク

■ 引用・参考文献

1) 神谷茂監修. 標準微生物学. 第14版, 医学書院, 2021.
2) 日本造血・免疫細胞療法学会. 造血細胞移植ガイドライン：ウイルス感染症の予防と治療 サイトメガロウイルス感染症（第5版）. https://www.jstct.or.jp/uploads/files/guideline/01_03_01_cmv05.pdf. （参照2023-06-13）.
3) 日本造血・免疫細胞療法学会. 造血細胞移植ガイドライン：真菌感染症の予防と治療（第2版）. https://www.jstct.or.jp/uploads/files/guideline/01_04_shinkin02.pdf, （参照2023-06-13）.
4) Marcie Tomblyn. et al. Guidelines for preventing infectious complications among hematopoietic cell transplantation recipients：a global perspective. biol blood marrow transplant. 2009, 15 (10), p.1152-1153.
5) 日本造血・免疫細胞療法学会編. 造血細胞移植看護基礎テキスト. 南江堂, 2021, p.116.

8 手術創・外傷と感染症

学習目標
◉ エンドトキシンショックを理解できる.
◉ 手術部位感染の概念を理解できる.
◉ 手術部位感染を起こしやすい要因を理解できる.
◉ 手術部位感染の主な原因微生物を理解できる.
◉ 外毒素を産生する細菌による感染症を理解できる.

学習する臨床微生物
細菌● 破傷風菌　*Clostridium tetani*
　　　ウェルシュ菌　*Clostridium perfringens*

Keyword
内毒素，外毒素，手術部位感染，エンドトキシンショック

細菌　破傷風菌：*Clostridium tetani*

1 形態・性状
- グラム陽性桿菌_{かんきん}，偏性嫌気性.
- グラム陽性桿菌，偏性嫌気性.
- 芽胞を形成する（図4.8-1）.

2 生息部位・感染経路
　土壌に広く生息しており，外傷などを機に菌が体内に侵入する.擦り傷のような浅い傷であれば，付着した菌は空気に触れるため，菌が増殖することはない.しかし深い傷になると傷の中が**嫌気状態**になり，**芽胞**を形成した状態の菌が増殖し始める.

　破傷風（tetanus）とは，この菌の産生する外毒素による感染症である.

　破傷風菌の産生した**毒素**は**神経毒**で，血流に乗って脳幹や脊髄に達し，筋肉の硬直症状（**強直性けいれん**など）を引き起こす.潜伏期間は一般的に8日以内だが，芽胞の侵入から中枢神経系へ毒素が移行する速度によって，1日〜数カ月と報告に幅がある.

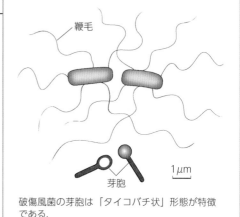

鞭毛

芽胞

1μm

破傷風菌の芽胞は「タイコバチ状」形態が特徴である.

図4.8-1　破傷風菌

3 臨床症状
　主に**イライラ感**や**発汗**が出現し，次いで開口障害など骨格筋の筋硬直を来す.典型的な症状の現れ方として，項部・顔面筋の硬直，嚥下困難，呼吸筋の攣縮_{れんしゅく}がみられ，その後全身性強直性痙攣に至る.意識障害を伴わないため，筋硬直による疼痛_{とうつう}を訴える.攣縮は音・光・接触により誘発される.臨床症状は4〜6週間続く.

　破傷風は感染症法で五類に分類される.

4 治療
　集中治療室（ICU）で全身管理を行う.治療は，菌もしくは毒素に対する原因療法と，筋攣縮に対する対症療法に大別される.菌の増殖を止め，それ以上の毒素を産生しないように，必要に応じて創部を**デブリードマン**し，抗菌薬

plus α
破傷風の重症度

重症度は中枢神経系に達する毒素の量に比例する.また，一般的に外傷から発症までの期間が短いほど重症度が高いといわれている.

➡ デブリードマンについては，p.265参照.

を投与する．また血液中に存在する毒素を中和する目的で，**抗破傷風ヒト免疫グロブリン**を投与する．筋硬直に対しては，鎮静薬や筋弛緩薬を使用する．再感染・再発予防のためにトキソイドワクチンを接種する．

➡ ヒト免疫グロブリンについては，p.226参照．

➡ トキソイドについては，p.222参照．

5 予防

破傷風の予防にはワクチンが有効である．現在，乳幼児期に**4種混合ワクチン（DPT-IPV）**＊を接種している．ワクチン接種により抗体価が上昇し，予防効果を発揮するが，10年程度で徐々に効果が薄れてくる．したがって**10年に1度**を目安に，破傷風ワクチンの再接種を受けることが望ましい．

日本における破傷風の年間発症数は100人前後で，死亡率は国立感染症研究所による2008年の調査で5.6％であった．また，1999〜2008年の患者962名のうち，93.5％が40歳以上であった．この年齢層は，破傷風抗毒素の保有率（0.1IU/mL以上）が3割以下と低く，外傷の治療の際には注意しなければならない．

用語解説 ＊
4種混合ワクチン（DPT-IPV）

ジフテリア（Diphtheria）・百日咳（Pertussis）・破傷風（Tetanus）に対する予防ワクチンに，不活化ポリオワクチン（inactivated polio vaccine）を加えた製剤．

細菌　**ウェルシュ菌：*Clostridium perfringens***

1 形態・性状

- グラム陽性桿菌，偏性嫌気性．
- 芽胞を形成する（図4.8-2）．
- 1892年にウエルチ（Welch, W.H.）らが，**ガスを産生する嫌気性菌**として報告した．ウエルチの名にちなみ，現在でも**ウェルシュ菌**と呼ばれる．
- **ガス壊疽**（gas gangrene）は，クロストリジウム属細菌によって起こる筋組織の壊死であり，本症の原因菌の約90％はウェルシュ菌である．

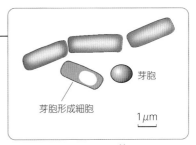

芽胞形成細胞

芽胞

1μm

図4.8-2　ウェルシュ菌

2 感染経路

組織に侵入し，嫌気状態になると増殖を開始する．外毒素であるα-トキシンを産生し，組織の液状壊死を来す．菌の侵入から発症までは通常2，3日だが，6時間程度と短時間で発症する場合もある．

3 臨床症状

早期にみられる自覚症状として，局所の疼痛があり，皮膚の緊満を呈し，徐々に色調が**暗赤色**に変化する．**水疱**形成を来す場合もある．圧迫すると気泡を触知する，いわゆる**握雪感**を認める．

やがて顔色不良で**発汗**を呈するようになり，**頻脈**と**血圧低下**を来す．発熱を伴うものの，38.5℃未満であることが多い．低体温はショックに関連した病態であり，予後不良の徴候といえる．

4 治療

❶**外科的治療**　外科的治療を第一に行う．壊死組織，つまり菌が存在し毒素を産生している部位を積極的に**デブリードマン**することが，生存率の向上に

plus α
ウェルシュ菌感染の背景

背景にある原因として，主に外傷，腸管・胆道系手術，血流障害もしくは熱傷を伴う軟部組織・大腸・骨盤内腫瘍などがある．

つながる．これは菌数の減少だけでなく，感染巣を開放して**空気に触れさせる**ことが，嫌気性菌感染の治療につながるためである．膿の貯留部位を減圧するために筋膜切開やドレーン留置も行う．デブリードマンは，治療経過中に複数回必要となる場合が多い．また，適切な**抗菌薬**を投与する．

❷**高圧酸素療法**　局所への酸素供給量を増加させることで，嫌気性菌感染症の治療に有利に働くことが期待される．以前から行われているが，有効性を示すエビデンスに乏しいため，専門家の間では意見が分かれている．

臨床場面で考えてみよう

78歳，女性．糖尿病で通院中であった．2年前から排便時に出血があったが様子をみていた．会陰部の発赤，腫脹，疼痛が急に進行し，最寄りの皮膚科を受診．ガス壊疽と診断され搬送された．会陰部の皮膚は自壊し，内部に壊死した組織を認めた．悪臭がする膿を排出していた（図4.8-3）．

腹部CT検査上，骨盤内には多量のガス像を認め，感染巣からのガス産生を示唆する所見であった．直ちに，手術室で全身麻酔下にデブリードマンを行った．会陰部を大きく切開し，内部の壊死組織を可能な限り切除した．直腸癌の進行による穿通が原因のガス壊疽と診断され，感染が治まった後に，直腸癌の切除手術を行い軽快した．

この場合，デブリードマンが必要である理由は何か．

　菌数の減少だけでなく，感染巣を開放して空気に触れさせることが，嫌気性菌感染の治療につながるためである．

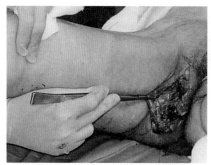

会陰部の皮膚が自壊し，内部に壊死した組織を認めた（仰臥位）．

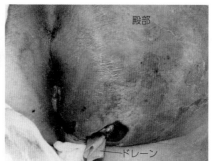

殿部に発赤を認め，前医で留置されたドレーンより排液を認めた（腹臥位）．

図4.8-3　ガス壊疽による会陰部皮膚の自壊

1 内毒素（エンドトキシン）による感染症

　内毒素（エンドトキシン）とは，グラム陰性細菌の細胞壁を構成する成分の一つであるリポ多糖体（lipopoly-saccharide：LPS）を指す（図4.8-4）．菌体が壊れるときにLPSが遊離され，血液を介して全身に回りさまざまな病態を引き起こす．毒素が菌体そのものを構成する成分であるために，内毒素と呼

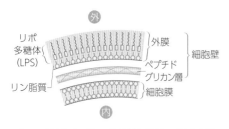

グラム陰性菌は，薄いペプチドグリカン層の内側に細胞膜，外側に外膜をもち，外膜の構成成分のリポ多糖体が表面に出ている．リポ多糖体は菌体が壊れると遊離し，内毒素（エンドトキシン）として働く．

図4.8-4　グラム陰性細菌の細胞壁の構成

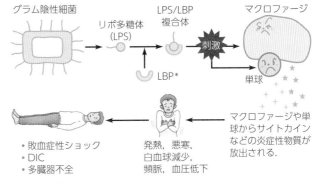

* 敗血症性ショック
* DIC
* 多臓器不全

発熱，悪寒，白血球減少，頻脈，血圧低下

マクロファージや単球からサイトカインなどの炎症性物質が放出される．

* リポ多糖体（LPS）に結合するタンパク質

図4.8-5　エンドトキシンショックのメカニズム

ばれる．内毒素に対して，**外毒素**は菌体外に分泌される毒素である．

1 臨床症状

毒素そのものの作用以外に，感染を感知した白血球がサイトカインを産生して起こる作用がある．重症になると，このような複数の要因が重なり合って，発熱，血圧低下，**敗血症**（sepsis），**播種性血管内凝固症候群**（disseminated intravascular coagulation：**DIC**）などを引き起こす．内毒素が原因で敗血症性ショック，DIC，多臓器不全などが引き起こされる病態を**エンドトキシンショック**という（図4.8-5）．

2 治療

細菌が漏出する穿孔部がある場合は，その処置を行う必要がある．また腹腔内の洗浄や，原因細菌に対する抗菌薬の投与を行う．同時に抗DIC療法や，人工呼吸管理，エンドトキシン吸着療法など，集中治療管理を要する．

2 穿孔性腹膜炎

1 病態

消化管穿孔性腹膜炎では，腸管内常在細菌（以下，腸内細菌）が腹腔内に漏出する．菌数は胃よりも小腸，小腸よりも大腸と，**下部消化管になるほど多い**．大腸では便1g中の細菌数が1兆個に及ぶため，短時間で重篤な腹膜炎になる．下部消化管穿孔性腹膜炎の主な原因微生物は，バクテロイデス（*Bacteroides*）属のような腸内嫌気性菌が最も多く，次いで大腸菌のような好気性菌がある．

多数の腸内細菌が，本来無菌状態である腹腔内に漏れると，感染に対処するために白血球が全身から動員され，初期対応に当たる．軽症から中等症の感染症では，骨髄における白血球産生数も増えるため血液中の白血球数は増加するが，重症の感染症では，骨髄の血球産生が追い付かず，血液中の白血球数は減少する．

plus α

外毒素を産生する細菌

* 腸管出血性大腸菌（p.72参照）
* ジフテリア菌
* 破傷風菌（p.132, 194参照）
* ボツリヌス菌（p.132参照）
* A群溶血性レンサ球菌（p.115参照）
* 黄色ブドウ球菌（p.118参照）

などがある．

2 エンドトキシンショック

腸内細菌の多くは**グラム陰性桿菌**である（バクテロイデス属も大腸菌もこのグループに含まれる）ため，内毒素（エンドトキシン）によりエンドトキシンショックとなることがある．

敗血症は，原因である細菌感染が解決しない限り進行性となることが多く，1分でも早く治療を開始しなければ治療の効果が向上しない．特に下部消化管穿孔性腹膜炎では，診断がつき次第手術を行い，細菌が漏出する穿孔部を処置する必要がある．また，腹腔内の洗浄や，原因細菌に対する抗菌薬の投与を行う．術後は抗DIC療法や人工呼吸管理，補液，昇圧薬投与，抗菌薬投与，エンドトキシン吸着療法，持続的血液濾過透析など，集中治療管理を要する．

臨床場面で考えてみよう

68歳，男性．2日前に自動車を運転中，自損事故を起こした．シートベルトは着用していたが，そのため腹部への圧迫があった．
昨夜から徐々に腹痛が出現し，本日になって腹痛が増強するとともに，呼びかけへの反応が鈍くなってきたため，家族が119番通報し，救急車で高度救命救急センターに搬送された．
来院時，血圧は85/60mmHgと低下し，脈拍は110回/分と頻脈の状態であった．意識レベルは低下しており，呼びかけに開眼するが言葉ははっきりしない．血液検査では，白血球数 2,400/μL，血小板数 5.4万/μLといずれも低下していた．
腹部CT検査（図4.8-6）の結果，穿孔性腹膜炎と診断し，緊急開腹手術を施行した．

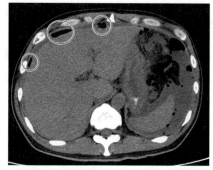

腹腔内に遊離ガス像を広範に認める（○）．
図4.8-6　来院時の腹部CT検査

外傷性遅発性の小腸穿孔であったため（図4.8-7），小腸切除術，小腸人工肛門造設術を施行した．術中から白血球数は低値のまま推移し，血小板数は術中に3万/μLを下回ったため，血小板輸血を要した．重症腹腔内感染症に伴う敗血症性ショック，DICの状態であった．
その後集中治療が行われ，術後2日目には人工呼吸器を外すことができた．術後7日目，開腹手術を行った腹部正中切開部に発赤がみられ，創を切開して膿を排出した．
①この場合，穿孔性腹膜炎の原因微生物は何と考えられるか．
②敗血症性ショックとなったのはなぜか．
③白血球数や血小板数が減少したのはなぜか．

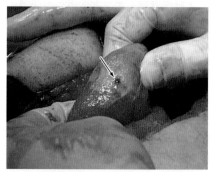

穿孔性腹膜炎の診断で，緊急開腹手術を施行した．小腸に穿孔部を認める（→）．
図4.8-7　開腹手術所見

①本事例での原因微生物はグラム陰性細菌と考えられる．
②腹腔内感染症に伴い全身の炎症性反応を来し，敗血症に至った．その後病態が進行し，血圧が低下して敗血症性ショックに陥った．
③重症の感染症では，骨髄の血球産生が追い付かず，血液中の白血球数は減少する．

3 手術部位感染（SSI）のリスク因子

1 手術部位感染（SSI）とその分類

手術部位感染（surgical site infections：SSI）とは，創部の感染である．SSIには3種類あり，創の表層で感染したものを**表層SSI**，筋膜や筋層のような創の深部で感染したものを**深部SSI**，腹腔内膿瘍のように体腔内で感染したものを臓器／体腔（**organ/space**）SSIという．

2 手術創の清浄度分類

SSIの発症率は，術前状態もしくは手術そのものによって左右される．発症率を上昇させる因子がいくつか明らかになっており，ある程度は術前の予測が可能である．その一つが**手術創の清浄度**から予測するものである．

手術創の清浄度分類を表4.8-1に示す．清浄度は4段階に分類されており，甲状腺手術のように，皮膚の常在菌しか創の汚染源とならないような手術を**清潔手術**（**Class Ⅰ**）と称する．待機的な消化管手術では，皮膚の常在菌に加え，消化管内の常在細菌叢によって術野が汚染される．皮膚の常在菌のみの場合と比較して多数の細菌による汚染が起こるが，手術操作により汚染を最小限に抑えることが可能なため，**準清潔手術**（**Class Ⅱ**）と呼ばれる．手術中の汚染対策の不備により，消化管内容物が術野に漏れた場合などは汚染度が高くなり，**不潔手術**（**Class Ⅲ**）となる．さらに，消化管穿孔性腹膜炎のように，術前から高度な汚染が起こっている場合は**汚染・感染手術**（**Class Ⅳ**）となる．Class ⅠからⅣになるにしたがって，SSI発症リスクは高くなる．

3 手術創の清浄度以外のリスク因子

手術による汚染以外に，SSI発症のリスク因子となるものには以下がある．

❶**患者側の因子** 栄養状態が悪い，糖尿病，高齢，喫煙，肥満など．

❷**手術に関する因子** 術前の剃毛（術前日に剃刀で剃毛することは望ましくない．術当日に電動バリカンで除毛する），長時間にわたる手術，手術室内の空気清浄度など．

表4.8-1 手術創の清浄度分類

Class Ⅰ	clean （清潔）	炎症がなく一次閉鎖され，開放ドレナージがなく，無菌操作の破綻がない．（甲状腺手術，心臓手術，脳外科手術，乳腺外科手術など）
Class Ⅱ	clean-contaminated （準清潔）	管理された状況での消化器，呼吸器，胆道，泌尿生殖器などの手術．（通常の虫垂切除や口腔咽頭の切開，通常行われる胃切除，大腸切除）
Class Ⅲ	contaminated （不潔）	消化器内容物の多量流出があり，無菌の腹腔内および創面が汚染されて，無菌手技に重大な過失があった手術． （開放性の新鮮な外傷，非化膿性の急性炎症部位の切開）
Class Ⅳ	dirty-infected （汚染・感染）	手術の前から手術野に病原微生物が存在している手術創．消化管穿孔，糞便汚染創，処置の遅れた壊死組織のある汚染外傷．（細菌の死骸や壊死物質の固まりで悪臭のある膿汁を伴った急性細菌性炎症の手術）

💭 **臨床場面で考えてみよう**

62歳，男性．

大腸癌に対して腹腔鏡下S状結腸切除術を行った．術後4日目に37℃台の発熱を来した．腹部の手術創に発赤を認め，排膿を行ったところ，その後の経過は良好であった．

①手術部位感染を発症したとき，疑うべき病原体は何があるか．

②この事例で病原体が創部に至った感染経路は何か．

③手術部位感染の予防策として大事なことは何か．

①手術部位感染の原因微生物は，その手術の術野汚染菌である．大腸の手術の場合は大腸内の腸内細菌が汚染菌の大部分を占める．大腸菌のような好気性菌や，*Bacteroides*属のような嫌気性菌が多い．

②手術中に術野を汚染した菌が創部に付着した．その後，創に定着した菌が宿主の免疫能を上回ると徐々に増殖し，皮下に膿瘍を形成した．この結果創が発赤し，発熱を来した．

③手術部位感染の予防は，術前・術中・術後の多岐に渡る．術前であれば栄養管理，術中は術野の汚染防止や体温など全身管理，術後は創傷管理や血糖管理などである．手術手技だけでなく，多職種で多くの対策を積み重ねることにより，手術部位感染の発症率は低下する．

4 クロストリジウム属による感染症

　クロストリジウム（*Clostridium*）属は**グラム陽性桿菌**で，空気に触れると死滅する**偏性嫌気性菌**である．ただし発育するとき以外は**芽胞（がほう）**と呼ばれる硬い殻をかぶった耐久型細胞になり，いわゆる冬眠状態になる．芽胞を形成した状態では，空気に触れても問題なく，栄養も必要とせずに長期間生存する．このため環境中に広く生息しており，時として感染症の原因になる．

➡ 芽胞については，p.228参照．

　主に3種類の原因菌と感染症が問題となる．①**ボツリヌス菌**（*Clostridium botulinum*）による**ボツリヌス症**（➡p.132参照），②**破傷風菌**（*Clostridium tetani*）による**破傷風**，③**ウェルシュ菌**（*Clostridium perfringens*）が代表的な原因菌となる**ガス壊疽（えそ）**である．これらの感染症は，菌から産生される毒素によるものである点では共通するが，症状や治療はそれぞれ異なる．

　これらの菌が産生する毒素は内毒素（エンドトキシン）ではなく，**外毒素**（エクソトキシン）である．内毒素はそれ自体が菌体の成分で，菌が壊れたときに放出されるのに対し，外毒素は最初から**菌体外に放出**される．毒素の作用は産生する菌種によって異なり，同じクロストリジウム属であっても，菌種が違えば上記3種類の疾患のように異なる病態を呈する．

📖 **引用・参考文献**

1) 横地高志．"毒素1：内毒素（エンドトキシン）"．標準微生物学．平松啓一監修．第11版，医学書院，2012，p.118-122.

9 血管内カテーテル関連血流感染症

学習目標

◖ 血管内カテーテル関連血流感染症とは何かを理解できる.

◖ 血管内カテーテル関連血流感染症の原因となる微生物の侵入経路を理解できる.

◖ 血管内カテーテル関連血流感染症の予防法について理解できる.

学習する臨床微生物

細菌● コアグラーゼ陰性ブドウ球菌
　　　coagulase-negative Staphylococci：CNS

真菌● カンジダ・アルビカンス
　　　Candida albicans

Keyword

血管内カテーテル，血管内カテーテル関連血流感染症

細菌　**コアグラーゼ陰性ブドウ球菌：**
coagulase-negative Staphylococci（CNS）

1 形態・性状・定義

- ブドウの房状に配列し，鞭毛や芽胞（がほう）はない（図4.9-1）.

- グラム陽性球菌（1μm）.

- **コアグラーゼ陰性ブドウ球菌**（coagulase-negative Staphylococci：CNS）は，ブドウ球菌の中でも**コアグラーゼ***を産生しないもの（**コアグラーゼ陰性**）の総称である. 代表的なものとして，表皮ブドウ球菌（*Staphylococcus epidermidis*），腐生ブドウ球菌（*Staphylococcus saprophyticus*）等がある（表4.9-1）.

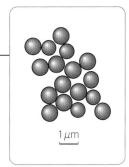

図4.9-1
表皮ブドウ球菌

2 生息部位・感染経路・臨床症状

　コアグラーゼ陰性ブドウ球菌（CNS）は，健常な人の鼻腔から高頻度で分離され，土壌中，水中，空気中などの環境から検出される菌種もある. 近年，人体に装着する人工装置（血管内カテーテル*，人工弁など）の使用の増加により，CNSが原因となる感染症が増加している.

　血管内カテーテル等の医療器具を介して感染する（間接接触感染）. 黄色ブドウ球菌に比べて病原性は低く，感染・発症は主として宿主の感染防御能の低下によることが多い.

　本稿では，CNSの中で特に重要な，**表皮ブドウ球菌**（*Staphylococcus epidermidis*），**腐生ブドウ球菌**（*Staphylococcus saprophyticus*）について示す.

用語解説 *
コアグラーゼ

ブドウ球菌が産生する酵素の一つで，血漿を凝固させる作用がある.

表4.9-1　**コアグラーゼ産生能からみたブドウ球菌の代表的な菌種**

コアグラーゼ	菌　種
陽　性	*Staphylococcus aureus*　（黄色ブドウ球菌）
陰　性 （CNS）	*Staphylococcus epidermidis*（表皮ブドウ球菌）
	Staphylococcus saprophyticus　（腐生ブドウ球菌）
	Staphylococcus lugdunensis*
	Staphylococcus capitis
	Staphylococcus hominis
	Staphylococcus

|1| 表皮ブドウ球菌（*Staphylococcus epidermidis*）

表皮ブドウ球菌は，ヒトの皮膚や頭髪などにも常在している．多くは，菌体外に粘着性物質を産生し，カテーテル等のプラスチック素材の表面に付着する．そのため，表皮ブドウ球菌を起炎菌として血管内カテーテル関連血流感染症を発症することがある．

|2| 腐生ブドウ球菌（*Staphylococcus saprophyticus*）

腐生ブドウ球菌は女性の腟に存在する．性交や殺精子剤の使用等により，腐生ブドウ球菌を起炎菌として膀胱炎を発症することがある．臨床症状としては，急性の排尿時痛，頻尿，尿意切迫感が基本である．診断には尿培養が用いられるが，以前は尿培養でCNSが検出されると，尿採取時等の汚染とされていた．また，CNSの中から腐生ブドウ球菌を特別に同定しない場合もある．

3 治療

血管内カテーテル関連血流感染症である場合には，カテーテルを抜去する．

抗菌薬を投与する場合は，抗菌薬に対して耐性を示す場合があるため，薬剤感受性検査の結果に応じて抗菌薬を選択・変更することが望ましい．**メチシリン耐性表皮ブドウ球菌**（methicillin-resistant *Staphylococcus epidermidis*：**MRSE**）の場合は，バンコマイシンで治療する．

膀胱炎の治療では，膀胱炎の起炎菌で最も多い大腸菌の治療に用いる抗菌薬（ST合剤，ニューキノロン系）が有効である．

人工弁等の生体異物のある心内膜炎では，薬剤感受性検査の結果を踏まえ，複数の抗菌薬（バンコマイシン，ゲンタマイシン，リファンピシン）で治療される．ただし，心内膜炎では投薬期間を十分にとっても再発が多く，治療に難渋することが多い．

臨床場面で考えてみよう

65歳，男性．一人暮らし．慢性腎不全で通院中．
3日前から食欲不振と倦怠感が出現し，食事や入浴などができなくなったため救急車を要請し，腎機能の急性増悪，末期腎不全のため入院した．血管内カテーテルにより血液透析療法*が導入された．2日目に39℃の発熱が出現し，カテーテル留置部の発赤が認められた．医師からの指示によって血液培養の検体を採取し，検査すると表皮ブドウ球菌が検出された．
①この場合，血管内カテーテル関連血流感染症の起炎菌はどこから侵入したと考えられるか．
②この事例において，血液培養検査のために血液（検体）を採取する際の注意点は何か．

①カテーテル挿入後（48時間）に発症していることから，起炎菌はカテーテル挿入部の皮膚から侵入したと考えられる．
②男性は倦怠感が続き入浴ができていなかった．そのため，皮膚汚染菌による検体汚染を防止する目的で，70%アルコールを使用して消毒回数を増やし，検体採取を行う必要がある．

真菌 **カンジダ・アルビカンス：**
Candida albicans

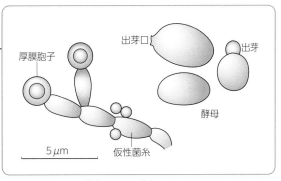

図4.9-2　**カンジダ・アルビカンス**

1 形態・性状

- カンジダ属は**酵母**に分類される.
- 球形から卵円形で3~6μmであるが，ソーセージ状の仮性菌糸を形成し，細菌と比べると大きい（**図4.9-2**）.
- 栄養や温度などの環境条件により，**酵母形**，または出芽によって増殖し仮性菌糸を形成する**菌糸形**のいずれかの発育形態を示す.

2 生息部位・感染経路

　カンジダ・アルビカンスは，ヒトの皮膚や口腔，腸管内，泌尿器に存在し，ヒトにおける**真菌症**の原因菌として最も代表的であり，病原性も高い．**内因性日和見感染症**を引き起こし，特に，ICUへの入室や免疫不全（細胞性免疫不全，好中球減少）がリスク因子となる．新生児の鵞口瘡は産道のカンジダ由来とされ，母子感染（垂直感染）する.

　カンジダ・アルビカンスは常在菌として局所に定着している場合には酵母形として発育しているが，感染時には仮性菌糸状の発育を示し，組織内に侵入する.

3 臨床症状

　ICU患者では好中球減少症，臓器移植患者に伴う不明熱から敗血症性ショックまでさまざまな臨床経過を示す.

　臨床材料などの顕微鏡観察により，出芽酵母または仮性菌糸を認めることで検出できる．また，血清診断法としてβ-D-グルカン検査がある.

　カンジダ症は皮膚，爪，粘膜（腟カンジダ症）の局所に症状が現れる**表在性カンジダ症**と，消化器カンジダ症，カンジダ血症，カンジダ眼内炎といった**深在性カンジダ症**に分類される.

4 治療

　表在性カンジダ症は，外用抗菌薬により治療される.

　血管内カテーテル関連血流感染症である場合には，カテーテルを抜去し，抗真菌薬の全身投与を行う．抗真菌薬に対する薬剤感受性はカンジダの種により異なる.

臨床場面で考えてみよう

86歳，女性.

糖尿病，直腸癌（ステージ3）

1週間前から排便がなく，腹痛が出現したが我慢していた．悪心を伴う腹痛が増強し，入院となった．腸閉塞（イレウス）と診断され，全身管理の目的で中心静脈カテーテル*を挿入し，

plus α
真菌の分類

真菌はカビとも呼ばれている．真菌は大きく酵母と糸状菌に分類され，カンジダは酵母，アスペルギルスは糸状菌に分類される.

➡ β-D-グルカン検査については，6章1節p.251参照.

用語解説*
中心静脈カテーテル

上大静脈や下大静脈などの太い静脈に挿入するカテーテルのこと．挿入部位として，内頸静脈，鎖骨下静脈，尺側静脈，大腿静脈がある.

輸液療法を行った．１週間後に突然の発熱が出現し，検査したところ，血液検査からはβ-D-グルカンが検出され，血液培養*が陽性となり，治療が開始された．

①原因菌は細菌と真菌のどちらが推測されるか．

②血管内カテーテル関連血流感染症が引き起こされていることから推測される感染症と，それを疑う際に観察のポイントとなる症状は何か．

用語解説 *

血液培養

血液中に存在する微生物を培養すること．

①血液培養が陽性のため，細菌と真菌の両方が疑われる．真菌感染症では，血中のβ-D-グルカンが高値となることが多く，この事例では真菌による感染症と考えられる．

②血管内カテーテル関連血流感染症を引き起こす真菌ではカンジダ・アルビカンスが最も多く，この事例でもカンジダ症が疑われる．カンジダは網脈絡膜に播種し，約30％にカンジダ眼内炎を発症する．そのため，目のかすみや視力低下等の眼症状がないか観察する．最悪の場合，失明する可能性があるため，眼科での精密検査が必要である．

1 血管内カテーテル関連血流感染症

1 血管内カテーテル関連血流感染とは

血管内カテーテル関連血流感染（catheter-related bloodstream infection：CRBSI）は，血管内に留置されたカテーテルに微生物が定着して増殖したことで発生した感染で，抜去したカテーテルから血液培養と同じ微生物が検出されることにより確定する（表4.9-2）．

血管内へのカテーテルの留置は広く用いられる医療処置であるが，カテーテルは皮膚を通して直接血管に挿入されるため，皮膚の常在菌を血管内へ侵入させてしまう可能性がある．カテーテルを介して微生物が血管内へ到達すると，血流感染を起こすことがある．CRBSIは，中心静脈カテーテル関連で起こることが知られているが，末梢静脈カテーテル，血液透析用カテーテル等でも発生する．CRBSIは局所の感染にとどまらず，全身の血液感染症に発展し，重症化し致死的となることもある．

2 起炎菌

血流感染の起炎菌は，検出される割合が高い順に，表皮ブドウ球菌，メチシリン耐性黄色ブドウ球菌，メチシリン耐性ブドウ球菌が報告されている．皮膚に常在している菌が約３割を占めている（表4.9-3）．

表4.9-2 カテーテル関連血流感染症の定義

カテーテルを血管内に留置している患者の末梢静脈から採取された血液培養が，少なくとも１回は陽性となる菌血症または真菌血症で，発熱または血圧低下など感染の臨床症状を認め，カテーテル以外の感染源が考えられない場合．

また，下記の少なくとも一つを認める．

- カテーテル断片の半定量培養が陽性（>15CFU*/カテーテル断片）または定量培養が陽性（> 10^2CFU/カテーテル断片）であり，カテーテル断端および末梢血から同一の菌種が検出される．
- カテーテルハブ（接続部）から採取した血液が，同時に同量を採取した末梢血液よりも自動血液培養装置で２時間以上早く陽性化する．
- カテーテルハブ（接続部）から採取した血液に含まれる菌量が，同時に同量を採取した末梢血に含まれる菌量（CFU/mL）の３倍より多い．

* CFU：colony forming unit（コロニー形成単位）

Mermel, L.A. et al. Clinical practice guidelines for the diagnosis and management of intravascular catheter-related infection：2009 update by the infectious diseases society of America. Clin Infect Dis. 2009, 49（1），p.1-45 をもとに作成．

3 微生物の侵入経路と予防策

血管内カテーテル関連血流感染症における起炎菌の侵入経路は，①カテーテル挿入部の皮膚から侵入する経路，②カテーテルの接続部から侵入する経路，③輸液内から侵入する経路の三つに大別される．

感染予防策では，微生物の侵入をできる限り防止することが重要である．

1 カテーテル挿入部の皮膚の管理

❶**カテーテル挿入時の予防策**　中心静脈カテーテル挿入時，滅菌物の取り扱いに十分に注意を払う必要がある．挿入者は手指衛生を励行後に，マスク，帽子，滅菌ガウン，滅菌手袋を装着し，大型の滅菌覆布（ドレープ）で患者の全身を覆う．これを，**高度無菌遮断予防策（マキシマル・バリアプリコーション）**という（図4.9-3）．

❷**カテーテル挿入部の消毒・管理**　カテーテル挿入部の消毒とドレッシング材が重要である．消毒薬は，0.5％を超える濃度のグルコン酸クロルヘキシジンを含有するアルコールを用いることが推奨されている．10％ポビドンヨードを使用する場合には，薬液が乾燥し消毒効果が期待できる時間を考慮して穿刺することが重要である．消毒は，挿入部を中心に，ドレッシング材で覆う部位を中央から外側に向かって行う．ドレッシング材は，消毒薬が乾燥してから被覆する．ドレッシング材には，滅菌されたガーゼ型またはフィルム型を用いる．交換は少なくとも7日ごとに行い，汚れが認められる場合や剝がれかけている場合には交換する．

2 カテーテル接続部の管理

輸液ラインは接続部のない一体型のものを用い，カテーテルや輸液ラインの接続には閉鎖式システムを用いる．輸液バッグへの輸液ラインの接続，側注ラインの接続，側注の際の消毒には，70％エタノールを使用し丁寧に清拭する．

3 輸液の管理

輸液は**クリーンベンチ***で専門の薬剤師が調製することが望ましい．病棟で調合する際は，処置台を70％エタノールで消毒し，清潔な環境を整える．調合者は，手指衛生を励行し，マスク等を装着して実施する．

表4.9-3　血流感染の起炎菌

病原体	分離割合（％）
表皮ブドウ球菌	19.0
メチシリン耐性黄色ブドウ球菌	8.5
メチシリン感受性黄色ブドウ球菌	8.1
コアグラーゼ陰性ブドウ球菌	6.1
緑膿菌	6.1
その他	52.7

厚生労働省．"公開情報2022年1月～12月年報 院内感染対策サーベイランス 集中治療室部門"．院内感染対策サーベイランス事業．2023-08-18．https://janis.mhlw.go.jp/report/open_report/2022/3/3/ICU_Open_Report_202200.pdf，（参照2023-09-27）より一部改変．

●滅菌手袋の着け方・外し方〈動画〉

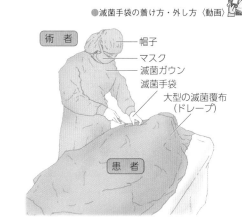

図4.9-3　**カテーテル挿入時の高度無菌遮断予防策（マキシマル・バリアプリコーション）**

用語解説*

クリーンベンチ

箱型の装置で，手を装置の中に差し入れて作業をする．外部から浄化した空気を送り込み，内部の空気を外へ送り出すことによって，ほこりや雑菌などが手元の培養物や医薬品などに混入するのを防ぐ．

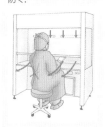

4 感染を疑った場合の看護

感染を疑った場合には，直ちに医師に報告し指示を得る．バイタルサインの変動に注意し，発熱，悪寒，低血圧といった（特に熱型の）臨床症状等の全身状態，カテーテル挿入部の局所（発赤，腫脹，排膿の有無など）の観察，血液データ（白血球数，CRPなど）を確認し，アセスメントを行う．

■ 引用・参考文献

1) 厚生労働省．"公開情報2022年1月〜12月年報 院内感染対策サーベイランス 集中治療室部門"．院内感染対策サーベイランス事業．2023-08-18．https://janis.mhlw.go.jp/report/open_report/2022/3/3/ICU_Open_Report_202200.pdf，（参照2023-09-27）．

2) 山口哲央．"グラム陽性球菌 スタフィロコッカス属（ブドウ球菌属）"．標準微生物学．第14版，神谷茂監修．医学書院，2021，p.127-131．

3) 槇村浩一．"子嚢菌門 Bサッカロミセス亜門"．標準微生物学．第14版，神谷茂監修．医学書院，2021，p.331-333．

4) 日本感染症学会編．感染症専門医テキスト第Ⅰ部解説編．第2版，南江堂，2017，p.497-499．

5) 日本環境感染学会．サーベイランス結果報告書（ICU・急性期一般病棟部門）2019年1月〜2021年12月データサマリー．http://www.kankyokansen.org/uploads/uploads/files/jsipc/jhais_device-summary2021.12.pdf，（参照2023-06-14）．

6) 吉田眞一ほか編．戸田新細菌学．改訂34版，南山堂，2013．

7) 青木真．"血管内感染症カテーテル関連感染症，カテーテル関連血流感染症"．レジデントのための感染症診療マニュアル．第4版，医学書院，2021，p730-741．

8) 坂本史衣．基礎から学ぶ医療関連感染対策．改訂第3版，南江堂，2022，p.43-53．

9) 日本臨床微生物学会編．血液培養検査ガイド．南江堂，2013．

10) Mermel, L.A. et al. Clinical practice guidelines for the diagnosis and management of intravascular catheter-related infection：2009 update by the infectious diseases society of America. Clin Infect Dis. 2009, 49（1），p.1-45.

11) O'Grady, N.P. et al. Guidelines for the prevention of intravascular catheter-related infections. Clin Infect Dis. 2011, 52（9），p.e162-193.

10 薬剤耐性菌

学習目標

- 薬剤耐性菌とはどのような菌か理解できる．
- 薬剤耐性菌の種類（MRSA，VRE，ESBL産生菌，MDRP，MDR-TB）を理解できる．
- 抗菌薬の開発と耐性菌の出現の関連性を理解できる．
- 薬剤耐性の機序を理解できる．
- 薬剤耐性菌をこれ以上増やさないための方法を理解できる．

学習する臨床微生物

細菌 ● メチシリン耐性黄色ブドウ球菌
methicillin-resistant *Staphylococcus aureus*：MRSA

バンコマイシン耐性腸球菌
vancomycin-resistant *Enterococcus*：VRE

ESBL産生菌
extended-spectrum β-lactamase（ESBL）-producing bacteria

多剤耐性緑膿菌
multiple-drug-resistant *Pseudomonas aeruginosa*：MDRP

多剤耐性結核菌
multidrug-resistant tuberculosis：MDR-TB

▌ Keyword
薬剤耐性，抗菌薬適正使用，接触予防策

メチシリン耐性黄色ブドウ球菌：
methicillin-resistant *Staphylococcus aureus*（MRSA）

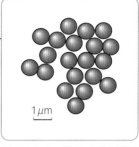

1 メチシリン耐性黄色ブドウ球菌（MRSA）とは

メチシリン耐性黄色ブドウ球菌（MRSA）は，抗菌薬であるメチシリンに対して薬剤耐性*をもった黄色ブドウ球菌である（図4.10-1）.

メチシリン耐性黄色ブドウ球菌感染症は感染症法で五類に分類される.

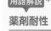

図4.10-1　黄色ブドウ球菌

2 病原性

MRSAの病原性は黄色ブドウ球菌とさほど変わらず，健常者では皮膚や口腔に付着しても無害だが，術後患者などの免疫能が低下している者では感染症を発症しやすい傾向にある．肺炎，腹膜炎や，重症になると敗血症などを引き起こす場合もあり，特に医療関連感染（院内感染）として問題になっている.

用語解説 *
薬剤耐性
antimicrobial resistance：AMR. 薬剤に対して抵抗性をもち，薬剤が効きにくい（あるいは効かない）状態になること.

➡ 黄色ブドウ球菌については，3章7節p.118参照.

臨床場面で考えてみよう

72歳，男性．脳梗塞により集中治療室（ICU）に入室中．食事，排泄などの日常生活動作（ADL）は介助が必要な状況であった.

突然38.5℃の発熱と，膿性喀痰の排出の増加がみられた．突然の発熱のため感染症が疑われた．後にICUに入室している複数の患者の喀痰からメチシリン耐性黄色ブドウ球菌（MRSA）が検出された.

①ICU内でMRSAはどのように伝播したと考えられるか.

②どのような対策が必要と考えられるか.

①患者のADLが全介助であり，職員を介してMRSAがICU内で水平感染したことが疑われる.

②職員の標準予防策と接触感染予防策の徹底遵守が必要となる．特に，MRSA飛散の可能性が高い気管内吸引，口腔内吸引の実施手順を確認し，手袋，エプロン，ゴーグルを着用し，患者の環境を汚染しない手順で実施できるよう看護師の教育が重要となる.

バンコマイシン耐性腸球菌：
vancomycin-resistant *Enterococcus*（VRE）

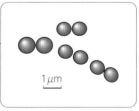

1 バンコマイシン耐性腸球菌（VRE）とは

グラム陽性の通性嫌気性（図4.10-2）で，腸球菌属のうち，バンコマイシンに対して薬剤耐性をもつ．菌種は，**エンテロコッカス・フェカーリス**（以下，*E. faecalis*）および**エンテロコッカス・フェシウム**（以下，*E. faecium*）が多い.

図4.10-2　腸球菌

バンコマイシン耐性腸球菌感染症は感染症法で五類に分類される.

2 検査

|1| 薬剤感受性検査

バンコマイシンに対して，ディスク法で阻止円（菌が繁殖していない円形の範囲）の直径が14mm以下，あるいは微量液体希釈法で最小発育阻止濃度（minimum inhibitory concentration：MIC）が16μg/mL以上であればVREと同定される．

|2| PCR法

耐性遺伝子vanA，vanB，vanC，vanD，vanE，vanG，vanLの検出により判定される．すべての耐性遺伝子は染色体上にあるが，**vanA**，**vanB**の2種類はプラスミド*にも存在しているため，感染予防対策上，より問題となる．

➡ PCR法については，p.252参照．

3 治療

|1| 起炎菌が*E. faecalis*の場合

アンピシリンが第一選択である．菌血症などの重症感染症を発症している場合，アミノグリコシド系抗菌薬（ストレプトマイシン，ゲンタマイシン）を併用する．

|2| 起炎菌が*E. faecium*の場合

オキサゾリジノン系抗菌薬（リネゾリド）による治療が第一選択となる．心内膜炎*を発症した場合は，治療に難渋することが多い．

💭 臨床場面で考えてみよう

66歳，女性．急性骨髄性白血病．免疫抑制薬を使用し白血球数が低値のため，個室隔離されていた．
白血球数が回復傾向となり，3日前に大部屋へ移動した．ADLは自立しており，病棟内の共用トイレを使用していた．同一病棟の他患者からVREが検出されたため，便スクリーニング検査を行ったところ，この女性からもVREが検出された．
①病棟内でVREはどのように伝播したと考えられるか．
②この病棟で必要な対策は何か．

①VREに感染していても症状が現れない保菌状態である場合が多く，日常の標準予防策や清掃が不適切であると病棟がVREで汚染されてしまう．発端者は不明であるが，病棟内がVREで汚染されており，共用トイレを使用したことで患者にVREが伝播し，アウトブレイク*が起こったと推察される．
②初期対策として，新規入院患者の受け入れ停止，VRE陽性患者の同部屋への入室，VRE陽性患者のトイレの専用化，接触予防策の確認と指導が必要となる．

**用語解説*
プラスミド

染色体とは独立して存在する，自己複製可能な小さな環状DNAをプラスミドという．薬剤耐性遺伝子などがコードされており，プラスミドを保有する細菌から保有する細菌へ接合伝達されると薬剤耐性が獲得されることになる．

**用語解説*
心内膜炎

心内膜に微生物が付着，増殖し炎症を起こすこと．抜歯，カテーテル処置，化膿した傷などにより，微生物が血液内に入って発症する．大動脈弁閉鎖不全症，僧帽弁閉鎖不全症，先天性心疾患など，血流の変化が大きい疾患の場合や，人工透析，免疫抑制薬による治療などで易感染状態の場合は，心内膜炎を発症するリスクが高くなる．

**用語解説*
アウトブレイク

限られた範囲において，同一の感染症が通常より高い頻度で発生すること．

ESBL産生菌：
extended-spectrum β-lactamase (ESBL) -producing bacteria

1 ESBL 産生菌とは

β-ラクタマーゼは，抗菌薬の効力を発揮するために必要なβ-ラクタム環の構造を加水分解し，環状構造を開裂することで**β-ラクタム系抗菌薬**を不活化させる酵素である．

ペニシリン系抗菌薬のみならず，セフェム系抗菌薬も分解するβ-ラクタマーゼが報告されるようになった．これを**基質特異性拡張型β-ラクタマーゼ**（extended-spectrum β-lactamase：**ESBL**）といい，ESBLを産生する菌をESBL産生菌という．ESBLは，**大腸菌**や**肺炎桿菌**から検出される場合が多い．

β-ラクタマーゼをコードする遺伝子*（耐性遺伝子）は細胞質にあるため，同一菌種だけでなく，異なる菌種でも接触することで耐性遺伝子が伝達される（プラスミドの伝播）．耐性遺伝子が伝達された細菌はβ-ラクタマーゼを産生し，薬剤耐性を示す．

2 検査・治療

グラム染色で白血球が観察されるなどの炎症症状があるか確認する．保菌と感染を区別して扱うことが重要であり，感染症を生じていなければ，治療の必要はない．

スクリーニング検査（表4.10-1）を行い，ESBL産生菌疑いとなった細菌に対して確認試験を行う．検査においてESBL産生菌と同定できる菌種は，クレブシエラ・ニューモニエ，クレブシエラ・オキシトカ，大腸菌，プロテウス・ミラビリスの4種類のみである．

治療にはカルバペネム系抗菌薬が第一選択となる．

> **用語解説** *
> **β-ラクタマーゼをコードする遺伝子**
> 細菌の遺伝情報において，三つの塩基（ATCG）の組み合わせにより一つのアミノ酸となる．細菌がβ-ラクタマーゼを産生する特定のアミノ酸（塩基配列）を有している場合に，「β-ラクタマーゼをコードする遺伝子」と表現する．

➡ グラム染色については，6章1節p.248参照．

 臨床場面で考えてみよう

72歳，女性．2型糖尿病，血糖コントロール不良で教育入院中．
2日前より頻尿，尿混濁がある．急性膀胱炎が疑われ，尿検査が行われた．顕微鏡で観察するとグラム陰性桿菌が観察された．培養検査の結果，ESBL産生大腸菌と同定された．
①考えられる感染経路は何か．
②対策としては何が必要か．

①手指または医療器具による接触感染が考えられる．
②ESBL産生菌が検出された場合，接触予防策を行う．特に，排泄援助においては個人防護具を着用し，尿の取り扱いについて具体的な実施方法を再確認し，接触予防策の徹底を図る．患者を個室に隔離するか，大部屋で厳重に接触予防策を行うかは，患者，同室患者，病棟患者の状況から判断する．また，患者には，排泄後の手指衛生が適切に行えるよう指導する．

糖尿病と ESBL産生菌

糖尿病既往歴のある患者はESBL産生菌の検出リスクが高い[1]．

表4.10-1　ESBLのスクリーニング検査

主な菌種	薬剤 (第3世代セフェム)	ディスク法	微量液体希釈法
クレブシエラ・ニューモニエ クレブシエラ・オキシトカ 大腸菌	セフポドキシム セフタジジム セフォタキシム	(10 μg/mL) ≦ 17mm (30 μg/mL) ≦ 22mm (30 μg/mL) ≦ 27mm	MIC*≧ 8 (μg/mL) MIC≧ 2 (μg/mL) MIC≧ 2 (μg/mL)
プロテウス・ミラビリス	セフポドキシム セフタジジム セフォタキシム	(10 μg/mL) ≦ 22mm (30 μg/mL) ≦ 22mm (30 μg/mL) ≦ 27mm	MIC≧ 2 (μg/mL) MIC≧ 2 (μg/mL) MIC≧ 2 (μg/mL)

＊　最小発育阻止濃度

日本臨床微生物学会監修. 抗菌薬感受性検査のための標準法. 第23版. 日本臨床検査標準協議会, 2013, p.50-51 より引用.

多剤耐性緑膿菌：multiple-drug-resistant *Pseudomonas aeruginosa* (MDRP)

1 多剤耐性緑膿菌とは

　緑膿菌のうち，①ニューキノロン系抗菌薬，②カルバペネム系抗菌薬，③アミノグリコシド系抗菌薬のすべてに薬剤耐性を示す細菌を**多剤耐性緑膿菌**（multiple-drug-resistant *Pseudomonas aeruginosa*：**MDRP**）と呼ぶ. 耐性遺伝子を担うプラスミドを他の耐性株から受け取ることにより，薬剤耐性となる.

　薬剤耐性緑膿菌感染症は感染症法で五類に分類される.

⇒　緑膿菌については，3章5節p.99参照.

plus α

多剤耐性緑膿菌

多剤耐性緑膿菌はメタロ-β-ラクタマーゼ (MBL) 産生型とMBL非産生型がある. MBL産生型はほぼすべてのβ-ラクタム系抗菌薬に耐性を示すが，MBL非産生型はβ-ラクタム系抗菌薬の中でも，第三世代セファロスポリンなどに感受性を示す場合がある.

2 病原性

　従来の緑膿菌と多剤耐性緑膿菌の病原性はほぼ同等であり，健康な人が保菌しても無害である. しかし，易感染状態の人が発症すると有効な抗菌薬がなく，治療に難渋し，重症化する.

3 検査

　薬剤感受性検査のディスク法あるいは微量液体希釈法のいずれかの方法で，ニューキノロン系，カルバペネム系，アミノグリコシド系の3系統の抗菌薬に対して耐性を示す細菌をMDRPと同定する（表4.10-2）. この抗菌薬三つのうち二つに耐性を示す緑膿菌を**2剤耐性緑膿菌**あるいは**Pre-MDRP**と呼ぶ.

4 治療

　MDRPによる感染症を発症した場合，単剤で有効な抗菌薬はない. 分離されたMDRP株ごとに，薬剤感受性検査の結果に基づき，有効な抗菌薬を併用する. 静注用コリスチンメタンスルホン酸ナトリウムが有効である.

多剤耐性結核菌：multidrug-resistant tuberculosis (MDR-TB)

1 多剤耐性結核菌とは

　結核菌のうち抗結核薬の第一選択薬である**リファンピシン**（RFP）と**イソニアジド**（INH）に耐性を示す結核菌を**多剤耐性結核菌**と呼ぶ. **超多剤耐性結**

⇒　結核菌については，3章2節p.62参照.

表4.10-2 **多剤耐性緑膿菌（MDRP）の判断基準**

薬　剤	ディスク法	微量液体希釈法
シプロフロキサシン（ニューキノロン系）	≦ 15mm	MIC ≧ 4（μg/mL）
イミペネム（カルバペネム系）	≦ 13mm	MIC ≧ 16（μg/mL）
アミカシン（アミノグリコシド系）	≦ 14mm	MIC ≧ 32（μg/mL）

ディスク法または微量液体希釈法のいずれかにおいて，上記の三つの条件がそろえばMDRPと判定.

核菌は，RFP，INHに加えて，アミカシン，カナマイシン，カプレオマイシンのいずれか1剤とニューキノロン系抗菌薬に耐性を示す.

2 病原性

　これまでは，従来の結核菌と比較して多剤耐性結核菌の病原性は弱いと報告されていたが，近年は同一施設内での水平感染が報告されており，病原性が高いことが示唆されている.

3 検査

　結核菌に対して薬剤感受性検査を行う．薬剤感受性検査を迅速に行うことは，有効な治療の早期開始，無効な抗菌薬投与の回避につながる．多くの施設では液体培地で結核菌の検査を行っているが，多剤耐性結核が強く疑われる患者（持続排菌患者，多剤耐性結核患者と接触歴のある患者，治療に失敗した患者）とHIV感染症合併患者の場合は，培地を用いる場合と比べて迅速に結果が判明するPCR法で実施することが推奨されている.

➡ 結核菌の薬剤感受性検査については，3章2節p.69参照.

4 治療

　RFPとINHに耐性がある場合は，ニューキノロン系抗菌薬を含めた感受性のある他の抗結核薬を4剤以上併用する．副作用の出現がないかどうかを注意深く観察し，異常の早期発見に努める．多剤耐性結核患者は，陰圧室などの感染防止設備と，長期間生活できる設備のある個室での入院治療が望ましい.

　多剤耐性結核菌は，不適切な治療や治療の中断により発生する．新たな薬剤への耐性化を生み出さないために**服薬支援**は重要であり，**DOTS**を実施する.

plus α
服薬支援

関係機関と連携した服薬支援が推進されており，患者と療養支援者（医療職や保健師）とのコミュニケーションや情報共有に活用できるWeb版療養支援ツールも開発された．服薬確認にとどまらず，患者の生活環境に合わせた包括的患者支援により，患者を治癒に導くことが重要である.

➡ DOTSについては，3章2節p.69参照.

臨床場面で考えてみよう

55歳，男性．妻，大学生と高校生の子どもがいる．4年前に結核と診断され，多剤併用療法を行っていたが，仕事が忙しく，治療を中断していた.
咳と微熱が2週間以上続き，膿性の痰があったため，結核専門病院を受診した．結核の既往歴とその治療中断歴から結核の再発が考えられ，喀痰検体のチール・ネールゼン染色（抗酸菌染色）を行ったところ，白血球と赤く染まった桿菌が1視野に10個ほど観察できた．抗酸菌遺伝子検査とともに，薬剤感受性検査についてもPCR法で実施した．その結果，RFPとINHに耐性を示す多剤耐性結核菌であることが判明した.
①必要な対策は何か.
②必要な支援は何か.

①多剤耐性結核菌による結核であるため陰圧室での入院が必要である．また，他の抗菌薬に対しても耐性を示すと治療が困難になるため，内服治療を医師の指示通り継続することが重要となる．

②仕事や家庭をもつ成人男性は，治療中断のリスクが高い．今後の治療過程において継続して治療に取り組めるように，患者が疾病や治療について理解でき，また，モチベーションを維持できるように支援する．内服薬の管理方法については患者と一緒に考え，服薬支援方法を決定する．患者支援計画を立案し，これらの支援を継続することが重要である．

1 抗菌薬の開発と薬剤耐性菌の出現の"いたちごっこ"

主な薬剤耐性菌出現の歴史をみると，抗菌薬が開発されると，新しい抗菌薬に対して耐性を獲得した細菌が出現している（表4.10-3）．「抗菌薬の開発」と「薬剤耐性菌の出現」は，いわゆる"いたちごっこ"の状態である．

1 ペニシリンの発見

1928年にフレミング（Fleming, A.）が**ペニシリン**を発見し，1941年に世界で初めての抗菌薬であるペニシリンGが開発された．その後，ペニシリンG耐性黄色ブドウ球菌が出現し，今度はペニシリンG耐性黄色ブドウ球菌に有効な抗菌薬として**メチシリン**が開発された．1961年に，世界最初のメチシリン耐性黄色ブドウ球菌（MRSA）が発見され，その後世界中に拡散し，医療関連感染（院内感染）で最も多い原因微生物となった．

表4.10-3　**主な薬剤耐性菌出現の歴史**

報告年	耐性菌名	菌　種	耐性抗菌薬
1961	メチシリン耐性黄色ブドウ球菌	黄色ブドウ球菌	β-ラクタム系薬全般
1967	ペニシリン耐性肺炎球菌	肺炎球菌	ペニシリン
1983	ESBL[*1]産生菌	大腸菌，肺炎桿菌	第3世代セフェム系薬
1986	バンコマイシン耐性腸球菌	腸球菌	バンコマイシン，（テイコプラニン）
1988	MBL[*2]産生菌	緑膿菌など	カルバペネム系薬
1990年代	多剤耐性アシネトバクター	アシネトバクター	一部[*5]を除き抗菌薬全般
1996	バンコマイシン低度耐性黄色ブドウ球菌	黄色ブドウ球菌	バンコマイシン，テイコプラニン
1996	KPC[*3]産生菌	肺炎桿菌	一部[*5]を除き抗菌薬全般
2002	バンコマイシン耐性黄色ブドウ球菌	黄色ブドウ球菌	バンコマイシン，テイコプラニン
2009	NDM-1[*4]産生菌	大腸菌	一部[*5]を除き抗菌薬全般

＊1　基質特異性拡張型β-ラクタマーゼ
＊2　メタロ-β-ラクタマーゼ
＊3　クレブシエラ・ニューモニエ・カルバペネマーゼ
＊4　ニューデリー・メタロ-β-ラクタマーゼ-1
＊5　コリスチン，ポリミキシンB，チゲサイクリンなど

松本哲哉．新春放談「多剤耐性菌の現状と今後の課題」．Modern Media. 2012, 58（1），p.3より一部改変．

2 セフェム系抗菌薬の開発

ペニシリン系抗菌薬に次いで，**セフェム系抗菌薬**が開発された．第3世代セフェム系抗菌薬は広域抗菌スペクトルをもつことから多用された．しかし第3世代セフェム系抗菌薬は黄色ブドウ球菌などのグラム陽性菌に対する抗菌力が弱く，1980年以降のMRSA検出率増加につながったと考えられている．

➡ 抗菌スペクトルについては，6章2節p.258参照．

3 その後の薬剤耐性菌

MRSA感染症に対しては**バンコマイシン**が使用されたが，1986年にはバンコマイシン耐性腸球菌が発見された．また，1983年にESBL産生菌，1996年にKPC（クレブシエラ・ニューモニエ・カルバペネマーゼ）産生菌，2009年にNDM-1（ニューデリー・メタロ-β-ラクタマーゼ-1）産生菌と，薬剤耐性機序の一つであるβ-ラクタマーゼを産生する細菌が次々と報告されている．これらの出現に関しても，抗菌薬と出現した新規β-ラクタマーゼとのつながりが指摘されている[2]．

このように，抗菌薬が開発されると，新たな薬剤耐性菌が生み出されるという歴史が繰り返されている．フレミングは，ペニシリンの発見当初から耐性菌の問題を指摘していた．現在の医療関係者は，薬剤耐性菌をこれ以上増やさないために全力を尽くさなければならない．

2 薬剤耐性の機序

細菌の抗菌薬に対する**耐性機序**は，**生化学的機序**と**遺伝学的機序**の二つで説明される．

生化学的機序には，①抗菌薬不活化酵素の産生，②抗菌薬の作用点の変化，③抗菌薬の作用点への到達阻害，④抗菌薬の作用点の保護があり[3]（図4.10-3），遺伝学的機序には①染色体の遺伝子の突然変異，②プラスミド，トランスポゾンなどの耐性遺伝子の伝達（接合*，形質導入*，形質転換*）がある[4]．

1 抗菌薬不活化酵素の産生（図4.10-3 ①）

抗菌薬不活化酵素の産生とは，細菌が抗菌薬を不活化させる酵素を産生することで薬剤耐性を示す機序である．この機序で代表的な不活化酵素は，**β-ラクタマーゼ**である．

細胞壁合成阻害薬である**β-ラクタム系抗菌薬**（ペニシリン系，セフェム系，カルバペネム系など）は，β-ラクタム環の構造をもち，細菌の細胞壁合成を阻害することで細菌の増殖を抑制する．β-ラクタマーゼは，抗菌薬の効力を発揮するために必要なβ-ラクタム環を加水分解し，環状構造を開裂することでβ-ラクタム環を不活化させる酵素である．β-ラクタマーゼを産生することにより，細菌は抗菌薬に耐性を示す．

さらに，感染症治療において重症例や難治例に使用されているカルバペネム系抗菌薬に対するβ-ラクタマーゼ（**カルバペネマーゼ**）も報告されている．

用語解説 *
接合
2個の細菌が性線毛などを通じてプラスミドを伝達する現象．プラスミドとは，染色体外の小さなDNAでその上に薬剤耐性遺伝子がのっている．

用語解説 *
形質導入
バクテリオファージ（細菌に感染するウイルス）の仲介によってある細菌細胞の遺伝子がほかの同種の細菌細胞に移行し，遺伝形質が伝達される現象．

用語解説 *
形質転換
ある細菌から放出されたDNAをほかの細菌が取り込み，遺伝形質が変化する現象．

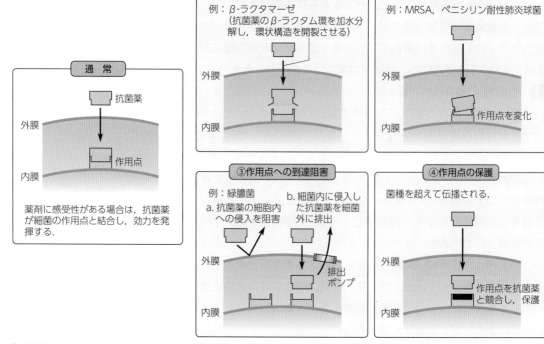

①抗菌薬不活化酵素の産生

例：β-ラクタマーゼ
（抗菌薬のβ-ラクタム環を加水分解し，環状構造を開裂させる）

外膜

内膜

②作用点の変化

例：MRSA，ペニシリン耐性肺炎球菌

外膜

内膜

作用点を変化

通常

抗菌薬

外膜

作用点

内膜

薬剤に感受性がある場合は，抗菌薬が細菌の作用点と結合し，効力を発揮する．

③作用点への到達阻害

例：緑膿菌
a. 抗菌薬の細胞内への侵入を阻害
b. 細菌内に侵入した抗菌薬を細菌外に排出

外膜

排出ポンプ

内膜

④作用点の保護

菌種を超えて伝播される．

外膜

内膜

作用点を抗菌薬と競合し，保護

①～④の機序により，抗菌薬と細菌の作用点が結合することを阻害する．複数の薬剤耐性の機序をもち合わせている場合が多い．

図4.10-3　薬剤耐性の生化学的機序

カルバペネマーゼの多くは，**メタロ-β-ラクタマーゼ**（metallo-β-lactamase：MBL）に分類されるが，近年，**ニューデリー・メタロ-β-ラクタマーゼ-1**（New Delhi metallo-β-lactamase-1：NDM-1）**型カルバペネマーゼ**やクレブシエラ・ニューモニエ・カルバペネマーゼ（*Klebsiella pneumoniae* carbapenemase：KPC）**型カルバペネマーゼ**を産生する多剤耐性菌が報告された．これらは多くの抗菌薬に耐性を示すため，感染した場合は治療に難渋することが予測されている．

2　作用点の変化（図4.10-3 ②）

　作用点の変化とは，細菌における抗菌薬の作用点を変化させることで，薬剤耐性を示す機序である．

　抗菌薬をヒトに投与すると，細胞壁の破壊，リボソームにおけるタンパク合成の阻害，核酸合成の阻害などにより，微生物の増殖を抑制する．細胞壁，リボソーム，核酸など，どの場所で作用するかは抗菌薬により異なる．細胞壁や核酸など，抗菌薬が作用する点を抗菌薬の**作用点**という．抗菌薬の作用点を変化させることにより薬剤耐性を示す代表的な微生物は，**メチシリン耐性黄色ブドウ球菌**（**MRSA**）やペニシリン耐性肺炎球菌である．これらは，黄色ブドウ球菌や肺炎球菌の抗菌薬の作用点である**ペニシリン結合タンパク質**（penicillin-binding protein：PBP）が変化し，薬剤耐性になったものである．

3 作用点への到達阻害（図4.10-3 ③）

作用点への到達阻害とは，抗菌薬が作用点へ到達するのを阻害し，薬剤耐性を示す機序である．この耐性機序は，（a）細胞膜の透過性を低くして抗菌薬の細菌内への侵入を阻害すること，（b）細菌中に入った抗菌薬を細菌外に能動排出すること（efflux pump：排出ポンプ，薬剤排出機構）に分けられる．

緑膿菌などのグラム陰性菌の外膜には，**ポーリン**（porin）と呼ばれる孔があり，通常は抗菌薬もここを通って作用点に到達する．この孔の透過性を低下させることにより，薬剤が細菌内へ侵入するのを阻害している．さらに，緑膿菌は多くの抗菌薬に対して排出ポンプをもつ．

4 作用点の保護（図4.10-3 ④）

キノロン耐性において，*qnr*という耐性遺伝子が関与する耐性機構である．キノロン系抗菌薬と作用点を競合することにより薬剤に耐性を示す．プラスミド性の伝播様式のため，菌種を超えて耐性機構が伝播される．

➡ プラスミドについては，p.208 用語解説参照.

3 薬剤耐性菌保菌者

薬剤耐性菌は，培養検査と薬剤耐性に関する検査を実施しなければ，保菌者か否かの判断ができない．したがって，薬剤耐性菌の拡散を予防する観点からは，日常的ケアにおける標準予防策の遵守が最も重要となる．

薬剤感受性検査を実施し，薬剤耐性菌保菌者であると判明した場合は，感染経路に応じて接触・飛沫・空気感染予防策を講じる．標準予防策はすべての人に対して実施されるのに対して，感染経路別予防策は特定の人に対して実施されることから，薬剤耐性菌保菌者は「なぜ自分が保菌したのか」「どのように対応すればよいのか」等疑問や不安を抱くことが多い．患者に対して，感染経路別予防策が必要な理由，患者自身の対応のしかたを具体的に説明し，予防策を実施できるように支援することが必要である．

4 薬剤耐性菌をこれ以上増やさないために

薬剤耐性菌の増加を防止するために，**米国疾病予防管理センター**（CDC）が提言した12のステップがあり（表4.10-4），特に，抗菌薬の適正使用と伝播の防止が重要である．

1 抗菌薬の適正使用

個人への感染症治療の観点から最大の効果と最小の副作用を考慮して使用するとともに，社会的観点からは薬剤耐性菌が出現しないように，抗菌薬の種類，投与方法，投与量，投与期間を考慮する必要がある．使用する抗菌薬の量が増加すると，薬剤耐性菌が増加する．

抗菌薬には濃度依存性と時間依存性の2種類があり，それぞれで適正な使用が求められる（図4.10-4）．

表4.10-4　薬剤耐性菌防止のための12ステップ（成人入院患者）

項　目	各ステップの内容
①感染症の予防	1. ワクチン接種をする 2. 不要なカテーテル類を抜去する
②診断と効果的な治療	3. 治療の目的菌を絞り込む 4. 感染症専門医に相談する
③抗菌薬の適正使用	5. 抗菌薬使用を標準化する 6. 病院全体および疾患ごとの薬剤感受性データを活用する 7. 血液培養の偽陽性に対して抗菌薬を使用しない 8. 除菌を目的として抗菌薬を投与しない 9. バンコマイシンを適正に使用する 10. 治療終了あるいは感染が否定された場合は速やかに投与を中止する
④伝播の防止	11. 患者を隔離する 12. 医療従事者からの汚染伝播を断つ（手指衛生の励行）

三鴨廣繁．"薬剤の適正使用の原則"．感染症専門医テキスト第1部（解説編）．日本感染症学会編．改訂第2版．
南江堂，2017．p.205より許諾を得て改変し転載．

濃度依存性の抗菌薬　ニューキノロン系，アミノグリコシド系

最高薬物濃度（C_{max}）と最小発育阻止濃度（MIC）の比（C_{max}/MIC）を大きくできないと，耐性菌が出現しやすい．
C_{max} を高くするためには1回量が多くなるため，副作用の出現に備えてより注意深い観察が必要である．

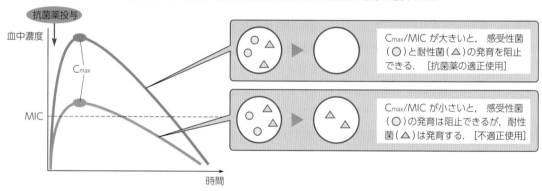

時間依存性の抗菌薬　ペニシリン系，セフェム系，カルバペネム系，グリコペプチド系

最小発育阻止濃度（MIC）以上の薬物濃度を維持できないと，耐性菌が出現しやすい．
MIC以上の薬物濃度を保つためには，1日3～4回の投与となるため，投与間隔が均一になるよう指示された時間に投与することが必要である．

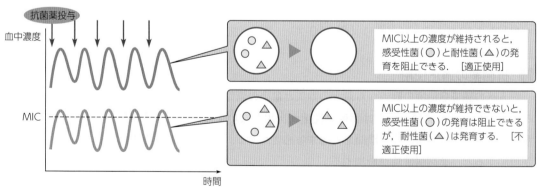

図4.10-4　**耐性菌をつくりにくい場合とつくりやすい場合の抗菌薬の投与方法の比較**

経口抗菌薬の場合は，患者が適切に内服しなければ，抗菌薬の効果が得られないだけでなく，耐性菌が増殖し感染症が難治化する．患者が適切に抗菌薬を内服できるよう，**服薬指導**を行う必要がある．

また，同一抗菌薬の長期使用は，耐性菌の出現を助長する．これを回避する方法として，投与日数の制限，サイクリング療法*，ミキシング療法*がある．

2 感染予防策の重要性

β-ラクタマーゼ産生菌やMDRPは菌種を問わず容易に伝播する上に，多剤耐性菌のため有効な抗菌薬が限られており，感染症を発症すると治療に難渋する．したがって，薬剤耐性菌のヒト-ヒト伝播や環境への拡散を予防することが重要であり，接触予防策の徹底が必要不可欠となる．

3 地域連携と多職種連携

薬剤耐性菌の増加の防止は一医療施設内だけにとどまらず，地域においても重要な課題である．急性期病院，在宅療養後方支援病院，訪問看護ステーションなど，患者の状況に応じて多施設が連携して取り組む必要がある．薬剤耐性菌が検出された患者の転入・転出に伴っては，情報提供を行い必要な感染対策を講じることが求められる．また，情報提供のみならず，具体的にどのように感染対策を行うのかといった知識提供を行うことも必要である．地域全体で感染予防対策の質を向上させることは，耐性菌拡大の予防につながる．

用語解説 *
サイクリング療法
抗菌薬の系統別に，一定期間ごとに第一選択薬を指定する方法．

用語解説 *
ミキシング療法
患者ごとに同一の系統の抗菌薬から異なる抗菌薬を選択する方法．

4
宿主の因子が影響する感染症と病原体

コラム　　薬剤耐性（AMR）対策アクションプラン

2015年5月の世界保健機関（WHO）総会では，薬剤耐性に関する国際行動計画が採択され，日本では2016年4月に薬剤耐性（AMR）対策アクションプランが決定された．このアクションプランは，六つの分野（①普及啓発・教育，②動向調査・監視，③感染予防・管理，④抗微生物薬の適正使用，⑤研究開発・創薬，⑥国際協力）から構成され，各分野における目標と，目標ごとの戦略および具体的な取り組みが示されている．最初の計画期間は5年間（2016～2020年）であったが，2021年以降は，1年に1度，アクションプランに基づく施策のフォローアップが定期的に実施された．

この取り組みにより一部の指標は改善傾向にあるが，改善の乏しい指標や新たに生じた課題も多くあり，六つの分野における目標を設定し，新たに5年間（2023～2027年）の薬剤耐性（AMR）対策アクションプランが決定された[6]．

■ 引用・参考文献

1) 日本臨床微生物学会. 耐性菌検査法ガイド. 日本臨床微生物学会雑誌. 2017, 27（Suppl 3）, p.98.
2) 松本哲哉. 多剤耐性菌の現状と今後の課題. Modern Media. 2012, 58（1）, p.1-24.
3) 紺野昌俊. 抗菌薬の開発と薬剤附性菌の歴史. 日本臨床微生物学会雑誌. 2004, 14（1）, p.1-23.
4) 舘田一博. "抗菌薬耐性のメカニズム". 感染症診療の基礎と臨床：耐性菌の抑制に向けて. 一山智ほか編. 医薬ジャーナル社, 2010, p.20-27.
5) 日本感染症学会. "薬剤の適正使用の原則". 感染症専門医テキスト第1部（解説編）. 第2版. 南江堂, 2011, p.200-203.
6) 国際的に脅威となる感染症対策関係閣僚会議. 薬剤耐性（AMR）対策アクションプラン 2023-2027. 2023-04-07. https://www.mhlw.go.jp/stf/seisakunitsuite/bunya/0000120172.html,（参照 2023-06-14）.
7) 荒川宜親. メチシリン耐性黄色ブドウ球菌感染症. 国立感染症研究所. 2002. https://www.niid.go.jp/niid/ja/encyclopedia/392-encyclopedia/474-mrsa.html,（参照 2023-03-07）.

8) 藤沢市民病院VRE対策会議・感染対策チーム編. 藤沢市民病院バンコマイシン耐性腸球菌（VRE）院内感染アウトブレイクに関する報告書. 2012. http://www.city.fujisawa.kanagawa.jp/hospital/news/documents/20120518_vrereport.pdf,（参照2023-03-07）.

9) 菅原隆文ほか. ESBL産生大腸菌易感染性患者のリスク因子の検討. 日本病院薬剤師会雑誌. 2013, 49, p.153-156.

10) 荒川宜親. 多剤耐性緑膿菌感染症とは. 国立感染症研究所. 2002, https://www.niid.go.jp/niid/ja/kansennohanashi/433-mdr-pa.html,（参照2023-03-07）.

11) 日本結核病学会治療委員会.「結核医療の基準」の改定：2018年. 結核. 2018, 93（1）, p.61-68.

12) 浦川美奈子ほか. 支援者からみたWeb版結核療養支援ツールの操作性と有用性に関する検討. 結核. 2022, 97（3）, p.201-209.

13) 有馬和代ほか. 行政保健師における地域DOTS実践の質の評価と個人要因・組織要因との関連. 日本公衆衛生雑誌. 2021, 68（9）, p.608-617.

14) 谷口初美. "化学療法". 戸田新細菌学. 吉田眞ほか編. 南山堂, 2013, p.158-188.

◆ 学習参考文献

❶ 錫谷達夫ほか編. 標準微生物学. 第14版, 医学書院, 2021.
　細菌，ウイルス，真菌，原虫，蠕虫感染症まで広範に網羅して簡便でわかりやすく解説されている.

❷ 本田武司編. はじめの一歩のイラスト. 感染症・微生物学. 羊土社, 2011.
　理解しやすい模式図などが豊富に使用されており，感染症についてわかりやすく学ぶことができる.

❸ 薊隆文ほか編. 血液／アレルギー・膠原病／感染症. メディカ出版, 2020,（ナーシング・グラフィカEX, 疾患と看護4）.
　血液疾患，免疫疾患，感染症について，豊富な図解によって幅広く学ぶことができる.

❹ 熱帯病治療薬研究班編. 寄生虫症薬物治療の手引き. 改訂10.2版, 日本医療研究開発機構, 2020.
　熱帯病治療薬研究班ホームページからダウンロードでき，症状や検査，治療などがわかりやすくまとめられている.

❺ 坂本史衣. 基礎から学ぶ医療関連感染対策：標準予防策からサーベイランスまで. 第3版, 南江堂, 2019.
　医療関連感染対策について，多くの文献を用いて基礎から詳細かつ丁寧に記載されている.

5 感染・発症予防と行政の対応

学習目標

- ワクチンとは何か，接種の目的は何かを獲得免疫の流れの中で理解できる.
- 能動免疫と受動免疫の違いを理解できる.
- アレルギー反応も免疫反応の一つであることを理解できる.
- 洗浄の必要性と注意点を知り，洗浄法を具体的に理解できる.
- 消毒の必要性と限界を知り，消毒法を具体的に理解できる.
- 滅菌の必要性を知り，滅菌法を具体的に理解できる.
- 「感染症の予防及び感染症の患者に対する医療に関する法律」（感染症法）を理解できる.

1 ワクチン接種と血清療法

　1796年，英国のジェンナー（Jenner, E.）が，乳搾りの女性が天然痘（痘瘡）にかからないことをヒントに，彼女の牛痘疱からとったリンパ液を少年に接種した．その後，真性痘瘡を接種しても発病を免れたことから，予防接種の有効性を初めて明らかにした．ワクチン（vaccine）という言葉は，雌牛（ラテン語のvacca）に由来している．

　それから約百年後の1890年，ドイツのコッホ研究所で，北里柴三郎が破傷風菌の純培養に成功し，その毒素を分離した．彼は接種法に工夫を凝らし，モルモットに微量から接種し始め，徐々に毒素量を増やして接種を繰り返した．すると，血清中に毒素を中和する物質（抗毒素）が産生されることを発見したのである．同様の実験をベーリング（von Behring, E.A.）とともにジフテリア菌を使って行った．二人は，抗毒素血清を移入された動物が破傷風やジフテリアの発症を免れることを明らかにし，血清療法への道が開かれた．

　いずれも，現在に通じる「**能動免疫**」と「**受動免疫**」の医療への応用であり，輝かしい業績である．後年になると，世界保健機関（WHO）の地道な努力により，種痘がワクチンとして推し進められて天然痘の根絶が達成され（1980年），その後もポリオ，麻疹，ジフテリア，破傷風，百日咳，結核のワクチン接種が発展途上国の子どもたちを中心に推進されており，ポリオが根絶される日も近い．2019年末以来，新型コロナウイルス感染症（COVID-19）の世界的大流行（パンデミック）に際し，新しく開発されたワクチン（例えばmRNAワクチン➡p.225 コラム参照）が広く接種され，流行拡大が効果的に抑えられている事実もまた，最近の特記すべきワクチンの成果である．今後も新興感染症や薬剤耐性微生物が出現する中で，新しいワクチンの開発も進み，感染症対策としてのワクチンの役割はますます大きくなるであろう．

1 ワクチン接種

■1 日本の現行ワクチン

　日本で行われる予防接種は，予防接種法に基づいて行われる定期接種や臨時接種と，予防接種法では定められていない任意接種があり（**表5.1-1**，➡p.162 **表4.3-2**），万一，ワクチン接種による健康被害が起こった場合に備え，救済制度も整えられている．

■2 ワクチンの成分

　ワクチンの本体は病原体（全体，またはその成分）であり，生ワクチンと不活化ワクチンに分けられる（**表5.1-2**）．その他の成分として，アルミニウム塩（アジュバント：免疫増強剤），脂質膜成分，安定剤や保存剤が含まれる．

●**生ワクチン**　病原性を弱めた細菌やウイルスを生きたまま接種するもの．遮光して低温（5℃以下）で保存する．

表5.1-1　日本で接種可能なワクチン（2023年7月現在）

ワクチン名（略称）	生ワクチン（生）／ 不活化ワクチン（不活化）	細菌／ ウイルス	接種対象年齢（[全] は全年齢層）／ その他
BCGワクチン	生	細菌	乳幼児のみ／結核 ➡ p.62 参照
ジフテリアトキソイド（D）	不活化	細菌	[全]，流行地渡航者
百日咳ワクチン（P）	不活化	細菌	小児のみ（単独での接種は行わない）
破傷風トキソイド（T）	不活化	細菌	[全]，冒険旅行などでけがをする可能性の高い者
ヒブ（インフルエンザ菌b型）ワクチン（Hib）	不活化	細菌	5歳未満／多糖体－タンパク質結合型肺炎，髄膜炎
小児用肺炎球菌ワクチン	不活化	細菌	5歳未満／多糖体－タンパク質結合型
成人用肺炎球菌ワクチン	不活化	細菌	5歳以上／多糖体
髄膜炎菌ワクチン	不活化	細菌	[全]／多糖体－タンパク質結合型，流行地渡航者（中央アフリカ髄膜炎ベルト地帯）
不活化ポリオワクチン（IPV）	不活化	ウイルス	[全]
麻疹ワクチン（M）	生	ウイルス	[全]，流行地渡航者
風疹ワクチン（R）	生	ウイルス	[全]
水痘ワクチン	生，不活化	ウイルス	[全]，[成人] 帯状疱疹
帯状疱疹ワクチン	不活化	ウイルス	50歳以上（高リスク者は18歳以上）／帯状疱疹
流行性耳下腺炎（おたふくかぜ）ワクチン	生	ウイルス	[全]
インフルエンザワクチン	不活化	ウイルス	[全]／毎年，流行予想ウイルス株を選定*
日本脳炎ワクチン	不活化	ウイルス	[全]，流行地渡航者（主に，東南アジアのブタ飼育農村）
ヒトパピローマウイルスワクチン（HPV）	不活化	ウイルス	小学6年生〜高校1年生の女子／子宮頸癌
ロタウイルスワクチン	生	ウイルス	乳幼児のみ／乳児嘔吐下痢症
B型肝炎ワクチン	不活化	ウイルス	[全]，血液に接触する可能性のある者，B型肝炎ウイルス保有母親からの出生児
A型肝炎ワクチン	不活化	ウイルス	[全]，流行地渡航者
黄熱ワクチン	生	ウイルス	[全]，流行地渡航者
狂犬病ワクチン	不活化	ウイルス	[全]，イヌ，キツネ，コウモリなどの多い地域への渡航者，野生動物との接触者
新型コロナワクチン	不活化	ウイルス	[全]，新型コロナウイルス感染症（COVID-19）

* 2022-2023 シーズンのインフルエンザHAワクチン（4価）
- A型（H1N1）：A／ビクトリア／1／2020（IVR-217）
- A型（H3N2）：A／ダーウィン／9／2021（SAN-010）
- B型（山形系統）：B／プーケット／3073／2013
- B型（ビクトリア系統）：B／オーストリア／1359417／2021（BVR-26）

混合ワクチン：DT混合，DPT3種混合，DPT-IPV4種混合，MR混合
小児の予防接種，p.162 表4.3-2 も参考のこと.

Webサイト　厚生労働省：予防接種情報，国立感染症研究所：予防接種情報，厚生労働省検疫所：海外渡航のためのワクチン.

日本ワクチン学会編集．ワクチン 基礎から臨床まで．朝倉書店，2018. をもとに作成.

表5.1-2　生ワクチンと不活化ワクチンの比較

	生ワクチン		不活化ワクチン				
	弱毒生菌	弱毒ウイルス	死菌	不活化ウイルス	トキソイド	成分ワクチン	
ワクチン	BCG	ポリオ（OPV*1） 【MR混合ワクチン】 麻疹 風疹 流行性耳下腺炎 水痘 黄熱 ロタウイルス	コレラ ワイル病 ・秋やみ	日本脳炎 A型肝炎 狂犬病 HPV ポリオ（IPV*1） 【DPT-IPV4種混合ワクチン】	【DPT*1 3種混合ワクチン】 ジフテリアトキソイド 百日咳トキソイド　　百日咳菌線維状赤血球凝集素 破傷風トキソイド 肺炎球菌莢膜多糖体／莢膜多糖体結合型 インフルエンザウイルスHA B型肝炎ウイルス組換えHBs抗原 インフルエンザ菌b型（Hib）莢膜多糖体 　結合型 髄膜炎菌莢膜多糖体結合型 新型コロナウイルススパイクmRNA		
接種法	皮下注射 BCGは経皮管針法 ポリオ，ロタは経口投与法 通常1回（混合／多価は2〜3回*2）		皮下注射・筋肉内注射 追加接種必要（通常，合計3〜4回）				
獲得免疫	長期間〜生涯持続 細胞性免疫＋体液性免疫		半年〜数年間持続 体液性免疫				

＊1　OPV：経口生ポリオワクチン，D：ジフテリア，P：百日咳，T：破傷風，IPV：不活化ポリオワクチン
＊2　各ワクチン間の干渉現象により一部に増殖抑制が起きないようにするため．

❷**不活化ワクチン**　死菌や不活化したウイルス，**トキソイド**（毒素をホルマリンなどで処理して免疫原性を保ったまま毒性のみをなくしたもの），**成分ワクチン**（病原体の成分のうち感染防御に関わる成分を取り出して精製したもの），成分ワクチンにキャリア（担体）タンパク質を結合させた**結合型ワクチン**＊，遺伝子組み換え技術で作製したもの，mRNAワクチンなど．

3　ワクチン接種の目的

　ワクチンは，病原体に感染した場合に似せて宿主に免疫を付けさせておき，その後，本物の病原体にさらされたときの感染や発症の予防，症状の軽減化を図る目的で接種される．すなわち，生体防御の流れ（➡p.46 図2.2-2）の中で理解すると，人為的に病原体（＝抗原）に対する免疫応答を誘導して，特異的抗体や感作T細胞を獲得させることである．そして，いったん獲得された免疫は記憶B／T細胞によって記憶されるため，後日その病原体に自然感染した場合，早期に強力な抗体や感作リンパ球を動員して（二次免疫応答），感染防御に当たることができるようにする．

　獲得される免疫は，生ワクチンでは**体液性免疫**（＝抗体）と**細胞性免疫**（＝感作T細胞）であり，不活化ワクチンでは**体液性免疫**（＝抗体）が主である．ただし，mRNAワクチンは不活化ワクチンであるが細胞性免疫も誘導される．生ワクチンは生体内で増殖することで抗原量が増え，普通1回の接種で強力な免疫を付与でき，長年持続する．一方，不活化ワクチンは，抗原物質を少量ずつ追加接種することにより二次免疫応答を促し，徐々に免疫を強めていくが，持続期間は生ワクチンより短い（表5.1-2）．同時に複数のワクチンを混ぜた

plus α

**ヒトパピローマ
ウイルスワクチン**

ヒトパピローマウイルスのうち16型，18型などの高リスク型は持続感染して子宮頸癌の原因となる場合がある．子宮頸癌は20〜30代の発症率の増加が著しく，45歳以下の女性のがん死亡原因の上位を占める．2013年より，このウイルスに対するワクチンが導入され，感染予防効果から子宮頸癌の予防ワクチンとして若い女性への接種が勧められている．

用語解説＊

結合型ワクチン

乳幼児期は多糖体抗原単独に対する免疫応答は未発達であり，抗体産生は誘導されない．しかし，多糖体にキャリア（担体）タンパクを化学的に結合させて結合型抗原にすると，有効な免疫応答が誘導されるようになる．乳幼児のインフルエンザ菌による髄膜炎予防に有効なヒブワクチンは，結合型ワクチンの例である．

混合ワクチンの利点は，接種の回数を減らすことができる点と，単独の場合より免疫原性を高めることができる点である．

　ワクチン接種の効果は個人の感染予防にとどまらず，集団として接種率を上げることでその疾病の流行拡大を阻止することが可能となるため，社会的意義も大きい．医療従事者は自身と患者への感染予防のために，ワクチンで予防できる疾病については，積極的に予防接種を受けることが推奨される．

４　ワクチンの副反応と接種時の注意

　ワクチンを接種すると，ワクチン（＝異物）の注射による感染症の予防効果（ヒトにとって都合のよい免疫反応）が期待されるが，異物に対する**アレルギー反応**（ヒトにとって都合の悪い反応：**副反応**）もまた免疫現象の一環として起こり得る．

a ワクチンの副反応（特にアレルギー反応）

　一般に，アレルギー反応型が知られている（表5.1-3）．ワクチン接種によるアレルギー反応の場合，通常，数時間〜48時間以内に起こる一時的な局所の発赤や腫脹などの軽い炎症反応は問題ない．しかし，**Ⅰ型アレルギー**，なかでもまれではあるが接種直後30分以内に起こる急激で全身的な**アナフィラキシーショック**は重大な副反応であり，救急処置が必要になる．したがって，受けようとするワクチン成分によるアナフィラキシーの既往がある者は，そのワクチンの接種は禁忌である．

　2回目の抗原の侵入，つまり同じワクチンの追加接種や，上記物質ですでに感作されている場合にそれを含むワクチンを接種するときは注意が必要である．ワクチン液を薄めて少量を皮内に接種し，発赤の有無をみることで感作状態にあるかどうかを調べることができる．なお，アレルギー体質であればすべて禁忌になるわけではなく，アナフィラキシー以外のワクチンアレルギーの場合では十分注意して接種することでワクチンの恩恵にあずかることができる．

b 生ワクチン接種時の注意

　生ワクチンは体内での増殖が必須であるため，本来の疾患に似た軽い症状が現れる場合がある．そのため，接種後2〜3週間は健康状態に留意して副反応の出現に気を付けていなければならない．生ワクチンは妊婦や免疫不全者には接種できない．

c ワクチン接種時期の制限

　ワクチン接種に際し制限がある場合がある．例えば，ウイルス性疾患に対する生ワクチンを母親からの移行抗体が残っている時期に接種すると，ワクチン株ウイルスが中和されて増殖が抑えられ，十分な免疫が得られない可能性があることから，通常生後12カ月以降に接種することになっている．輸血や免疫グロブリン製剤の投与を受けたことがある場合も，同様の理由で抗体の消失後（通常3カ月以降）に接種する．注射生ワクチンの接種後，27日以上の間隔をおかなければ再度注射生ワクチンの接種を受けることはできない．それ以外の

---

plus α
**ポリオの予防接種
不活化ワクチンへ**

生ワクチンの成果により，ポリオ（小児麻痺）の地球上からの撲滅が近づいている．生ワクチンは弱毒株の経口接種により有効な免疫が得られるという長所がある一方，ごくまれではあるが病原性が発現してしまうという短所がある．このため，日本では2012年から病原性の発現危惧がない，不活化ワクチン注射へ切り替えられた．ポリオの発生がみられなくても，免疫のないヒトが増える社会では流行地からのウイルス伝播でアウトブレイクの危険性があるため，ワクチン接種を控えてはならない．

plus α
**ワクチンによる
アレルギー反応**

ワクチン抗原自体ではなく，培養に用いた卵などの成分，安定剤として添加されているゼラチン，抗菌薬（カナマイシン，エリスロマイシンなど），防腐剤（チメロサール等）など，製造工程での混入物質がアレルゲンになる場合もある．最近ではこれらを含まない標品に切り替えられてきている．

plus α
**麻疹ワクチンの
副反応**

接種後1週間ごろから発熱や発疹が生じることがあるが，多くの場合，一過性で問題はない．まれに脳炎を引き起こすが，その割合は麻疹の自然感染後に発症する割合と比べて著しく低率であることが実証されている（表5.1-4）．

表5.1-3　アレルギー反応の型

アレルギー型	体液性免疫			細胞性免疫
	Ⅰ 型	Ⅱ 型	Ⅲ 型	Ⅳ 型
エフェクター	IgE	IgG　　IgM	IgG	感作T細胞
抗原 （アレルゲン）	花粉, ダニ抗原, ハチ毒 薬物（例：ペニシリン） 異種タンパク質（例： ワクチン成分）	同種赤血球 （例：Rh⁺赤血球） 細胞	異種タンパク質 （例：ウマ抗毒素血清） 自己抗原	ツベルクリン ニッケル うるし
反応機構	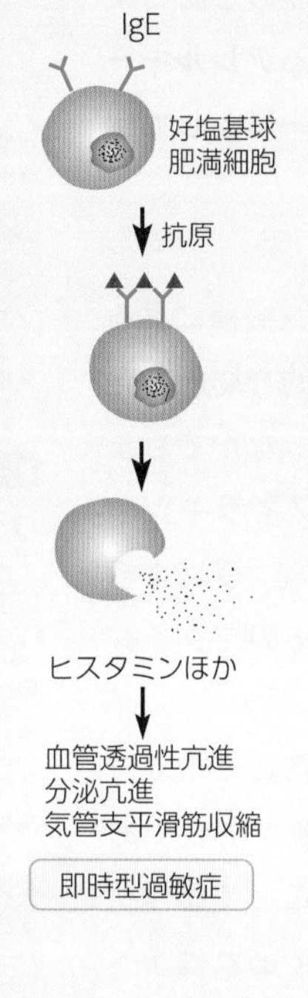	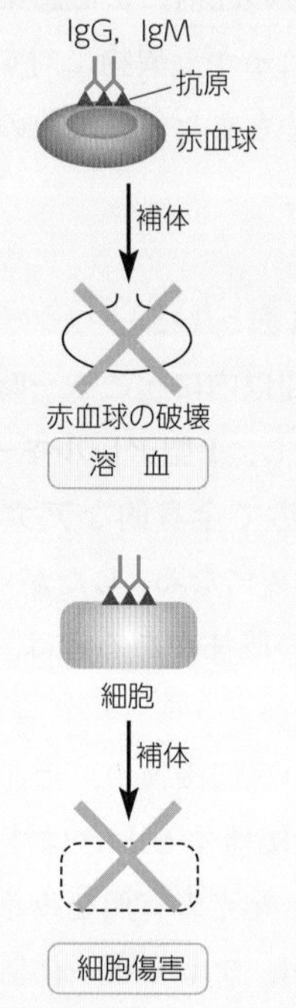	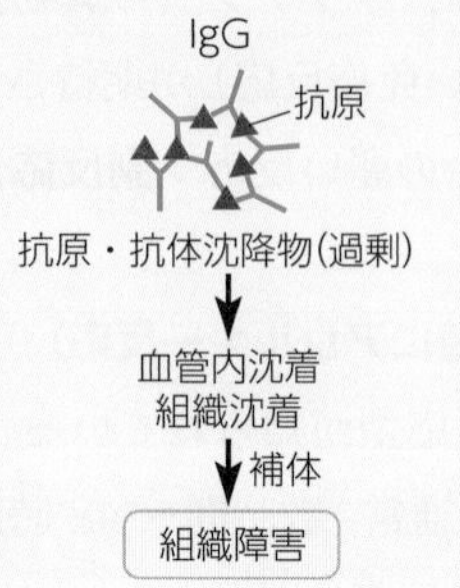	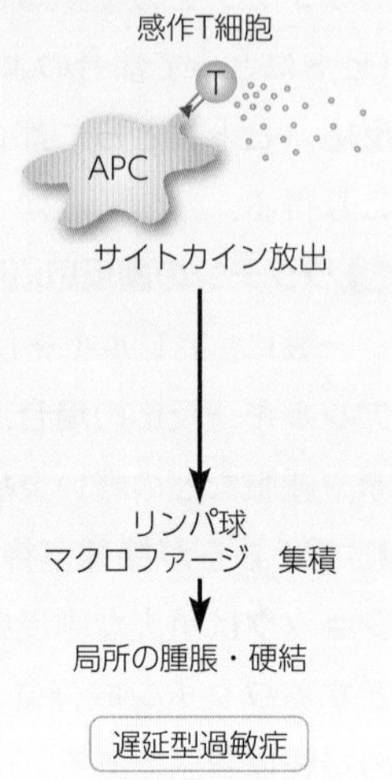
発現までの時間	直後～30分	5～8時間	2～8時間	24～72時間
アレルギー 反応の例	全身アナフィラキシー 　ショック 蕁麻疹 アレルギー性鼻炎 気管支喘息 アトピー性皮膚炎	新生児溶血性貧血 不適合輸血 自己免疫疾患	血清病 アルサス反応 自己免疫疾患	ツベルクリン反応 接触皮膚炎 肉芽腫形成 自己免疫疾患

Ⓣ：抗原特異的T細胞クローン（感作T細胞），　APC：抗原提示細胞（antigen presenting cell）

表5.1-4　自然感染とワクチン接種による重症合併症の比較（麻疹の場合）

重症合併症	出現頻度	
	自然感染	ワクチン接種
麻疹後脳炎	1/1,000	＜1/100万
亜急性硬化性全脳炎（SSPE）	1/10万	1/100万

➡ 免疫反応については，
p.46　図2.2-2，p.47
図2.2-3 も参照.

表5.1-5　ワクチン接種に当たって注意すべきこと

状　態	接種してはいけない場合	接種しても問題ない場合	接種時期制限がある場合
発　熱	37.5℃以上の発熱を伴う急性疾患	発熱を伴わない炎症性疾患	最近，輸血や免疫グロブリン製剤の投与を受けた場合 ➡ 3カ月以降に生ワクチン接種可能
アレルギー	ワクチン成分によりアナフィラキシーを引き起こしたことのある場合 （アナフィラキシー以外のワクチンアレルギーの場合は十分注意して接種可能）	アトピー性皮膚炎 気管支喘息 花粉症 　などのアレルギー疾患	
ステロイド薬 免疫抑制薬投与	多量，長期，全身投与中〜投与中止後6カ月間	少量の全身投与，局所投与	最近，生ワクチン接種を受けた場合 ➡ 27日以上の間隔をおいて接種可能
妊　婦	生ワクチンは接種不可		
免疫不全者	生ワクチンは接種不可		

ワクチンの組み合わせ（注射生ワクチンと不活化ワクチン，注射生ワクチンと経口生ワクチンなど）では，前回の接種からの日数に関係なく次のワクチン接種を受けることができる．なお，新型コロナワクチンと，インフルエンザワクチン以外の接種間隔は13日以上空けることとなっている．

ワクチン接種に当たって注意すべきことを表5.1-5にまとめた．

■ コラム　ワクチン開発の将来−感染症の予防は治療に勝る

❋ mRNAワクチン

新型コロナワクチンとして，mRNAワクチンが開発・実用化され，注目されている．ワクチンの本体は，感染防御抗原（例えば，ヒト細胞受容体に結合するウイルス表面のスパイクタンパク質）をコードする遺伝子配列をもったメッセンジャーRNA（mRNA）であり，人工の脂質膜に包まれている．注射された筋肉内で速やかにスパイクタンパク質を発現して，免疫原となり，免疫担当細胞が集積しているリンパ組織に運ばれて，免疫応答を引き起こす．体液性免疫だけでなく，細胞性免疫も効率よく獲得されることが特徴であり，感染・発症・重症化予防に働くとされる．免疫応答の持続性については，中和抗体価は数カ月程度で徐々に低下する一方，細胞性免疫能の経時変化の詳細は明らかにされていない．また，mRNAの不安定で分解されやすい性質から，宿主遺伝子に組み込まれて潜伏したり，発がんへつながったりする等の危険性は少ない．ウイルスの変異株に対しては，mRNAを速やかに改変合成して対応可能である．

抗原タンパク質を精製したり，組み換え体を準備したりして接種する従来型のワクチンに比較して，RNAの化学合成は技術的に簡単であり，抗原タンパク質のアミノ酸配列〜遺伝子配列が判明すれば，今後，ほかのワクチンへの応用，開発の可能性がある．

❋ 粘膜投与型ワクチン

現在，予防接種は注射による方法が多く採用されており，これは主に血中に入った病原体を対象にした免疫方法である．一方，多くの病原体の侵入門戸である粘膜面に自然感染に近い形で効果的な免疫を付与して，効率よく防御しようという粘膜投与法（点鼻，舌下投与，経口投与など）が注目されており，そのためのワクチン剤形やアジュバント（免疫応答促進剤）が研究開発中である．将来，より多くの感染症に対して，副反応が少なく安全性の高い粘膜ワクチンが，「痛くない」接種法で使用されるようになることが期待される．

2 血清療法

1 免疫グロブリン製剤

　ワクチン接種では，宿主が十分な感染防御能を獲得するには通常1カ月以上の期間が必要であるため，緊急の感染症の発症予防や治療には役に立たない．例えば，大きな外傷を負って破傷風菌の感染が起きたとき，破傷風毒素が神経に固定される前に毒素を中和する必要がある．この場合，あらかじめ準備してある抗破傷風毒素抗体を早期に大量に注射することが重要な治療法となる．

➡ 破傷風については，4章8節p.194参照.

➡ 血清療法については，6章2節p.265も参照.

　このように，抗毒素抗体として用いられるのが**免疫グロブリン製剤**である．成人のプール血清（種々の病原体に対する抗体が含まれている）から免疫グロブリン（IgG）を精製した**ヒト免疫グロブリン製剤**，ウマにトキソイドを接種して抗体を作らせた**ウマ抗毒素血清**があり，血清を用いることから**血清療法**と呼ばれる．血清療法は**受動免疫**であり，即効性が要求される場合に（ヘビ毒の中和にも）有効な手段である．最近では，モノクローナル抗体（血清を含まないため副作用が少ないことが期待される）を複数種混合した免疫グロブリン製剤が，**抗体カクテル療法**として新型コロナウイルス感染症（COVID-19）の治療に使われている．ワクチン接種との比較を**表5.1-6**にまとめた．

2 血清療法の副作用

　抗毒素血清としてウマ血清を使う場合は，異種タンパク質（＝抗原）の注射であることからアナフィラキシー（I型アレルギー），血清病（III型アレルギー）などの副作用に留意すべきである（➡p.224 表5.1-3）．

表5.1-6　**受動免疫と能動免疫**

	受動免疫	能動免疫
接種の目的	治療	予防
接種するもの	抗体（ほかの個体で産生させたもの）	抗原
即効性	あり	なし
持続性	なし	あり
適用疾患例	免疫グロブリン製剤 ■ヒト免疫グロブリン製剤 ・破傷風　・麻疹　・A型肝炎 ・B型肝炎 ・新型コロナウイルス感染症（抗体カクテル療法） ■ウマ抗毒素血清 ・破傷風　・ジフテリア ・ボツリヌス症 ・毒ヘビによる咬傷	ワクチン ■細菌性 ・結核　・ジフテリア　・百日咳 ・破傷風　・肺炎球菌性肺炎　・コレラ ■ウイルス性 ・ポリオ　・麻疹　・風疹 ・流行性耳下腺炎　・水痘　・黄熱 ・日本脳炎　・インフルエンザ ・狂犬病　・A型肝炎　・B型肝炎 ・子宮頸癌　・新型コロナウイルス感染症
自然の例	母体からの移行抗体（IgG） 母乳中の分泌型抗体（IgA）	

2 洗浄・消毒・滅菌と環境の清掃

1 総　論

　再使用可能な医療機器は，診療や手術などで使われた後に洗浄され，消毒もしくは滅菌処理を行われた後に再び診療等に用いられる．この一連の工程を**再生処理**という．この再生処理が適切に実施されないと，医療機器の使用上の不具合が発生するだけでなく，感染性物質等の残留により，医療機器を介した感染などといった患者への健康被害が生じる場合もある．そのため，再生処理は非常に重要な行為であり，さまざまなガイドラインが発行されている．

　また，医療関連感染を抑えるためには，病室などの環境や医療機器から病原体を除去するのが重要である．病室等の清掃・消毒も，医療機器の洗浄・消毒・滅菌も，「（環境や医療機器から）汚れを除去し，感染の原因となる病原体をなくす」という観点では基本的には同じ行為である．

2 医療機器の洗浄・消毒・滅菌

■1 洗浄・消毒・滅菌とは

　洗浄とは，「（医療機器の）表面などから，汚物を除去するプロセス」である．洗浄によって医療機器の表面から汚物を除去できていないと，消毒や滅菌が適切に行われない．医療機器の添付文書等に従って，適切な洗浄の処理を行う必要がある．

　消毒とは，「感染が起きない程度に，病原微生物を除去もしくは殺滅するプロセス」である．消毒薬は殺滅できる微生物の種類により，**低水準消毒薬**，**中水準消毒薬**，**高水準消毒薬**に分類される（表5.2-1）．

　滅菌とは，「すべての微生物を殺滅または除去するプロセス」である．また，滅菌したものは使用するまで無菌性を保たねばならないため，滅菌のプロセスだけでなく，使用するまで無菌状態を維持することが重要である．

■2 洗浄

　血液や体液によって汚染された医療機器は，汚染物が固まる前になるべく早く洗浄を行わなければならない．凝固してしまった汚染物は，固着し除去しにくくなってしまう．すぐに洗浄を行えない場合には，血液凝固防止剤等を使用するなどにより，洗浄を行うまで汚染物を乾燥させないことが必要である．

　洗浄を行うに当たっては，対象となる汚染物や医療機器の種類，洗浄方法に合った医療用洗剤を選択する．また，家庭用洗剤の洗浄対象となる汚染物は医療用洗剤の対象とは異なるため，医療機器の洗浄に使用してはならない．

｜1｜洗剤の種類

　主な洗剤を下記に示す．効果的な洗浄のためには，それぞれの洗剤に合った希釈濃度，使用温度や時間を守る必要がある．

plus α

**消毒薬による
タンパク質凝固作用**

消毒薬にはタンパク質を凝固させる性質がある．凝固したタンパク質は洗浄が困難になるだけでなく，汚れの内部まで消毒薬や滅菌剤が浸透しなくなるため，消毒・滅菌の効果が落ちる．

表5.2-1　代表的な消毒薬・滅菌方法と殺滅できる微生物の例

		代表的な薬剤・方法	殺滅できる微生物の例
消毒	低水準消毒薬	グルコン酸クロルヘキシジン	低
		四級アンモニウム塩	エンベロープのあるウイルス（HIVなど） 一般細菌（大腸菌, 緑膿菌など） 酵母様真菌（カンジタなど） 糸状真菌（カビなど）
	中水準消毒薬	アルコール類	
		ヨウ素系消毒薬	
		塩素系消毒薬	
	高水準消毒薬	過酢酸	消毒・滅菌への 微生物の抵抗性
		フタラール （オルトフタルアルデヒド）	エンベロープのないウイルス（B型肝炎 ウイルスなど） 抗酸菌（結核菌など）
		グルタラール （グルタルアルデヒド）	
滅菌	高圧蒸気滅菌法（オートクレーブ）		
	酸化エチレンガス滅菌法		
	過酸化水素ガスプラズマ滅菌法		芽胞菌（枯草菌, クロストリジウムなど）
	過酸化水素ガス滅菌法		
	低温蒸気ホルムアルデヒド滅菌法		高

芽胞

クロストリディオイデス・デフィシル，クロストリジウム属（ボツリヌス菌，破傷風菌，ウェルシュ菌など）やバシラス属（炭疽菌，セレウス菌，枯草菌など）の細菌は，生活環の中で生育環境が悪くなると硬い殻を被った芽胞（図5.2-1）を形成して生き延びる．芽胞は，加熱（100℃，数時間），乾燥，紫外線，消毒薬，抗菌薬などに強い抵抗性を示す特殊な形態である．再び生育環境が良くなると発芽して増殖し，抵抗性はなくなる．これらの細菌は芽胞の状態で土壌や動物の腸管内に存在しており，医療機器や食材，ヒトに付着する機会が多く，滅菌や消毒の際に問題となる．高圧蒸気滅菌法の条件（121℃，15分）は芽胞を不活化する目的で定められており，非病原性のバシラス属などの芽胞形成菌は滅菌の確認の生物学的インジケータとなる（➡ p.236参照）．

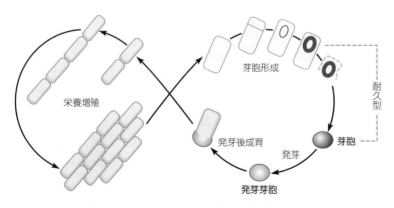

安田陽子. 21世紀の考える薬学微生物学. 第3版. 池澤宏郎編. 廣川書店, 2011, p.36.

図5.2-1　芽胞

a 中性洗剤

医療機器に与える影響は少ないが，洗浄力の低いものがある．この洗浄力の低さを補うために酵素系洗剤*が多く用いられている．

b アルカリ性洗剤

高いpHにより，タンパク質などを分解することによって洗浄を行う．比較的安価であるため多く用いられているが，アルミニウム製品などは腐食されてしまうため注意が必要である．また，人体に付着すると化学熱傷を生じてしまうため，用手法での使用を避け，各種洗浄装置で使用する．

c 酸性洗剤

さびや熱焼け（熱などによる金属の変色）などの無機質的な汚れを除去する際に用いられる．ただし，頻回の使用や浸漬時間の超過などにより，機器の損傷が発生するため，取扱説明書に従った使用が必要である．

d その他

上記以外にも，使用後すぐに洗浄できない機器に使用する血液凝固防止剤など，多くの種類がある．使用に当たっては，医療機器の製造・販売元や洗剤メーカーなどから情報を入手し，適切に使用する必要がある．

│2│洗浄方法

洗剤だけでは十分な洗浄が行えないため，**用手洗浄**や**機械洗浄**といった物理的効果を組み合わせることが必要である．

a 用手洗浄

機械洗浄が行えない機器や，汚染の激しい機器に対しての予備洗浄などで行われる．適切な条件で希釈した洗剤や，機器に傷を付けないブラシやスポンジ等を用いて行う．鋭利な機器による作業者のけがや感染を防ぐため，適切な個人防護具を着用し，注意して行う必要がある．

b 機械洗浄

洗浄装置の故障を防ぐためには，メーカーの推奨を参考に，定期的な点検・修理や**バリデーション***による機能評価などを行う必要がある．

❶**ウォッシャーディスインフェクター***　洗浄液の吹き付けや管腔内への送液による洗浄と，熱水（93℃が主流）による消毒を組み合わせた洗浄消毒装置．多彩な洗浄ラックがあり，多くの機器の洗浄・消毒ができる．軟性内視鏡のような耐熱性の低い機器などの処理を行うことはできない．

❷**超音波洗浄装置**　洗浄液中に超音波振動を与えると発生する，微細な泡（キャビテーション）が破裂する際に出てくる衝撃波によって汚れを落とす．軟らかい素材（布やゴムなど）は超音波を吸収してしまうため使用できない．

❸**減圧沸騰式洗浄装置**　洗浄槽内を減圧（脱気）し，急激な圧力変化を加えることで，約40〜90℃の洗浄液を突沸させる．この突沸により，管腔内部に洗浄液の流れを発生させ，洗浄を行う．また，脱気することにより，洗浄液が洗浄物の全表面に行き渡り，むらの少ない洗浄が可能になる．

用語解説 *
酵素系洗剤

酵素を添加した洗剤．この酵素には，タンパク質を分解するプロテアーゼ，脂肪を分解するリパーゼ，糖鎖を分解するアミラーゼなどが用いられる．

5

感染・発症予防と行政の対応

コンテンツが視聴できます (p.2参照)

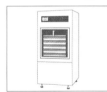

●洗浄の方法〈動画〉

用語解説 *
バリデーション

validation. 直訳では「確認」．装置が定められた条件で動作していることを確認・記録することにより，求められる洗浄・消毒・滅菌の程度を確認すること．

用語解説 *
ウォッシャーディスインフェクター

洗浄・熱水消毒・乾燥を一連の作業で行う洗浄装置．作業効率の向上や作業者の安全確保のために広く使われるようになっている．

表5.2-2　主な消毒法と対象物

名　　称		方　　法	対象物	使用上の注意
消毒薬		各種消毒薬を作用させる.	生体, 環境, 非耐熱性医療機器	適切な濃度, 温度, 作用時間などを守る. 抗菌スペクトル (高水準, 中水準, 低水準) を考える.
熱消毒	煮沸消毒	15分間以上煮沸する.	金属, 哺乳瓶等のガラス器材など熱に耐えられるもの	耐熱性の芽胞は残る.
	熱水消毒	80～93℃の熱水をウォッシャーディスインフェクターなどで用いる.	金属, ガラス器材など熱に耐えられるもの, リネン類	耐熱性の芽胞は残る.
紫外線殺菌 (消毒)		紫外線を当てる.	室内, 無菌水の製造	陰の部分は消毒できない. 眼の障害, 皮膚癌に注意. 紫外線ランプの定期点検が必要.

❹ **内視鏡洗浄消毒装置**　消化器内視鏡のような軟性内視鏡専用の洗浄消毒装置. 洗浄に続き, 過酢酸やフタラールのような高水準消毒薬を使用した高水準消毒を行う.

❺ **その他**　尿器を洗浄・消毒するベッドパンウォッシャーや配送用カートを洗浄するカート洗浄装置など, 多くの洗浄装置がある. その装置によって洗浄できる機器であるかどうかを確認し, 適切に使用することが必要である.

3 消毒

消毒には, 消毒薬を使用する**化学的消毒法**と, 熱や紫外線などを利用する**物理的消毒法**がある (表5.2-2).

|1| 化学的消毒法

消毒薬にはそれぞれ抗菌スペクトルがあり, 対象とする微生物や機器によって使い分けられる. 人体に使用できるもの (**生体消毒薬**) と機器にのみ使用できるものがある.

ⓐ 消毒薬の分類

消毒薬の分類法として**スポルディングの分類**がある (表5.2-3). これは, 消毒薬により処理可能な微生物によって, 消毒薬を3水準に分類したものである.

❶ **高水準消毒薬**　長時間作用ですべての微生物を殺滅することから, **化学滅菌剤**とも呼ばれる. 人体に対して毒性が高いため, 使用の際には換気や防護具, または専用の洗浄装置を用いる必要がある. 軟性内視鏡などの消毒に使用される.

❷ **中水準消毒薬**　ヨウ素製剤やアルコール類などがあり, 人体に使用できる. 特にアルコール類は毒性が低く, 速効性がある. エンベロープのないウイルスにも効果があるため, 速乾性手指消毒薬として多く用いられる.

❸ **低水準消毒薬**　ほとんどの細菌や真菌と一部のウイルスには有効であるが, 結核菌や芽胞には無効であり, 耐性のある微生物も数多く存在する. グルコン酸クロルヘキシジンは高濃度でアナフィラキシーショックを起こすことがある.

plus α

蒸気毒性

薬剤の含まれた蒸気は, のどや鼻などの粘膜に刺激を与えたり, 眼に充血を起こしたりすることなどがある. グルタラールは蒸気毒性が高いのでマスクを着用し, 換気に注意する.

plus α

速乾性擦式アルコール製剤

消毒用エタノールに第四級アンモニウム塩やクロルヘキシジンを配合し, さらに手荒れ防止剤も添加された手指消毒薬. アルコールの即効性と配合薬の持続性の相乗効果が得られるため手軽に使用できる.

plus α

万能つぼ

万能つぼは開閉するたびにアルコールが揮発し, さらに空気中の微生物に汚染されやすい. 万能つぼでアルコール綿を保管する際は適宜廃棄・交換の必要があり, 消毒薬などを継ぎ足さないようにする. 単包化アルコール綿を使用することが望ましい.

b 消毒薬の使用上の注意

消毒薬を適切に使用するには，①消毒薬の抗菌スペクトル（高水準，中水準，低水準），②濃度，③温度，④接触時間，⑤対象物の材質や構造，⑥混在有機物量（血液，体液，排泄物）などの要因を考える必要がある．例えば，高水準消毒薬は消毒効果が高いが，蒸気毒性やコストが高いため環境の消毒や人体の消毒には使用できない．一方，低水準消毒薬はすべての微生物に効果があるわけではないため，軟性内視鏡などには使用できない．消毒薬は消毒対象によって選択する必要がある（表5.2-4，表5.2-5）．血液や糞便などの混在した有機物による汚染があると消毒薬の効果が落ちるため，滅菌・消毒の前には目に見える汚れがなくなるまで洗浄を行うことが重要である．

表5.2-3 スポルディングの分類

分 類	定 義
高水準消毒	大量の細菌芽胞が存在している場合を除き，すべての微生物を死滅させる．
中水準消毒	細菌芽胞以外のすべての微生物を殺滅する．
低水準消毒	細菌芽胞などの消毒薬に対して抵抗性を示す一部の菌を除き殺滅することができる．

plus α

消毒薬の殺菌力と温度

消毒薬の作用は化学反応であるため，温度が高いと殺菌力が増す．一般的には20℃以上で使用するのが望ましい．

表5.2-4 消毒薬のスペクトルと対象

レベル	消毒薬	細菌芽胞 > *エンベロープをもたないウイルス > 結核菌 > 糸状真菌 > 一般細菌・酵母様真菌 > エンベロープをもつウイルス	環境	金属製機器	非金属製機器	手指・皮膚	粘膜	排泄物による汚染	注 意
高水準	過酢酸	▬▬▬▬▬	×	×	○	×	×	△	
高水準	グルタラール	▬▬▬▬▬	×	○	○	×	×	△	細菌芽胞の殺滅には時間がかかる．
高水準	フタラール	▬▬▬▬▬	×	○	○	×	×	△	細菌芽胞に対する効果は低い．
中水準	次亜塩素酸ナトリウム	▬▬▬▬	○	×	○	×	×	○	細菌芽胞の殺滅には高濃度長時間が必要．
中水準	ジクロロイソシアヌル酸ナトリウム	▬▬▬▬	○	×	○	×	×	○	細菌芽胞の殺滅には高濃度長時間が必要．
中水準	ヨウ素製剤	▬▬▬	×	×	×	○	○	×	
中水準	エタノール	▬▬▬	○	○	○	○	×	×	
中水準	イソプロパノール	▬▬▬	○	○	○	○	×	×	親水性・小型ウイルスには効果が低い．
低水準	第四級アンモニウム塩	▬▬	○	○	○	○	○	△	一部に抵抗性を示す菌も存在する．
低水準	グルコン酸クロルヘキシジン	▬▬	○	○	○	○	×	×	一部に抵抗性を示す菌も存在する．
低水準	両性界面活性剤	▬▬	○	○	○	○	○	△	

○：使用可能　　▬▬：有効
△：注意して使用
×：使用不可

* エンベロープ：ウイルス周囲の膜．➡ p.28参照．

表5.2-5 消毒薬の特徴と使用方法

レベル	消毒薬	分類	使用濃度	使用機器・対象	方法	特徴	注意（副作用を含む）
高水準	過酢酸	酸化剤	0.3%	内視鏡ウイルス汚染機器	浸漬	酸化力が強い．短時間で効果がある．	専用の装置を使用する．10分以上浸漬しない．酸化力が高いため使用できない機器もある．皮膚などに付着させない．
	グルタラール	アルデヒド剤	2%	内視鏡ウイルス汚染機器	浸漬	機器に対する損傷が少ない．	蒸気毒性[*1]に注意する．すすぎを十分にする．皮膚に付着させない．
	フタラール	アルデヒド剤	0.55%	グルタラールと同じ			
中水準	次亜塩素酸ナトリウム	ハロゲン類	0.01〜1%	ガラス製品，リネン類，環境など	浸漬，清拭	残留毒性が低い．安価．	蒸気毒性に注意する．金属製品には使用しない．皮膚などに付着させない．
	ジクロロイソシアヌル酸ナトリウム	ハロゲン類	次亜塩素酸ナトリウムに準じる．	次亜塩素酸ナトリウムに準じる．	溶解，浸漬	粉末なので取り扱いやすい．	次亜塩素酸ナトリウムに準じる．
			原末	血液	ふりかけ		5分以上放置した後に拭き取る．
	ヨウ素製剤	ハロゲン類	原液	術野消毒，手指洗浄	塗布，手指洗浄	製剤として多種多様なものがある．	大量に用いない（化学熱傷に注意）．乾燥するまで放置する．粘膜や新生児に多量に用いると甲状腺障害を引き起こすことがある．
			15〜30倍希釈	粘膜	うがい		長期使用は避けることが望ましい．
	エタノール	アルコール類	80%	健常な皮膚，医療機器，環境など	清拭	即効性がある．残留毒性がない．	粘膜や損傷皮膚には注意．引火性に注意する．
			80%	手指消毒	ラビング[*2]		皮膚保護成分の入っているものを使用する．
	イソプロパノール	アルコール類	70%	健常な皮膚，医療機器，環境など	清拭	安価．即効性がある．残留毒性がない．	粘膜や損傷皮膚には注意．引火性に注意する．
低水準	第四級アンモニウム塩	陽イオン界面活性剤	0.01〜0.5%	皮膚，医療機器，環境など	清拭など	常用濃度では毒性は低い．	誤飲しないようにする．他の洗剤と混ぜない．
	グルコン酸クロルヘキシジン	ビグアナイド類	0.02〜0.5%	皮膚，医療機器，環境など	清拭など	基本的には生体消毒薬である．	アナフィラキシーショックに注意する．脱脂綿に吸着されると効果が減少する．
			4%	手指消毒	スクラビング[*3]	広く使用されている手指消毒薬．残留効果が期待できる．	洗い残しのないようにする．消毒後はよくすすぐ．
	両性界面活性剤	両性界面活性剤	0.1%	医療機器，環境など	浸漬，清拭	グリシン系のものだけに殺菌効果がみられる．有機物に比較的強い．	肌荒れなどが生じやすいため基本的には環境消毒薬として使用．結核菌に対して使用する際には0.5%で長時間必要．

＊1 p.230 plus α「蒸気毒性」参照．
＊2 ラビング：アルコール製剤などを手指等にすり込むようにして行う消毒方法．
＊3 スクラビング：消毒薬を含んだ洗浄剤などで汚れの除去と同時に消毒を行う方法．消毒後には流水などで残った消毒剤や汚れを除去する．

c 器具の分類

消毒する医療器具も，使用される部位に対する感染の危険度に応じて三つの
カテゴリーに分類される（表5.2-6）．

2 物理的消毒法

物理的消毒法としては，熱消毒と紫外線殺菌（消毒）を用いる方法などがあ
る（➡p.230 表5.2-2）．

a 熱消毒

熱消毒は安価で残留毒性がなく，古くから用いられている．**煮沸消毒**や
ウォッシャーディスインフェクターによる**熱水消毒**などがあり，熱水消毒の条
件は各国で異なる（表5.2-7）．

b 紫外線殺菌（消毒）

紫外線の殺菌機序はDNAの損傷である．陰の部分では著しく効果が落ち
る．また，紫外線ランプには寿命（約1,000時間）があり，青い光が出ていて
も効果があるとは限らないため，定期点検する必要がある．

4 滅菌

1 滅菌法

現在行われている主な滅菌方法を表5.2-8 に示した．安全で確実，そして
コスト的にも安価な滅菌を行うには，各滅菌法の長所と短所を理解し，滅菌対
象物ごとに使い分けることが必要である．

> **plus α**
> **紫外線殺菌での注意点**
>
> 紫外線は眼の障害や皮膚癌を引き起こすなどの悪影響があるため，紫外線ランプが点灯中の室内には入らない．

表5.2-6 医療器具の分類

分類	定義	要求される処理方法	代表的な器具
クリティカル器具	無菌の体内に埋め込むものまたは長時間にわたり血液に接触する医療器具	滅菌（原則として化学的滅菌はしない）	手術器具，インプラント*器具，血管内カテーテルなど
セミクリティカル器具	粘膜および創のある皮膚と接触する医療器具	滅菌（どうしてもできないものは高水準消毒）	麻酔装置など呼吸器に接触する器具，軟性内視鏡など
ノンクリティカル器具	創のない正常な皮膚と接触するものであり，粘膜には接触しない医療器具	洗浄，低水準消毒薬アルコール清拭	聴診器，体温計，便器，リネン類，ベッドなど

* インプラント：体内に埋め込む人工骨・関節など．機能を回復し，半永久的に使用できるものもある．

表5.2-7 各国の熱水消毒の条件

国名	リネン類		医療機器類	
	消毒温度（℃）	消毒時間	消毒温度（℃）	消毒時間
ドイツ	90	15分	93	10分
英国	65 71	10分 3分	71 80，90	1分 1秒
米国	71	25分	基準なし	
日本	80	10分	基準なし（実際には93℃，10分の条件が広く使われる）	

高階雅紀編．医療現場の滅菌．日本医療機器学会監修．第5版，へるす出版，2020．一部改変．

表5.2-8　主な滅菌方法

分　類	方　法	原　理	対象物	長　所	短　所
加熱法 (高温滅菌法)	高圧蒸気滅菌法	適切な温度・圧力の飽和水蒸気による滅菌	金属・ガラス・磁器,液体など	短時間で確実.残留毒性がない.経済的.	高温・高圧に耐えられないものにはできない.
	乾熱滅菌法	加熱された乾燥空気による滅菌	金属・ガラス・磁器などで乾燥高温に耐えられるもの	装置が単純.	乾燥高温に耐えられないものにはできない.同一温度では高圧蒸気滅菌法に効果が劣る.
	火炎滅菌法	火炎による滅菌	焼却物・金属	最も確実.	対象機器が少ない.
ガス法 (低温滅菌法)	酸化エチレンガス滅菌法	酸化エチレンガスを用いた,タンパク質のアルキル化による滅菌	金属・プラスチック製品,硬性・軟性内視鏡,電子部品を含む機器など	耐熱性のない医療機器に使用可能.高い浸透力がある.	処理時間が長い.ガスが人体に対して毒性をもつため,残留毒性やガスの排出規制などがある.液体には使用できない.
	過酸化水素ガスプラズマ滅菌法	高真空条件下でガス化した過酸化水素にエネルギーをかけることによって生じた過酸化水素ガスプラズマによる滅菌		耐熱性のない医療機器に使用可能.比較的短時間で滅菌ができる.	セルロースなどの過酸化水素を吸収する素材には使用できない.粉末や液体には使用できない.使用できる管腔長に制限がある.
	過酸化水素ガス滅菌法	ガス化した過酸化水素による滅菌			
	低温蒸気ホルムアルデヒド滅菌法	低温飽和蒸気とホルムアルデヒドの混合蒸気を用いた,タンパク質のアルキル化による滅菌		耐熱性のない医療機器に使用可能.使用後のホルムアルデヒドを装置内で分解できる.	ホルムアルデヒド溶液の取り扱いに注意が必要.液体には使用できない.
照射法	放射線滅菌法	γ線やX線などの放射線による滅菌	プラスチック製のディスポーザブル製品など	低温で一度に大量処理できる.	大型の装置が必要.
濾過法	濾過滅菌法	逆浸透法や限外濾過法などの濾過材を使った滅菌	空気や水,熱に不安定な培地成分など	無菌室や手術室,透析などで対応できる.	適切な濾過材の材質や小孔サイズにより除去できる微生物が異なる.

a 高圧蒸気滅菌法（オートクレーブ）

　飽和水蒸気を送り込んだ後に加圧することによって多量の潜熱*が発生し,この熱によってタンパク質を変性させ,微生物を死滅させる方法である.残留毒性がなく,安価で最も確実な方法として広く使われているが,耐熱性のない機器には使用できない.主に金属製やガラス製の機器の滅菌などに用いられる.

　滅菌条件には温度と蒸気圧,時間が関与しており,一例を表5.2-9に示す.滅菌チャンバー（滅菌槽）内に被滅菌物を入れる際には,詰め込みすぎないようにする.また,蒸気が上から下に流れやすいようにし,椀状のものは蒸気や水分がたまらないように立てるか伏せるように置く.

b 酸化エチレンガス滅菌法

　酸化エチレンガスが微生物の内部のタンパク質や核酸と反応し,タンパク質をアルキル化させることにより死滅させる方法である.37～60℃の比較的低温で行われるため,耐熱性のないプラスチック製品の滅菌に用いられる.また,浸透性が高いことから管腔のある機器の滅菌に使われている.

用語解説 *
潜　熱
物質の相の変化（液体から気体への変化など）に費やされ,温度変化を伴わない熱エネルギーのこと.

plus α
酸化エチレンガス滅菌法での注意点
酸化エチレンガスは毒性が高く,残留毒性などの問題があるため,使用に対して規制がかけられている.使用する際は,被滅菌物内に残留させないためエアレーション*を行い,被滅菌物から酸化エチレンガスを完全に除く必要がある.

表5.2-9　高圧蒸気滅菌の条件

	温度（℃）	時間（分）	適　応
一　般	121～124	10	ガラス製品，布，細菌培養の培地など
	132～134	3	一般的な鋼製小物類
	134	8～10	現在日本で広く用いられている条件
プリオン対策[1]	134	8～10	アルカリ洗剤によるウォッシャーディスインフェクター処理の実施後に行う
	134	18	適切な洗剤による十分な洗浄の実施後に行う

日本医療機器学会. 医療現場における滅菌保証のガイドライン2015, および日本手術医学会. 手術医療の実践ガイドラインをもとに作成.

以下の過酸化水素ガスプラズマ滅菌法，過酸化水素ガス滅菌法，低温蒸気ホルムアルデヒド滅菌法は，酸化エチレンガス滅菌法の代替法として開発された滅菌法である．使用に当たっては，滅菌する機器と滅菌装置の適合性を添付文書で，あるいはメーカーに問い合わせて確認する必要がある．

c 過酸化水素ガスプラズマ滅菌法

高真空状態に過酸化水素を噴霧し，高エネルギーをかけることによりプラズマ*を作り出す．このプラズマが微生物を死滅させる．残留物の毒性がなく，短時間で行える．45～55℃という比較的低温で行えるため，非耐熱性の機器の滅菌に用いられている．

d 過酸化水素ガス滅菌法

減圧沸騰によってガス化させた過酸化水素を用いて微生物を死滅させる方法である．過酸化水素ガス滅菌法では，プラズマを生成させない．

e 低温蒸気ホルムアルデヒド滅菌法

低温飽和蒸気（60℃）とホルムアルデヒドの混合気体を滅菌剤として用いる滅菌方法である．ホルムアルデヒド単体では芽胞に対しての効果が弱いが，低温飽和蒸気と合わせることにより滅菌が行える．

f その他の滅菌法

その他，ディスポーザブル製品の滅菌には，**放射線滅菌法**や**高周波滅菌法**が使われている．また，液体の滅菌には**濾過滅菌法**が用いられる．濾過滅菌法はフィルターや限外濾過膜などを通して微生物を取り除く方法である．注射薬の調製に用いられる．空気の濾過を行うものには，病室にある**HEPAフィルター***（high efficiency particulate air filter）がある．

2 滅菌の確認

確実な滅菌を行うには，装置が確実に動作しているかどうかの確認と記録（バリデーション）が重要である．そのために装置の日常的なメンテナンス・定期点検が必要である．

滅菌状態を確認するには**インジケータ***を利用する．インジケータには，**化学的インジケータ**と**生物学的インジケータ**がある．

用語解説*
エアレーション
滅菌後の酸化エチレンガスを除くために，強制的に空気を置換して酸化エチレンガスを除く操作．50℃で12時間など．

➡ プリオンについては，p.29，132参照.

用語解説*
プラズマ
プラスとマイナスの電荷をもつ粒子（陽子と電子）が同じ密度に分布し，電気的中性を保つ粒子集団のこと．

plus α
低温蒸気ホルムアルデヒド滅菌法の安全性
ホルムアルデヒドは毒性のある薬剤であるが，工程中に装置外に漏れることはなく，分解されるため安全に使用することができる．

用語解説*
HEPAフィルター
超高性能フィルター．HEPAフィルターを使用すると，クリーン病室で治療する患者に微生物を濾過した清浄な空気を供給でき，また空気感染する患者の病室から排気するときに外気に病原微生物が飛散しないようにできる．

用語解説*
インジケータ
indicator. 直訳は「指針」「指標」．

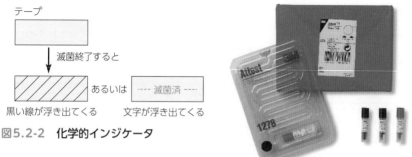

テープ

↓ 滅菌終了すると

黒い線が浮き出てくる　あるいは　---- 滅菌済 ----　文字が浮き出てくる

図5.2-2　化学的インジケータ

写真提供：スリーエム ジャパン株式会社

図5.2-3　生物学的インジケータ

❶化学的インジケータ　被滅菌物の滅菌が完了したことを確認するために使用する（図5.2-2）．各滅菌物の外部に貼り付けるか，内部に封入する．

❷生物学的インジケータ　指標菌となる微生物が実際に死滅したかどうかを，培養することで確認するものである．使用される微生物としては，物理的・化学的に最も抵抗性を示すバシラス属（*Bacillus*）などの芽胞が多い（図5.2-3）．

| 3 | 滅菌物の保管・取り扱い

滅菌物は，使用するまで無菌性を維持しなければならないため，包装材料や保管場所に注意し，使用時は無菌操作で行う．

a 包装

包装材に求められる条件として，①空気や水蒸気の通過性に優れている，②水分・湿潤に抵抗性がある，③無菌性が維持できる，④滅菌効率がよい，⑤高圧に耐えられるなどがある．

b 保管・使用時の注意

滅菌物は微生物で汚染されないよう，乾燥した清潔な場所に保管する．使用の際には有効期限を確認し，使用直前に包装を開け，無菌操作を心掛ける．

3 環境の清掃

環境中に生息する微生物や患者から排出された微生物は，多くの場合太陽光などの紫外線によって死滅する．しかし，洗面台などの湿潤環境や一定の条件下では長期間生存するという報告もある[2]ため，環境中の微生物数を低減させることが感染対策上必要となる．しかし，病院の設備すべてを無菌にすることは不可能であるため，その場所や状況に合った清掃や消毒を行う必要がある．

1 床

病室などの床には，環境由来の微生物や患者から排出された微生物などが存在する．消毒を行い床を無菌にしようという試みも行われたが，数時間で消毒前の菌数に戻ってしまうことも確認されている[3]．床からの感染を防ぐには，定期的な清掃によって床を清潔にしておくことや，床に触れた場合に手指消毒

plus α
生物学的インジケータの例
高圧蒸気滅菌法・乾熱滅菌法：*Geobacillus*（旧*Bacillus*）*stearothermophilus*
ガス滅菌法：*Bacillus atrophaeus*（旧 *Bacillus subtilis*，枯草菌）

plus α
環境中での臨床微生物の生存期間
アシネトバクター属は3日～5カ月，大腸菌は1.5時間～16カ月，黄色ブドウ球菌（MRSAを含む）は7日～7カ月，環境中で生存するという報告がある[2]．

plus α
消毒薬の噴霧
噴霧した消毒薬の粒子が大きく，むらが生じるため，この方法では十分な消毒はできない．さらに，消毒薬の粒子を吸引することは多少なりとも人体に影響を与えるため，避けるべきである．

によって感染経路を断つことが重要である.

血液やノロウイルスなどを含む吐瀉物がある場合には，適切な個人防護具を着用し，不織布などで目に見える汚れを取った後に，1,000ppm程度の次亜塩素酸ナトリウム溶液やジクロロイソシアヌル酸などで消毒する.

2 高頻度接触部位

医療従事者や患者がよく触れるオーバーテーブルや手すり，スイッチなどは**高頻度接触部位**と呼ばれる．これらの箇所に対しては，0.2%第四級アンモニウム塩や0.2%両性界面活性剤，消毒用アルコールなどを用いて定期的に清拭・消毒を行う．ただし，汚れが確認された際には，すぐに清拭・消毒を行う必要がある．近年では，紫外線やオゾンガスを発生させ環境の消毒をする装置（図5.2-4）なども使われている.

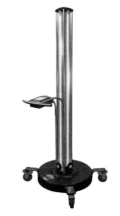

写真提供：モレーンコーポレーション
図5.2-4　UVDI-360

3 カーテン

カーテンは垂直に吊り下がっているため，ほこり等は付きにくい．そのため，洗濯が可能なものは定期的に洗濯を行い，洗濯ができないブラインドやビニールカーテンは，0.2%第四級アンモニウム塩や0.2%両性界面活性剤，消毒用アルコールなどを用いて定期的に清拭・消毒を行う．目に見える汚れがあった場合には，すぐに清拭・消毒を行う．なお，感染症のアウトブレイクが発生している場合には，患者の退院時に実施することが望ましい.

4 流し，トイレ，浴室・シャワー室

流しやトイレ，浴室・シャワー室などは湿潤環境であるため，緑膿菌をはじめとするグラム陰性桿菌が多く存在しており，耐性菌のアウトブレイク時に耐性菌の生息場所となっていることが多い[5]．特に排水口は汚れや水分が残りやすいため，バイオフィルムが形成されやすく，多くの菌が検出される．次亜塩素酸ナトリウムなどを用いて消毒することで一時的に細菌は減少するが，すぐに元の状況に戻ってしまう．これらの箇所は，定期的な清掃を行うと同時に，できるだけ使用後の水分を除去するなどで乾燥させておくことが必要である.

5 マニュアルの整備

上記の作業を適切に行うためには，マニュアルやチェックシートなどを作成し管理をすることが必要になる．また，マニュアルは一度作成すればよいわけではなく，年に一度は見直しを行い，改善していく必要がある.

plus α
紫外線やオゾンガスによる環境の消毒

紫外線やオゾンガスを発生させる装置を使用すると，清拭での拭き残し箇所など，洗浄・消毒が不十分な箇所も消毒できるため，感染率が低下するという報告がある[4]．ただし，紫外線やオゾンガスなどは人体に悪影響を与えるため，患者退室後の無人の状況で行う必要がある.

➡ バイオフィルムについては，3章5節p.99用語解説参照.

4 感染性廃棄物の処理

　感染性廃棄物とは，病院や診療所などの医療機関などから排出される廃棄物の中で，ヒトに感染を起こす可能性をもつ微生物が含まれているか，付着しているものをいう．感染性廃棄物の容器にはバイオハザード*マーク（**図5.2-5**）を貼る．具体的な判断フローを**図5.2-6**に示す．これらについてはスタンダードプリコーション（標準予防策）の考えに立ち，適切に処理する必要がある．

　廃棄物の処理を業者に依頼する場合には**マニフェスト***を作成し，確実に処理がなされていることを確認する．

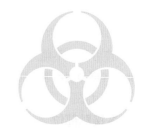

廃棄物の内容によって色別する.
　黄色：鋭利なもの（針，メス刃など）
　赤色：液状または泥状のもの（血液など）
　橙色：固形状のもの（血液汚染のチューブ
　　　　類など）

図5.2-5　バイオハザードマーク

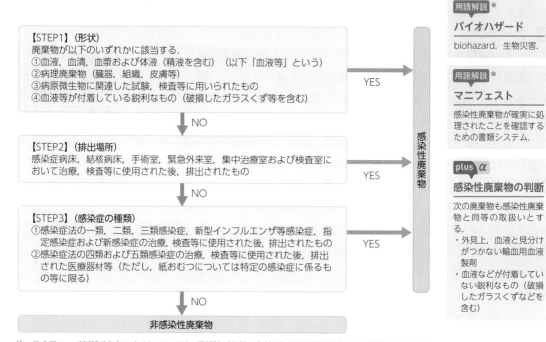

> **用語解説***
> **バイオハザード**
> biohazard. 生物災害.

> **用語解説***
> **マニフェスト**
> 感染性廃棄物が確実に処理されたことを確認するための書類システム.

> **plus** α
> **感染性廃棄物の判断**
> 次の廃棄物も感染性廃棄物と同等の取扱いとする.
> ・外見上，血液と見分けがつかない輸血用血液製剤
> ・血液などが付着していない鋭利なもの（破損したガラスくずなどを含む）

注：このフローで判断できないものについては，医師等（医師，歯科医師および獣医師）により感染の恐れがあると判断される場合には感染性廃棄物とする.

環境省大臣官房廃棄物・リサイクル対策部．"廃棄物処理法に基づく感染性廃棄物処理マニュアル"．環境省．平成30年3月．https://www.env.go.jp/recycle/kansen-manual1.pdf，（参照2023-05-26）．一部省略．

図5.2-6　感染性廃棄物の判断フロー

■ 引用・参考文献

1) 古橋正吉. 滅菌・消毒マニュアル 増補版. 日本医事新報社，2001.
2) Axel Kramer. et al. How long do nosocomial pathogens persist on inanimate surfaces? A systematic review. BMC Infect Dis. 2006, 130 (6).
3) Ayliffe, G.A.J. et al. Cleaning and disinfection of hospital floors. Br Med J. 1966, 2, p.442-445.
4) Ethington, T. et al. Cleaning the air with ultraviolet germicidal irradiation lessened contact infections in a long-term acute care hospital. AJIC. 2018, 46, p.482-486.
5) Clarivet, B. et al. Persisting transmission of carbapenemase-producing Klebsiella pneumoniae due to an environmental reservoir in a university hospital, France, 2012 to 2014. Euro Surveill. 2016, 21 (17).
6) 牛島廣治ほか. 予防接種ノート. 第2版, 診断と治療社, 2007.
7) 木村三生夫ほか. 予防接種の手びき. 第12版, 近代出版, 2008.
8) 厚生労働省. 予防接種情報. https://www.mhlw.go.jp/stf/seisakunitsuite/bunya/kenkou_iryou/kenkou/kekkaku-

9）国立感染症研究所．予防接種情報．http://idsc.nih.go.jp/
vaccine/vaccine-j.html，（参照 2023-05-26）.

10）厚生労働省検疫所．海外渡航のためのワクチン．https://
www.forth.go.jp/useful/vaccination.html，（参照 2023-05-
26）.

11）大久保憲編．2020年版 消毒と滅菌のガイドライン．改訂
第4版，へるす出版，2020.

12）大久保憲編．EBMにもとづく手術部・サプライ実践ガイ
ド．メディカ出版，2001.

13）Rutala, W.A. et al. FDA labeling requirements for
disinfection of endoscopes：a counterpoint. Infect Control
Hosp Epidemiol. 1995, 16（4），p.231-235.

14）小林寛伊．"クロイツフェルト・ヤコブ病（Creutzfeldt-
Jakob Disease：CJD）プリオンの不活性化"．手術医療の
実践ガイドライン（改訂版）．日本手術医学会誌．2013,
34（Suppl），p.s80-82.

15）日本医療機器学会．医療現場における滅菌保証のガイドラ
イン2021．日本医療機器学会，2021.

3 感染症法

1 感染症をめぐる近年の変化

近年，感染症の様相が変化して，新たな感染症（**新興感染症**）が出現したり，制圧できたと考えられていた感染症が再び流行（**再興感染症**）したりするようになった．交通機関が発達し，国内外での人・物の移動が迅速，大量になり，流行地から感染症が流出・流入して，地球規模での**パンデミック***が生じるようになった．

1 新興感染症

1970年代以降に新しく認知され，局地的，あるいは国際的に公衆衛生学上の問題となる感染症のこと．HIV/AIDSや新型コロナウイルス感染症など，約30種類以上の新しい病原体による感染症がある（**表5.3-1**）．新興感染症が出現した背景には，科学技術の進歩により病原体の検出技術が向上したこと，病原体の突然変異，森林伐採などによって特定の野生動物が保有していた病原体がヒトに感染しやすい環境となったことがある．

2 再興感染症

かつて存在した感染症で公衆衛生学上ほとんど問題にならなくなっていたが，近年再び増加してきた，あるいは，将来的に再び問題となる可能性がある感染症をいう（**表5.3-2**）．結核，デング熱，マラリアなどがある．デング熱やマラリアは国際交流の活発化に伴って再流行したため，**輸入感染症**ともいえる．

plus α

三大感染症

HIV/AIDS，結核，マラリアのこと．新興感染症であるHIV/AIDS，再興感染症である結核，マラリアは，伝播力や対策に要する経費負担の大きさから，世界各国が協力して地球規模で対策を進める必要がある．

用語解説 *

パンデミック

感染症が全世界で急激に流行すること．過去には天然痘，結核，ペスト，インフルエンザ，直近では新型コロナウイルス感染症などがある．特にペストは，抗菌薬の発見前には致死率が高く，黒死病と恐れられた（現在，感染症法では一類感染症である）．

➡ 輸入感染症については，
4章2節p.155参照.

コラム　　新興・再興感染症と輸入感染症

近年，地球温暖化による生態系の変化が起こり，特定の野生動物が保有していた病原体が種を超えて伝播し，ヒトに感染しやすくなった．大規模な自然災害やバイオテロの蓋然性も高まり，新興・再興感染症の発生が続いている．人や物の移動の迅速・大量化は病原体をも移動させ，世界中に感染症が拡大する危険が高まっている．

新興感染症である新型コロナウイルス感染症（COVID-19）の病原体SARS-CoV-2は，2019年に発見された後，あっという間に全世界に拡大した．2020年1月，日本で最初の患者には海外渡航歴がなかったが，武漢市からの旅行客に接触し，感染した．輸入感染症は旅行者感染症ともいうが，人の移動が感染症を拡大させることを実感した事例である．

新興・再興感染症の患者は共に，発熱，全身倦怠感，咳嗽，喀痰，嘔吐，下痢，腹痛など非特異的な症状・所見を呈して医療機関を受診する．医療従事者には，診断前（病名がわかる前）の患者に対して，医療を提供する役割がある．そのため，日本では通常遭遇しない感染症が海外から持ち込まれることを想定して，渡航歴や世界的な新興・再興感染症の流行状況に日ごろから留意する必要がある．新興・再興感染症の患者に遭遇した医療従事者が感染し，生命を失った事例があることを貴重な教訓として，標準予防策を確実に実践することが重要となる．

表5.3-1　主な新興感染症

	病原体	感染症
細　菌	レジオネラ菌 カンピロバクター 腸管出血性大腸菌（O157） ヘリコバクター・ピロリ 新型コレラ菌（O139血清型）	レジオネラ肺炎 食中毒 出血性大腸炎，食中毒 胃炎，胃潰瘍，十二指腸潰瘍，胃癌 新型コレラ
クラミジア	肺炎クラミジア	肺炎
リケッチア	日本紅斑熱リケッチア バルトネラ菌	日本紅斑熱 ネコひっかき病
ウイルス	ロタウイルス エボラウイルス ヒトT細胞白血病ウイルス HIV（ヒト免疫不全ウイルス） C型肝炎ウイルス 新型インフルエンザ（H5N1） ウエストナイルウイルス ニパウイルス SARSコロナウイルス 重症熱性血小板減少症候群ウイルス MERSコロナウイルス 新型コロナウイルス	下痢症 出血熱 白血病 AIDS（後天性免疫不全症候群） C型肝炎 高病原性鳥インフルエンザ ウエストナイル熱（脳炎を含む） 急性脳炎 重症急性呼吸器症候群（SARS） 出血症状（ダニ媒介性） 中東呼吸器症候群（MERS） 新型コロナウイルス感染症（COVID-19）
原　虫	クリプトスポリジウム サイクロスポーラ	下痢症 下痢

表5.3-2　主な再興感染症

	病原体	感染症
細　菌	結核菌 A群溶血性レンサ球菌 百日咳菌 サルモネラ菌 黄色ブドウ球菌 肺炎球菌	結核 劇症型溶血性レンサ球菌感染症 百日咳 サルモネラ症（感染型食中毒） 黄色ブドウ球菌感染症 肺炎球菌感染症
ウイルス	インフルエンザウイルス 狂犬病ウイルス デングウイルス	インフルエンザ 狂犬病 デング熱
原　虫	マラリア原虫	マラリア

2 感染症法の制定

　伝染病予防法が1897（明治30）年に制定されて以来，①新興感染症や再興感染症の出現，②医学・医療の進歩と公衆衛生水準の向上，③国民の健康・衛生意識の向上，④人権の尊重および行政の公正透明化への要請，⑤国際交流の活発化や航空機による迅速大量輸送時代の到来，と感染症を取り巻く状況が変化し，1999年4月1日から**「感染症の予防及び感染症の患者に対する医療に関する法律」**（**感染症法**）が施行され，その後，繰り返し改正されている．

　2006年12月8日の改正では，結核が二類感染症として追加され，これに伴い，結核予防法が廃止された．感染症法では，患者の人権を尊重して，適切な治療と感染症の予防，蔓延の防止を図るとともに，バイオテロ対策，病原体の適正な取り扱いの徹底が求められている．2008年5月12日の改正では，感染症を一類から五類感染症，新型インフルエンザ等感染症，指定感染症および新感染症に分類した（表5.3-3，表5.3-4）．

　感染症法では，すべての医師が届出を行う感染症（**全数報告対象**）と，指定された医療機関のみが届出を行う感染症（**定点報告対象**）が定められている．診断した医師は，五類感染症の一部を除いて，診断後直ちに保健所に届出をする必要がある．

　また，感染症法では，**感染症指定医療機関**として，**特定感染症指定医療機関**，**第一種感染症指定医療機関**，**第二種感染症指定医療機関**および**結核指定医療機関**を指定している．

❶**特定感染症指定医療機関**　新感染症の所見がある者，または一類感染症，二類感染症，もしくは新型インフルエンザ等感染症の患者が入院する医療機関で，厚生労働大臣が指定する．

❷**第一種感染症指定医療機関**　一類感染症，二類感染症，または新型インフルエンザ等感染症の患者が入院する医療機関で，都道府県知事が指定する．

❸**第二種感染症指定医療機関**　二類感染症，または新型インフルエンザ等感染症の患者が入院する医療機関で，都道府県知事が指定する．

❹**結核指定医療機関**　結核患者に対する適正な医療を担当する医療機関で，都道府県知事が指定する．

plus α

感染症に関連する法律

感染症に関連する法律には，感染症法，予防接種法，食品衛生法，学校保健安全法，検疫法がある．

plus α

痘瘡と一類感染症

痘瘡とは，天然痘ウイルスによる感染症である．種痘で予防できる．世界保健機構（WHO）は，種痘による痘瘡の撲滅を行い，1980年に撲滅宣言を出した．しかし，バイオテロの危惧から一類感染症に指定されている．

plus α

出席停止

学校保健安全法施行規則で定められ，学校において予防すべき感染症の種類を第一種〜第三種に分類している．平成24年3月30日の改正で，インフルエンザは「発症した後5日を経過し，かつ解熱した後二日（幼児にあっては三日）を経過するまで」と出席停止の期間が示された．

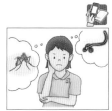

●感染症〜冷静な対応のために〈動画〉

241

表5.3-3　感染症法に基づく分類（一類～五類感染症）

分類	性　格	感染症	主な対応・措置	医療体制	全数届出
一類感染症	感染力，罹患した場合の重篤性等に基づく総合的な観点からみた危険性が極めて高い感染症	エボラ出血熱，クリミア・コンゴ出血熱，痘瘡，南米出血熱，ペスト，マールブルグ病，ラッサ熱	・原則入院 ・消毒等の対物措置（例外的に，建物への措置，通行制限等の措置も適用対象とする）	特定感染症指定医療機関，第一種感染症指定医療機関	診断後直ちに届出
二類感染症	感染力，罹患した場合の重篤性等に基づく総合的な観点からみた危険性が高い感染症	急性灰白髄炎，結核，ジフテリア，重症急性呼吸器症候群（病原体がコロナウイルス属SARSコロナウイルスであるものに限る），中東呼吸器症候群（ベータコロナウイルス属MERSコロナウイルスであるものに限る），鳥インフルエンザ（H5N1，H7N9）	・状況に応じ入院 ・消毒等の対物措置	特定感染症指定医療機関，第一種感染症指定医療機関，第二種感染症指定医療機関（都道府県知事が指定，二次医療圏に1カ所）	診断後直ちに届出
三類感染症	感染力，罹患した場合の重篤性等に基づく総合的な観点からみた危険性が高くないが，特定の職業への就業によって感染症の集団発生を起こし得る感染症	コレラ，細菌性赤痢，腸管出血性大腸菌感染症，腸チフス，パラチフス	・特定職種への就業制限 ・消毒等の対物措置	一般の医療機関	診断後直ちに届出
四類感染症	ヒトからヒトへの感染はほとんどないが，動物，飲食物等の物件を介して感染するため，動物や物件の消毒，廃棄などの措置が必要となる感染症	E型肝炎，ウエストナイル熱，A型肝炎，エキノコックス症，黄熱，オウム病，オムスク出血熱，回帰熱，キャサヌル森林病，Q熱，狂犬病，コクシジオイデス症，エムポックス（サル痘），ジカウイルス感染症，重症熱性血小板減少症候群（病原体がフレボウイルス属SFTSウイルスであるものに限る），腎症候性出血熱，西部ウマ脳炎，ダニ媒介脳炎，炭疽，チクングニア熱，つつが虫病，デング熱，東部ウマ脳炎，鳥インフルエンザ（H5N1およびH7N9を除く），ニパウイルス感染症，日本紅斑熱，日本脳炎，ハンタウイルス肺症候群，Bウイルス病，鼻疽，ブルセラ症，ベネズエラウマ脳炎，ヘンドラウイルス感染症，発疹チフス，ボツリヌス症，マラリア，野兎病，ライム病，リッサウイルス感染症，リフトバレー熱，類鼻疽，レジオネラ症，レプトスピラ症，ロッキー山紅斑熱	・動物の措置を含む消毒等の対物措置	一般の医療機関	診断後直ちに届出
五類感染症	国が感染症発生動向調査を行い，その結果等に基づいて必要な情報を一般国民や医療関係者に提供・公開していくことによって，発生・拡大を防止すべき感染症	（全数報告）アメーバ赤痢，ウイルス性肝炎（E型肝炎およびA型肝炎を除く），カルバペネム耐性腸内細菌目細菌感染症，急性弛緩性麻痺（急性灰白髄炎を除く），急性脳炎（ウエストナイル脳炎，西部ウマ脳炎，ダニ媒介脳炎，東部ウマ脳炎，日本脳炎，ベネズエラウマ脳炎およびリフトバレー熱を除く），クリプトスポリジウム症，クロイツフェルト・ヤコブ病，劇症型溶血性レンサ球菌感染症，後天性免疫不全症候群，ジアルジア症，侵襲性インフルエンザ菌感染症，侵襲性髄膜炎菌感染症，侵襲性肺炎球菌感染症，水痘（入院例に限る），先天性風疹症候群，梅毒，播種性クリプトコッカス症，	・感染症発生状況の収集，分析とその結果の公開，提供	一般の医療機関	全数報告が必要な感染症のうち，侵襲性髄膜炎菌感染症，風疹および麻疹は診断後直ちに届出 上記以外は診断後7日以内に届出

分類	性　格	感染症	主な対応・措置	医療体制	全数届出
五類感染症		破傷風，バンコマイシン耐性黄色ブドウ球菌感染症，バンコマイシン耐性腸球菌感染症，百日咳，風疹，麻疹，薬剤耐性アシネトバクター感染症 **(定点報告)** RSウイルス感染症，咽頭結膜熱，A群溶血性レンサ球菌咽頭炎，感染性胃腸炎，水痘，手足口病，伝染性紅斑，突発性発疹，ヘルパンギーナ，流行性耳下腺炎，インフルエンザ（鳥インフルエンザおよび新型インフルエンザ等感染症を除く），急性出血性結膜炎，流行性角結膜炎，性器クラミジア感染症，性器ヘルペスウイルス感染症，尖圭コンジローマ，淋菌感染症，感染性胃腸炎（病原体がロタウイルスであるものに限る），クラミジア肺炎（オウム病を除く），細菌性髄膜炎（髄膜炎菌，肺炎球菌，インフルエンザ菌を原因として同定された場合を除く），マイコプラズマ肺炎，無菌性髄膜炎，ペニシリン耐性肺炎球菌感染症，メチシリン耐性黄色ブドウ球菌感染症，薬剤耐性緑膿菌感染症，新型コロナウイルス感染症			

厚生労働省．感染症法に基づく医師の届出のお願い．https://www.mhlw.go.jp/stf/seisakunitsuite/bunya/kenkou_iryou/kenkou/kekkaku-kansenshou/kekkaku-kansenshou11/01.html，（参照 2023-08-12）をもとに作成．

表5.3-4　感染症法に基づく分類（一類〜五類感染症以外）

分類	性　格	主な対応・措置	医療体制	全数届出
新型インフルエンザ等感染症	1．新型インフルエンザ（新たにヒトからヒトに伝染する能力を有することとなったウイルスを病原体とするインフルエンザであって，一般に国民が免疫を獲得していないことから，当該感染症の全国的かつ急速なまん延により国民の生命および健康に重大な影響を与える恐れがあると認められるものをいう） 2．再興型インフルエンザ（かつて世界的規模で流行したインフルエンザであって，その後流行することなく長期間が経過しているものとして厚生労働大臣が定めるものが再興したものであって，一般に現在の国民の大部分が免疫を獲得していないことから，当該感染症の全国的かつ急速なまん延により国民の生命および健康に重大な影響を与える恐れがあると認められるものをいう）	・状況に応じて入院 ・消毒等の対物措置 ・外出自粛の要請	第一種感染症指定医療機関，第二種感染症指定医療機関	診断後直ちに届出
指定感染症	既知の感染症の中で一〜三類に分類されない感染症において，一〜三類に準じた対応の必要が生じた感染症（政令で指定，1年限定）	一〜三類感染症に準じた入院対応や消毒等の対物措置を実施（適用する規定は政令で規定する）	一〜三類感染症に準じた措置	診断後直ちに届出
新感染症	ヒトからヒトへ伝染すると認められる疾病であって，既知の感染症と症状等が明らかに異なり，その伝染力および罹患した場合の重篤度から判断した危険性が極めて高い感染症	〔当初〕都道府県知事が，厚生労働大臣の技術的指導・助言を得て個別に応急対応する（緊急の場合は，厚生労働大臣が都道府県知事に指示をする）． 〔政令指定後〕政令で症状等の要件指定した後に一類感染症に準じた対応を行う．	特定感染症指定医療機関	診断後直ちに届出

厚生労働省．感染症法に基づく医師の届出のお願い．https://www.mhlw.go.jp/stf/seisakunitsuite/bunya/kenkou_iryou/kenkou/kekkaku-kansenshou/kekkaku-kansenshou11/01.html，（参照 2023-08-12）をもとに作成．

■ 引用・参考文献

1) 平成十年法律第百十四号 感染症の予防及び感染症の患者 に対する医療に関する法律. https://elaws.e-gov.go.jp/ document?lawid=410AC0000000114, (参照 2023-05-26).
2) 昭和三十三年文部省令第十八号 学校保健安全法施行規則. https://elaws.e-gov.go.jp/document?lawid= 333M50000080018, (参照 2023-05-26).
3) 館田一博ほか編. 新微生物学. 第2版, 日本医事新報社, 2021.
4) 森尾友宏ほか監修. 免疫・膠原病・感染症. 第2版, メ ディックメディア, 2021, (病気がみえる, 6).

 重要用語

能動免疫	免疫グロブリン製剤	感染性廃棄物
受動免疫	血清療法	新興感染症
生ワクチン	再生処理	再興感染症
不活化ワクチン	洗浄	輸入感染症
体液性免疫	消毒	感染症法
細胞性免疫	滅菌	

◆ 学習参考文献

❶ 竹下望ほか編. ワクチンで困るケースをみんなで話してみました. 南山堂, 2014.

　予防接種に関する現状や課題を, 典型的なケースを挙げつつ臨床の視点から解説している.

❷ 大久保憲ほか. 2020年版 消毒と滅菌のガイドライン. へるす出版, 2020.

　滅菌・消毒に関する日本のガイドラインで, 臨床微生物ごとに具体的に滅菌・消毒をどう実践するかを学ぶことができる.

❸ 高階雅紀編. 医療現場の滅菌. へるす出版, 2020.

　医療機器の洗浄・消毒・滅菌に関する基本的な知識を学ぶことができる.

❹ 日本医療機器学会. 医療現場における滅菌保証のガイドライン2021. 日本医療機器学会, 2021.

　洗浄・消毒・滅菌装置のメンテナンスやバリデーションに関する方法をまとめたガイドラインである.

❺ ICHG研究会ほか編. 国際標準の感染予防対策:滅菌・消毒・洗浄ハンドブック. 医歯薬出版, 2018.

　国際標準に基づいて, 院内感染予防対策の基本を学ぶことができる.

6 感染症の検査・治療

学習目標

◗ 感染症の検査の概要を理解できる.
◗ 感染症の検査で緊急を要する場合を理解できる.
◗ 検査材料の適切な採取方法を理解できる.
◗ 感染症の治療の概要を理解できる.
◗ 化学療法薬の種類,作用・副作用,投与法を理解できる.

1 感染症検査と臨床微生物・医動物

　感染症検査は患者が感染症の徴候や症状を呈している場合に，患者の背景を考慮に入れ，原因微生物を特定し，また監視を行い，適切な治療を行うために必要な検査である．特に，重症度，緊急度の判定には迅速で的確な検査が要求される．図6.1-1に回復までのプロセスの概要を示す．

感染症ではないか？

　感染症の徴候・症状
- 発熱，低体温，白血球数（高値・低値），CRP（高値），赤血球沈降速度（亢進），血圧（低下）
- 全身症状，局所症状，患者の背景（年齢，栄養状態，ステロイド*薬の投与，渡航歴，最近の旅行歴，温泉・スーパー銭湯の利用歴など）

原因病原体は？

検体の直接検査	培養検査	免疫学的検査
・検体の塗抹と鏡検　・遺伝子検査	・分離培養	・血清学的検査
・毒素と抗原の検出	・同定検査	・皮内反応

治療へ

　化学療法
- 抗菌薬，抗ウイルス薬，抗真菌薬，抗原虫薬，駆虫薬
- 薬剤感受性検査

血清療法	対症療法	栄養補給，安静
インターフェロン療法	・抗炎症薬，解熱薬など	

回復

図6.1-1　感染症検査と治療のプロセス

用語解説 *
ステロイド

ステロイド環系をもつホルモン．
（例）アンドロゲン
　　　エストロゲン
　　　副腎皮質ホルモン
ステロイド薬は副腎皮質ホルモンを合成して作られ，抗炎症，免疫抑制を目的として使用される．

1 感染症の徴候・症状

1 検査

　感染によって生体が反応して現れる急性期の現象をみる検査には，次のようなものがある．ただし，反応は感染症以外の炎症でも現れることがある．

❶**発熱**　一般に炎症の徴候であり，感染症の多くで認められる．高熱〜微熱，急性〜慢性，持続期間，熱型などは感染症によって特徴がある．

❷**白血球数**　血液検査の血球計数の項目の一つ．白血球はその形態から好中球，リンパ球，好酸球，単球，好塩基球に分類され，好中球は細菌を貪食する作用をもつ．一般に細菌感染では白血球数が増加する傾向にある．

❸**C反応性タンパク（CRP）**　炎症マーカーの一つで，生体内の急性炎症の有無や重症の程度を表し，炎症の診断や経過観察に有用である．

❹**赤血球沈降速度（赤沈値）**　抗凝固薬を加えた血液を放置すると赤血球が試験管の底に沈む現象が起こり，その速度を一定の条件で測定する検査である．生体内の炎症反応において赤血球沈降速度は亢進する．

❺**低血圧**　通常発熱時には血圧が軽度上昇するが，ショック（エンドトキシンショックや毒素ショック症候群）を伴う重症感染症では著しい低血圧となる．

plus α
白血球数の基準値

年齢によって変動があるが，基準値は4,000〜8,000/μLである．

plus α
プロカルシトニン（PCT）

カルシウム調節ホルモンであるカルシトニン，カタカルシンの前駆体である．重症細菌感染症では顕著に上昇することがわかっており，最近，全身性感染症，特に細菌感染症において重症度の指標となると報告されている．

2 全身症状

発熱，悪寒・戦慄，頭痛，リンパ節腫脹，脱水，意識障害，頻脈，頻呼吸，低血圧，全身倦怠感，食欲不振など.

3 局所症状

- 呼吸器系　咳，痰，胸痛，呼吸困難（➡p.52参照）
- 消化器系　腹痛，嘔吐，下痢，黄疸（➡p.72，85参照）
- 泌尿生殖器系　頻尿，排尿痛，血尿，腰痛（➡p.97，105参照）
- 中枢神経系　意識障害，頭痛，けいれん，嘔吐，項部硬直（➡p.127参照）
- 皮膚・粘膜系　発赤，発疹，腫脹，疼痛（とうつう），膿瘍（➡p.115，120参照）

4 患者の背景

基礎疾患，年齢，性別，栄養状態，生活習慣，最近の渡航歴，動物との接触歴，予防接種歴，市中での感染症流行状況

2 原因微生物・医動物を検出する検査

1 検体の塗抹・鏡検

検体をスライドグラスに塗抹（とまつ）し，染色して，光学顕微鏡（図6.1-2）で形態観察する.

- 細菌　**グラム染色**（図6.1-3，図6.1-4，表6.1-1），**抗酸菌染色（チール・ネールゼン染色法）**（図6.1-5），クラミジア封入体染色
- 真菌　グラム染色，墨汁染色（クリプトコッカス），水酸化カリウム（KOH）溶液，ラクトフェノールコットンブルー溶液に透徹（とうてつ）後，そのまま観察（皮膚糸状菌）
- 原虫，蠕虫卵　そのまま形態観察
- 節足動物　そのまま形態観察

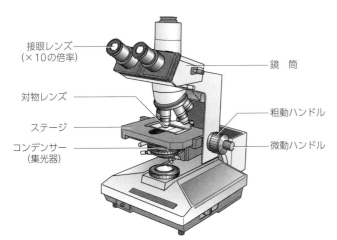

接眼レンズ
（×10の倍率）

対物レンズ

ステージ

コンデンサー
（集光器）

鏡筒

粗動ハンドル

微動ハンドル

〈細菌の観察〉
①染色した標本の塗抹面を上にしてステージにのせる.
②弱拡大（×10の対物レンズを使用）で粗動ハンドルでピント（焦点）を合わせ，観察する場所が視野の中央になるように調整する.
③標本に油浸用オイルを滴下し，強拡大（×100の対物レンズを使用）に変更して微動ハンドルでピントを合わせ，観察する.
④観察を終えたら，対物レンズはレンズクリーナー液を含ませた柔らかいペーパーで丁寧に拭き取る.

〈糸状真菌や原虫の観察〉
　上記③④は行わずに，×40の対物レンズを使用する. コンデンサーを下げ，光量を落としたほうが観察しやすい.

図6.1-2　光学顕微鏡の基本構造と操作法

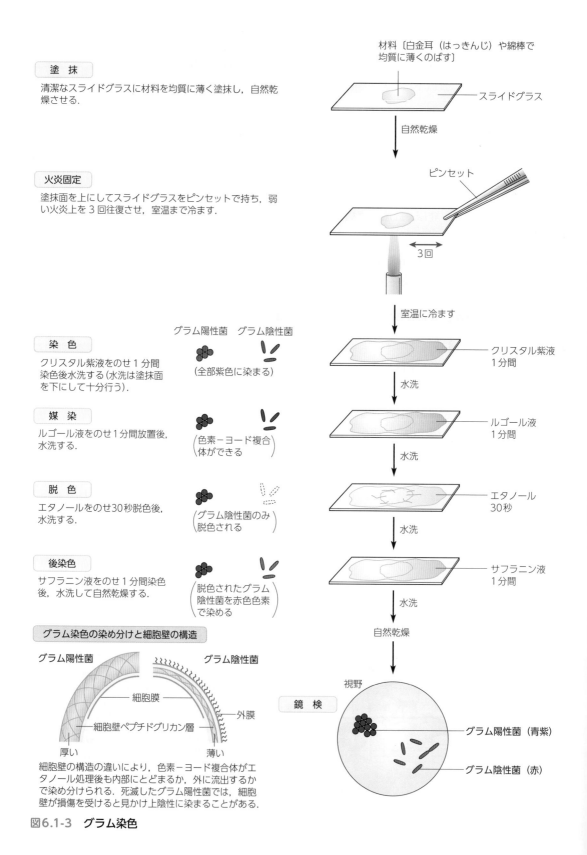

塗抹

清潔なスライドグラスに材料を均質に薄く塗抹し，自然乾燥させる．

材料〔白金耳（はっきんじ）や綿棒で均質に薄くのばす〕

スライドグラス

自然乾燥

火炎固定

塗抹面を上にしてスライドグラスをピンセットで持ち，弱い火炎上を3回往復させ，室温まで冷ます．

ピンセット

3回

室温に冷ます

グラム陽性菌　グラム陰性菌

染色

クリスタル紫液をのせ1分間染色後水洗する（水洗は塗抹面を下にして十分行う）．

（全部紫色に染まる）

クリスタル紫液
1分間

水洗

媒染

ルゴール液をのせ1分間放置後，水洗する．

（色素－ヨード複合体ができる）

ルゴール液
1分間

水洗

脱色

エタノールをのせ30秒脱色後，水洗する．

（グラム陰性菌のみ脱色される）

エタノール
30秒

水洗

後染色

サフラニン液をのせ1分間染色後，水洗して自然乾燥する．

（脱色されたグラム陰性菌を赤色色素で染める）

サフラニン液
1分間

水洗

自然乾燥

グラム染色の染め分けと細胞壁の構造

グラム陽性菌　　　　　グラム陰性菌

細胞膜
外膜
細胞壁ペプチドグリカン層
厚い　　　　　　　　　薄い

細胞壁の構造の違いにより，色素－ヨード複合体がエタノール処理後も内部にとどまるか，外に流出するかで染め分けられる．死滅したグラム陽性菌では，細胞壁が損傷を受けると見かけ上陰性に染まることがある．

鏡検

視野

グラム陽性菌（青紫）

グラム陰性菌（赤）

図6.1-3　グラム染色

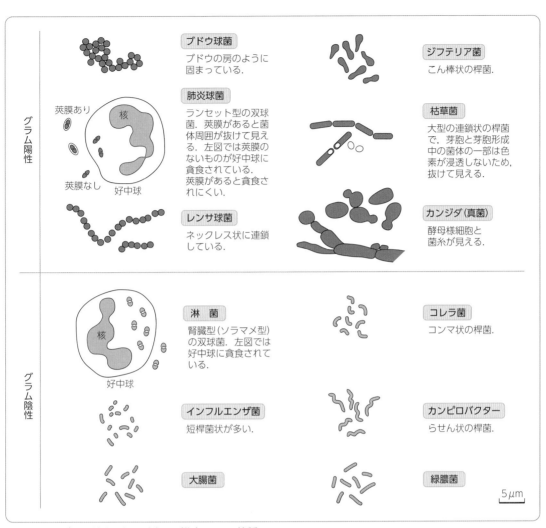

図6.1-4 グラム染色所見の例から推定される菌種

表6.1-1 グラム染色による菌種の分類

グラム染色	主な菌種（属）
グラム陽性球菌（青紫色で球状）	ブドウ球菌，レンサ球菌，腸球菌
グラム陰性球菌（赤色で球状）	髄膜炎菌，淋菌
グラム陽性桿菌（青紫色で細長い）	ジフテリア菌，乳酸桿菌，セレウス菌，枯草菌，破傷風菌
グラム陰性桿菌（赤色で細長い）	大腸菌，クレブシエラ，セラチア菌，緑膿菌，コレラ菌，チフス菌，カンピロバクター，腸炎ビブリオ，インフルエンザ菌，百日咳菌
真菌：グラム陽性（青紫，酵母状，菌糸状，細菌より大型）	カンジダ，アスペルギルス，クリプトコッカス

2 抗原・毒素の検出

　原因微生物そのものを直接形態観察できない場合でも，菌体やウイルス構成成分や毒素を，あらかじめ準備した特異抗体（試薬）や生物活性で検出するこ

塗 抹

清潔なスライドグラスに材料を均質に薄く塗抹し，自然乾燥させる.

火炎固定

塗抹面を上にしてスライドグラスをピンセットで持ち，弱い火炎上を 3 回往復させ，室温まで冷ます.

染 色

石炭酸フクシン液をのせ，スライドグラスの裏から弱い炎を当て，染色液を沸騰させないように加温する.
染色後室温まで冷ます（3回程度行う）.

脱 色

水洗後，3％塩酸アルコール液をのせ脱色する（フクシン液の赤色がにじみ出なくなるまで繰り返す）.

後染色

水洗後10倍希釈のメチレン青液をのせ 1 分間染色後水洗し，自然乾燥する.

抗酸菌染色と細胞壁成分

抗酸菌は脂質に富む特殊な細胞壁をもち色素が浸透しにくいが，加温処理でいったん染色されると，酸やアルコールで脱色されなくなる. この性質を抗酸性と呼び，他の細菌と染め分けられる.

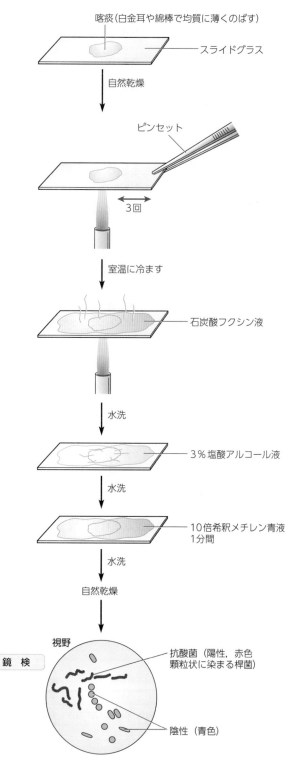

喀痰(白金耳や綿棒で均質に薄くのばす)

スライドグラス

自然乾燥

ピンセット

3回

室温に冷ます

石炭酸フクシン液

水洗

3％塩酸アルコール液

水洗

10倍希釈メチレン青液
1分間

水洗

自然乾燥

視野

鏡 検

抗酸菌（陽性，赤色顆粒状に染まる桿菌）

陰性（青色）

図6.1-5　抗酸菌染色（チール・ネールゼン染色法）

表6.1-2　主な抗原検査

	微生物	主な材料
細菌	クロストリディオイデス・デフィシル（トキシンA/B） グラム陰性菌（エンドトキシン）	糞便 血清
ウイルス	B型肝炎ウイルス（HBV） C型肝炎ウイルス（HCV） RSウイルス 新型コロナウイルス（SARS‐CoV-2） アデノウイルス インフルエンザウイルス（A型/B型） ノロウイルス ヒト免疫不全ウイルス（HIV） ロタウイルス	血清 血清 鼻腔拭い液 鼻咽頭拭い液 糞便・眼脂 鼻腔拭い液 糞便 血清 糞便
真菌	真菌（β-D-グルカン）	血清

とができれば原因微生物と診断される（**表6.1-2**）.

❶**B型肝炎ウイルス抗原検査**　HBs抗原と呼ばれるB型肝炎ウイルスの外側の
タンパク質を検出する血液検査である．HBs抗原が陽性であればB型肝炎ウ
イルスに感染していることを示す．

❷**インフルエンザウイルス検査**　ウイルス粒子のカプシドタンパクおよびエン
ベロープタンパクの差異によりA，B，C型に分類される．ウイルス粒子の
表面構造物に対する特異抗体を使用することで，現在AおよびB型インフル
エンザウイルスが検出できる．

❸**β-D-グルカン検査**　β-D-グルカンは真菌の主要な細胞壁構成成分の一つ
である．血中の量を測定することで，深在性真菌症*の一つの目安となる．

❹**エンドトキシン（内毒素）検査**　グラム陰性菌の細胞壁外膜を構成する成分
の一つであるエンドトキシン（➡p.196参照）は，血中に過剰に存在すると
出血傾向，播種性血管内血液凝固症候群（DIC），ショックなどの原因とな
るため，迅速な検査が必要とされる．

❺**CDトキシンA/B検査**　糞便からクロストリディオイデス・デフィシル
（*Clostridioides difficile*）が産生する腸管毒素を検出する方法である．本
菌は抗菌薬投与後に続発する抗菌薬関連腸炎である**偽膜性大腸炎**（➡p.261
参照）の原因菌である．また芽胞（➡p.228参照）を有することから長期間
病院内で生存可能であるため，医療関連感染（院内感染）の原因菌となる．

❻**尿中抗原検査**　レジオネラ・ニューモフィラ（*Legionella pneumophila*）
や，肺炎球菌（*Streptococcus pneumoniae*）の重症感染症の際に，有意
義な検査である．患者に苦痛を与えることが少ない（非侵襲性）検査であ
る．発症後，48時間後に行うことが推奨されている．

用語解説*
深在性真菌症

生体内部の臓器（肺，肝臓，脳など）に真菌が感染することにより起こる病態を指す．移植や化学療法施行患者，AIDS患者すなわち易感染性宿主（➡p.183参照）に発症する日和見感染症の一つである．原因となる真菌は，カンジダ，クリプトコッカス，アスペルギルスがある．

③ 遺伝子検査

材料中の目的の微生物の遺伝子を**ＰＣＲ法***（polymerase chain reaction）などを用いて増幅し，微量の微生物を検出する検査である．培養が困難なもの，長時間を要するものに適用され，迅速性，感度，特異性に優れている．対象微生物として結核菌，非結核性抗酸菌，淋菌，トラコーマクラミジア，B型肝炎ウイルス（HBV），C型肝炎ウイルス（HCV），ヒト免疫不全ウイルス（HIV），新型コロナウイルス（SARS-CoV-2）などに応用されている．

④ 培養検査（図6.1-6）

検体を採取し人工培地上で増殖させることで行う検査であり，それに付随するものとして同定検査や薬剤感受性検査がある．主に細菌を検査対象とするが，培養検査不可能な細菌（検体に残存した死細菌を含む）も存在する．

❶**分離培養**　細菌が発育するために必要な栄養分が調整された寒天平板（培地）の表面に材料を塗り付け，35℃の孵卵器に一定時間入れて培養し，培地上に**細菌の集落（コロニー）**が形成されるかどうかを観察する．

❷**同定検査**　培養検査で発育してきた細菌が何であるかを判別する検査である．すなわち，発育してきた細菌の生化学的性状や特異抗血清との菌体凝集反応をもとにして，菌名を同定する．

❸**薬剤感受性検査**　培養検査で発育してきた細菌がどの抗菌薬に対して感受性があるか，また耐性があるかを調べる検査である．この結果に基づき，投与する抗菌薬を決定する．

ウイルスの培養は，培養細胞，発育鶏卵，動物接種で行い，形態観察には電子顕微鏡を用いる．

3 免疫学的検査

免疫学的検査とは感染によって生体が特異的免疫応答をした結果から原因微生物を推定する検査であり，通常，初感染後少なくとも1週間以降（潜伏期を含む）でないと陽性にならない．

① 血清学的診断法

患者血清中の抗体と，あらかじめ準備した既知の微生物抗原とが反応するかどうかをみる（表6.1-3）．通常，急性期と回復期で4倍以上の抗体上昇があれば，原因微生物とみなされる．

❶**抗ストレプトリジンO（ASO）**　A群溶血性レンサ球菌の産生する溶血毒ストレプトリジンO（SLO）に対する中和抗体のことである．この抗体価を測定することで本菌感染の有無が判定できる．

❷**梅毒血清反応検査**　ガラス板法，**ワッセルマン反応**（緒方法）などの**梅毒血清反応**（serologic test for syphilis：STS）と梅毒トレポネーマ菌体を抗原とする**TPHA（梅毒トレポネーマ赤血球凝集試験）**や**FTA-ABS（梅毒トレポネーマ蛍光抗体吸収試験）**を組み合わせ，感染の有無を判定する．

用語解説 *

PCR法

遺伝子の本体であるDNA（もしくはRNA）の特定の塩基配列を人工的に増やす方法．この方法は微生物の遺伝子のみに限らずヒトの染色体検査（出生前診断や発症前診断など）やがん遺伝子検出などにも応用されている．

plus α

溶血性の検査

図6.1-6に示すように，溶血にはα溶血（不完全な溶血，緑色透明溶血環）とβ溶血（完全な溶血，透明溶血環）がある．溶血環とは，血液を加えた平板培地上で増殖した細菌が赤血球を破壊することにより，集落（コロニー）の周囲に生じた環状の領域のこと．

plus α

質量分析法（同定検査）

遺伝子検査とは異なり，真空状態に置かれたイオン化細菌のリボソームタンパク質飛行距離から菌種同定が可能となり，迅速な検査報告が今後期待されている方法である．

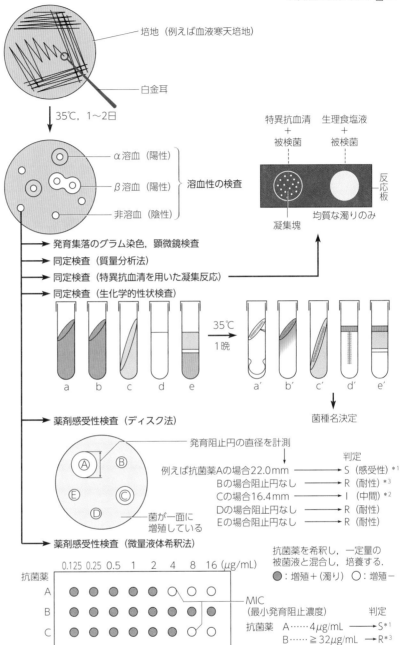

1日目

材料を培地へ接種して分離培養するとともに，検査材料の直接塗抹によるグラム染色，顕微鏡検査を行う．
（材料ごとに使用する培地の種類や組み合わせは異なる）

培地（例えば血液寒天培地）

白金耳

35℃，1～2日

2日目以降

培地上に発育した細菌の集落（コロニー）を観察し，染色，鏡検する．
通常無菌である材料（血液，髄液など）から細菌が検出された場合は直ちに医師に連絡する．

同定検査および薬剤感受性検査（ディスク法または微量液体希釈法）を実施する．

α溶血（陽性）
β溶血（陽性）
非溶血（陰性）
溶血性の検査

特異抗血清＋被検菌
生理食塩液＋被検菌
反応板
凝集塊
均質な濁りのみ

→ 発育集落のグラム染色，顕微鏡検査
→ 同定検査（質量分析法）
→ 同定検査（特異抗血清を用いた凝集反応）
→ 同定検査（生化学的性状検査）

35℃
1晩

a　b　c　d　e　a′　b′　c′　d′　e′

菌種名決定

3日目以降

同定検査により菌種名が確定．薬剤感受性検査の結果から使用可能な抗菌薬を知る．

→ 薬剤感受性検査（ディスク法）

発育阻止円の直径を計測

判定

例えば抗菌薬Aの場合22.0mm ── S（感受性）*1
Bの場合阻止円なし ── R（耐性）*3
Cの場合16.4mm ── I（中間）*2
Dの場合阻止円なし ── R（耐性）
Eの場合阻止円なし ── R（耐性）

菌が一面に増殖している

→ 薬剤感受性検査（微量液体希釈法）

抗菌薬を希釈し，一定量の被検菌液と混合し，培養する．
●：増殖＋（濁り）　○：増殖－

0.125 0.25 0.5 1 2 4 8 16（μg/mL）
抗菌薬
A
B
C
MIC
（最小発育阻止濃度）

判定
抗菌薬 A……4μg/mL ── S*1
B……≧32μg/mL ── R*3
C……8μg/mL ── I*2

マイクロプレート

＊1　S：susceptible（感受性）．該当の抗菌薬に感受性がある．抗菌薬の適切な使用により治療可能であることを意味する．
＊2　I：intermediate（中間）．感受性（S）と耐性（R）の間のグレーゾーン．抗菌薬の使用に薬物動態や投与量などの考慮が必要であることを意味する．
＊3　R：resistant（耐性）．該当の抗菌薬に耐性がある．抗菌薬の使用により，治療が期待できないことを意味する．

図6.1-6　細菌の培養検査・同定検査・薬剤感受性検査の流れ

6

感染症の検査・治療

表6.1-3 **抗体検査（血清検査）が行われる主な微生物**

微生物	溶血性レンサ球菌（ASO） 梅毒トレポネーマ（ワッセルマン反応，TPHA，FTA-ABS） リケッチア（ワイル・フェリックス反応） マイコプラズマ（寒冷凝集反応） B型肝炎ウイルス（HBV） C型肝炎ウイルス（HCV） ヒト免疫不全ウイルス（HIV） エプスタイン・バーウイルス（EBV） 麻疹ウイルス 風疹ウイルス 水痘・帯状疱疹ウイルス ヘルペスウイルス 新型コロナウイルス（SARS-CoV-2）

❸**ワイル・フェリックス反応**　発疹チフス，つつが虫病や日本猩 紅熱などの
リケッチア疾患の診断に有用な検査である．

❹**マイコプラズマ寒冷凝集反応**　マイコプラズマ肺炎で高い抗体価を示す．

❺**B型肝炎ウイルス（HBV）検査**　血清中のHBs抗原，HBc抗原，HBe抗原
に対する抗体を測定することで，感染の持続性（急性もしくは慢性）を判
断し，その経過や予後を推測する検査である．

❻**C型肝炎ウイルス（HCV）検査**　血清中の抗ウイルス抗体を測定する検査で
ある．

❼**ヒト免疫不全ウイルス（HIV）検査**　血清中の抗HIV抗体を測定する検査で
ある．前述した遺伝子検査（PCR法）によりウイルス量の定量も行われる．

2 皮内反応

結核菌の感染の有無を調べる**ツベルクリン反応**に代表される遅延型過敏症反
応であり，細胞性免疫応答をみる．

4 検査材料の採取時の注意点

　材料の採取を適切にできるかどうかは，感染症の診断・治療の質を左右し，
患者の予後に関わる重要な点となる．
　材料採取の原則は，

● 抗菌薬投与前もしくは抗菌薬の血中濃度が最低となる時期（次回投与前な
ど）に採取する．
● 常在菌の汚染は可能な限り少なくして採取する．
● 採取量は適切にする（少なすぎて検出不可能にならないように）．
● 材料の乾燥を避ける．
● 検査室の指定の容器（材料ごとに適切な容器）に採取する．

である．特に培養検査，毒素や菌体成分を検出する検査においては，採取のし
かたが検査結果に影響を及ぼすので注意が必要である．
　以下，主要な材料別に採取時の注意点を述べる．

plus α
クォンティフェロン®（QFT）

結核感染の診断がBCG
接種の影響を受けること
なくできる検査．QFT
陽性の場合，結核の感染
もしくはその既往を示す．
QFTの結果のみで結核
の診断はできない．QFT
陰性の場合，結核感染の
可能性は低いと考えられ
ている．➡p.66 用語解
説「T-スポット®.TB」も
参照．

1 血液

①血液培養ボトル（1セット2本，好気培養用および嫌気培養用）のゴム栓表面を消毒し，自然乾燥させる．

②穿刺部位の皮膚表面の皮脂を，アルコール綿によりそぎ落とす（血液培養の汚染菌を減らすため）．

③皮膚の採血部位を内側から外側に向かって消毒する（消毒後はその部位を触らない）．

④採血は滅菌注射器を用いる（血管内に留置してあるカテーテルから採血しない．針をボトルに穿刺するときは無菌操作で行う）．

⑤ボトルへの分注は嫌気用，好気用の順番で行うとよい（分注後ボトル内を転倒混和する）．

⑥ボトルは検査室へ直ちに提出する．ボトルは，採取後2時間以内に検査室の血液培養装置へ投入する．

2 尿（中間尿）

①手指を石けんでよく洗い，清潔にする．

②女性は尿道口付近を清拭する場合に，前から後ろへ行うように説明する（尿道の後方に腟および肛門があるため）．

③男性は包皮を後方へずらし，亀頭の汚れを拭き取る．

④採取は前半の尿を捨てて，排尿を止めずに中間部分を採尿コップに採る．

⑤尿を滅菌容器に移し，直ちに検査室へ提出する．

⑥保存が必要な場合は冷蔵保存する（ただし，淋菌を検出目的とするときは室温で保存する）．

3 糞便

①糞便を拇指頭大採り，容器に入れて直ちに検査室へ提出する．水様便はスポイトで採取する．血液，膿（のう），粘液などがあれば，これらを含める．

②保存が必要な場合は冷蔵保存をする（ただし，赤痢アメーバを検出目的とするときは室温で保存する）．

4 鼻咽頭拭い液

①滅菌綿棒を外鼻腔から鼻腔底に沿って挿入し，鼻咽頭を3～4回拭い（擦過して）採取する．

②滅菌綿棒は滅菌容器に入れて，直ちに検査室へ提出する．

5 喀痰

①口腔内の常在菌の汚染を少なくするため，一般細菌の場合は水道水で，抗酸菌の場合はペットボトル水で採取前に2～3回うがいをしてから採取する（早朝，起床時が良質な痰が採れやすい）．

②口腔内の唾液ではなく，気管から出てくる喀痰が必要であることを患者に説明し協力を得る（検出を目的とする原因菌によって喀痰の採取法は異なる）．

③保存が必要な場合は冷蔵保存をする．

plus α
血液培養

血液培養は1回に2セット提出することが最近では推奨されている．血液採取時に左右や腕・脚といったように採血部位を変え，ボトル1本につき5～10mLの血液を入れる．採取部位を複数にすることや採血量が多くなることにより検出率は高くなる．また原因菌の特定にもつながる．

➡ 尿検査については，3章5節p.102も参照．

plus α
温度に注意が必要な微生物・医動物

淋菌や髄膜炎菌は低温（冷蔵）下では死滅するため，材料採取後は検査室へ直ちに提出する，もしくは室温（25～30℃）での保存が必要となる．赤痢アメーバ（栄養型）についても，アメーバ運動を観察する場合は低体温（35℃）下にしないことが重要である．室温以下ではシストとなる．

6 髄液

①穿刺部位は消毒を十分に行い，無菌操作で医師が採取する．

②採取後は直ちに検査室へ提出する．

③保存が必要な場合は室温もしくは孵卵器で保存する．

7 膿，分泌液

①閉鎖膿瘍は穿刺部位を消毒後，滅菌注射器で可能な限り多く採取し，嫌気性菌用輸送容器＊に入れて直ちに検査室へ提出する．

②開放性の膿や分泌物は採取部位の周辺皮膚を消毒後，無菌操作で滅菌綿棒などを用いて膿や分泌物を拭い，滅菌容器に入れて直ちに検査室へ提出する．

③保存が必要な場合は冷蔵保存をする．

8 カテーテル先端

①無菌操作により先端の5cm程度を切り取り，乾燥を避けるため滅菌生理食塩液か滅菌注射用水を加え，滅菌容器に入れて直ちに検査室へ提出する．

②保存が必要な場合は冷蔵保存をする．

5 検査室からのメッセージ

　看護師の業務は多種多様で，かつ多忙である．医師からの検査指示が出た際には，看護師が介助もしくは実施する場合もある．現在，検査の採取手技や，材料を入れる容器などは，施設ごとに検査材料の採取マニュアルが整備，案内されているため，遵守をお願いしたい．正確な診断・治療のために看護師の果たす役割は重大である．また，検査室から医療スタッフ（看護師・医師）へ，患者の検査結果が異常値（パニック値）であれば連絡する場合がある．その際は，直ちに適切な対応をとることが望まれる．日本医療機能評価機構の医療安全情報からは，異常値となった際は，原則として医師へ報告するよう注意喚起がされている．

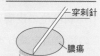

plus α
閉鎖膿瘍の採取法

この辺り（境界付近）の膿瘍を採取する．

用語解説＊
嫌気性菌用輸送容器

酸素がない状態にすることで嫌気性菌の死滅を防ぐことができる容器．嫌気性菌は，酸素存在下（大気中）では死滅する．このため，嫌気性菌の感染症を疑う場合（悪臭を伴う材料の場合）は，材料を嫌気性菌用輸送容器で，直ちに検査室へ提出する．

plus α
微生物検査の異常値（パニック値）

①血液培養が陽性となった場合
②（脳脊）髄液の鏡検で細菌が認められた場合，また髄液の培養で細菌の発育が認められた場合
③抗酸菌染色（チール・ネールゼン染色法等）で抗酸菌が認められた場合
④薬剤耐性菌が検出された場合
など．

2 感染症の治療

　かぜは感染症の一つであるが，軽症であれば安静と十分な栄養の摂取，症状緩和のための鎮咳薬，去痰薬，解熱鎮痛薬などの服薬で改善し，長期化することなく回復する．感染症の治療は抗感染症薬の投与が中心であるが，不用意な抗感染症薬の投与は差し控えるべきである．軽症か重症かで使用する抗菌薬の種類・量・投与法は異なってくる．場合によっては，免疫グロブリン製剤も併用される．手術部位感染症（SSI）の場合には，切開・排膿や感染部位の除去，洗浄などの外科的な処置も必要となる．

　感染症患者の看護で重要なことは，症状の経過や治療による**副作用の観察**，院内感染を起こさないための**清潔操作**，そして感染症の**症状の緩和**を図ることである．

➡ 免疫グロブリンについては，p.226参照．

➡ 手術部位感染症（SSI）については，4章8節p.199参照．

1 抗感染症薬

病原微生物・医動物には，ウイルス，細菌，真菌，寄生虫などの種類があり，大きさ，細胞壁の有無，細胞内寄生の有無などで分類される（➡p.28参照）．これらの病原微生物・医動物に対する薬物を**抗感染症薬**という．

抗感染症薬は，効力を発揮する対象の分類に従って，抗菌薬，抗ウイルス薬，抗真菌薬，抗寄生虫薬のように分類できる．

1 抗菌薬

抗菌薬とは，細菌に対する抗感染症薬である．合成した抗菌薬ではない，ペニシリンのような天然の抗菌薬を**抗生物質**と呼ぶ（図6.2-1）．

1 抗菌薬の作用機序

抗菌薬は，生体と細菌との細胞の構成成分・代謝の特性の違いを利用して，細菌の成分を破壊，あるいは合成を阻害して効力を発揮する（図6.2-2）．

2 抗菌薬の投与法

通常は，感染の原因である**起炎菌**に有効な**抗菌スペクトル**をもつ抗菌薬を選択し，**組織移行性**，**有効血中濃度**の推移などの特性（**PK-PD理論**）を踏まえ，患者側の状態を考慮し投与法を決定する．必要以上に広いスペクトルをもつ抗菌薬を投与したり，抗菌薬の選択・投与法を誤ったりすると，**薬剤耐性菌**の出現を助長するほか，日和見感染症にもつながる．

ただし，重度の感染症である**敗血症**が起こっている場合は，菌の同定を待たずに広域スペクトルの抗菌薬の投与を開始し，**デエスカレーション**（➡p.268参照）を行う．

➡ 日和見感染症については，4章6節p.183参照．

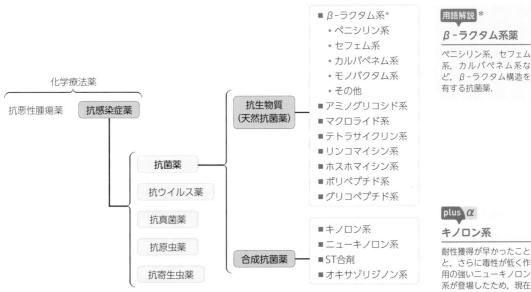

図6.2-1　抗菌薬の種類と分類

用語解説 *
β-ラクタム系薬
ペニシリン系，セフェム系，カルバペネム系など，β-ラクタム構造を有する抗菌薬．

plus α
キノロン系
耐性獲得が早かったことと，さらに毒性が低く作用の強いニューキノロン系が登場したため，現在は使われていない．

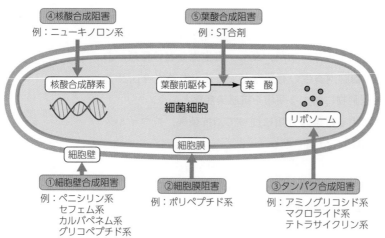

図6.2-2 **抗菌薬の作用機序**

plus α
殺菌的・静菌的

細菌を死滅させるものを殺菌的抗菌薬，細菌の増殖を妨げるものを静菌的抗菌薬という．

●薬剤感受性検査〈動画〉

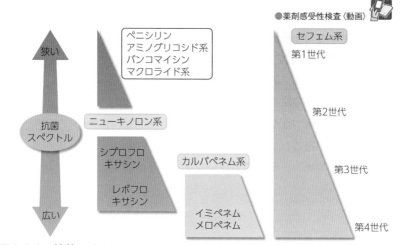

図6.2-3 **抗菌スペクトル**

plus α
**院内感染
（医療関連感染）**

院内では，救急患者，透析患者，術後患者，移植後患者，あるいは高齢，糖尿病合併，ステロイド使用中などの入院患者は免疫能が低下している．広域抗菌薬の使用によって出現した薬剤耐性菌など，院内では市中感染とは異なる病原体による感染が問題となる．➡ p.39参照.

　さらに副作用にも注意する．アナフィラキシーを起こさないために，投与前にアレルギーの有無を確認することは不可欠である．

a 起炎菌の推定

　院外感染か院内感染か，内科的か外科的か，感染した臓器・症状，グラム染色（➡p.248参照）の結果などから，起炎菌がある程度推測できる．

b 抗菌スペクトル

　ある特定の細菌にだけ作用する抗菌薬については，抗菌スペクトルが狭いといい，幅広く多くの細菌に作用する抗菌薬については，抗菌スペクトルが広いという．ペニシリン，アミノグリコシド系は抗菌スペクトルが狭く，カルバペネム系，ニューキノロン系，第3・第4世代のセフェム系は抗菌スペクトルが広い（図6.2-3）.

plus α
経験的治療

目的とする病原体を絞り込んで，スペクトルの狭い抗菌薬を使用するのが望ましいが，起炎菌の同定には時間を要する．症状の悪化を防ぐために，状況から判断して起炎菌が判明する前に抗菌薬を使用することも多い．これを経験的治療という．

##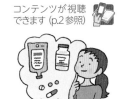

c PK－PD理論

抗菌薬の中には，効果を発揮するために**高い血中濃度**を必要とするもの（濃度依存性のタイプ）と，**一定の血中濃度が持続**することを必要とするもの（時間依存性のタイプ）がある．高い血中濃度を必要とするタイプは1回投与量を多くし，一定の濃度を長く持続させる必要があるタイプでは投与回数を多くする（➡p.216 図4.10-4）．

また，抗菌薬によって，臓器や組織への薬の移行性が異なるため，目的とする組織への移行性の高いものを選択する（図6.2-4）．

投与された薬物が，生体内でどのような血中動態（血中・病巣濃度）をとるかを**薬物動態学**（pharmacokinetics：**PK**）といい，生体に対してどのように作用（効果・副作用）するかを**薬力学**（pharmacodynamics：**PD**）という．これらのことを考慮して最適な投与法を決める考え方を**PK－PD理論**という．

d 最小発育阻止濃度（MIC）

病原体の発育を阻害する最低の血中濃度をその抗菌薬の最小発育阻止濃度（minimum inhibitory concentration：**MIC**）という．この濃度以下では抗菌薬は効果を発揮しないばかりか，耐性菌の出現を助長することにもなる（➡p.216 図4.10-4）．

e 患者側の状態

抗菌薬を選択する際，患者側の状態も重要である．年齢や体重，重症度によって，投与方法（内服・静注のいずれか），投与量が異なる．腎機能・肝機能障害の有無によっては，作用が増強したり遷延したりするため，投与量の調節が必要になる．

f 薬剤耐性

細菌は，例えばペニシリン系抗菌薬に対してはペニシリンを分解する酵素（ペニシリナーゼ）を産生するようになるなど，抗菌薬に対して耐性を獲得していく．抗菌薬の選択・投与法を誤り，安易に投与すると耐性菌の出現を助長

コンテンツが視聴できます（p.2参照）

●抗菌薬を理解するための理論〈アニメーション〉

plus α

易感染宿主（コンプロマイズドホスト）

免疫能の低下により，健常人では感染しない病原性の弱い微生物（MRSAなど），医動物（トキソプラズマなど）に感染しやすい人．➡日和見感染症については，p.183参照．

➡ 薬剤耐性菌については，4章10節p.206参照．

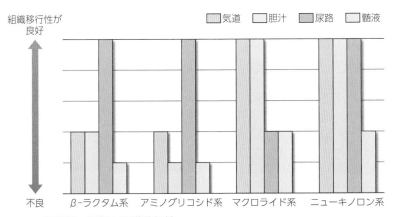

図6.2-4　**抗菌薬の種類と組織移行性**

6

感染症の検査・治療

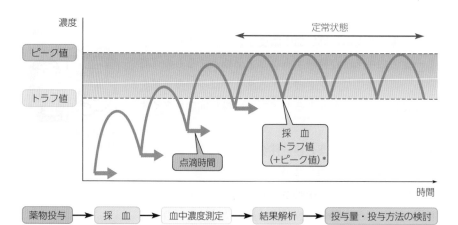

採血は通常，トラフ値（薬物投与直前の値）のときに行う．トラフ値とは，薬物を反復投与したときの定常状態における最低薬物濃度である．

＊ アミノグリコシドの場合はピーク値でも行う．

図6.2-5　薬物血中濃度モニタリング

する．広域抗菌薬に対する薬剤耐性菌が出現すると，効果を示す抗菌薬がほとんどなくなることになる．そのため，スペクトルの広い第3・第4世代セフェム系やニューキノロン系，カルバペネム系の抗菌薬はできるだけ使用を制限する．

g 薬物血中濃度モニタリング（TDM）

治療域と中毒域*の濃度が近いとき，適正な薬物濃度を決定することを**薬物血中濃度モニタリング**（therapeutic drug monitoring：**TDM**）という．アミノグリコシド系，グリコペプチド系の抗菌薬などは抗菌スペクトルが狭く，中毒域に入りやすい．血中濃度を測定・モニタリングして，最適投与量・投与方法を検討する必要がある（図6.2-5）．

h 評価と投与期間

抗菌薬が適切に投与されれば，通常は3日程度で白血球数，CRPの減少などの所見とともに，解熱など症状の改善傾向が認められる．効果が不十分であれば，抗菌薬の変更を考慮する．無効の場合は改めて感染症の鑑別診断を行ったり，抗菌薬そのものの必要性を評価したりする．正しく投与されているかどうかも確認する．

|3| 主な抗菌薬の種類と特徴

主な抗菌薬を表6.2-1に挙げる．また，主な抗菌薬において注意すべき副作用を表6.2-2に示した．

用語解説 *

中毒域

「中毒域に入る」とは，薬剤の血中濃度が高く，ピークを指す．

表6.2-1 代表的な抗菌薬

Ⅰ 抗菌薬（抗結核薬除く）

(1) 細胞壁合成阻害薬：細菌細胞壁の合成を阻害する

	種　類	代表的な薬剤（略号）	特　徴	副作用
β-ラクタム系	ペニシリン系	ペニシリンG（PCG）アンピシリン（ABPC）	グラム陽性球菌に強い効力を有する．	アレルギー（アナフィラキシーショック，発疹など）
	セフェム系	セファゾリン（CEZ）セフォチアム（CTM）セフチゾキシム（CZX）	幅広い細菌に対して効力を有する．	アレルギー，偽膜性大腸炎*，ビタミンK欠乏性の血液凝固障害
	カルバペネム系	イミペネム（IPM）メロペネム（MEPM）	ペニシリン系やセフェム系よりも幅広い細菌に対して強い効力を有する．	腎障害，けいれん，下痢，アレルギー
	モノバクタム系	アズトレオナム（AZT）	グラム陰性菌にのみ強い効力を有する．	アレルギー，腎障害
	グリコペプチド系	バンコマイシン（VCM）テイコプラニン（TEIC）	メチシリン耐性黄色ブドウ球菌，ペニシリン耐性腸球菌に有効である．	アレルギー
	β-ラクタマーゼ阻害薬	クラブラン酸カリウム（CVA）スルバクタム（SBT）	β-ラクタマーゼ*を不活化して効力を有するため，ペニシリン系やセフェム系と併用投与する．	下痢
ホスホマイシン		ホスホマイシン（FM）	β-ラクタム系アレルギーがある場合にも使用可．	偽膜性大腸炎

(2) タンパク合成阻害薬：細菌のタンパク合成を阻害する

種　類	代表的な薬剤（略号）	特　徴	副作用
マクロライド系	エリスロマイシン（EM）クラリスロマイシン（CAM）	レジオネラ菌やマイコプラズマ，クラミジア，百日咳菌に強い効力を有する．	下痢，食欲不振，肝障害
リンコマイシン系	リンコマイシン（LCM）クリンダマイシン（CLDM）	嫌気性菌に効力を有する．	偽膜性大腸炎
テトラサイクリン系	テトラサイクリン（TC）ドキシサイクリン（DOXY）ミノサイクリン（MINO）	マイコプラズマ，クラミジア，リケッチアに強い効力を有する．	アナフィラキシーショック，発育不全，間質性肺炎*，肝障害，めまい，溶血性貧血*，食道潰瘍
アミノグリコシド系	ストレプトマイシン（SM）カナマイシン（KM）ゲンタマイシン（GM）トブラマイシン（TOB）	グラム陰性桿菌に強い効力を有する．	神経障害（めまい，難聴），腎障害
クロラムフェニコール	クロラムフェニコール（CP）	幅広い細菌に対して効力を有する．	造血障害（再生不良性貧血，顆粒球減少，血小板減少）
オキサゾリジン	リネゾリド（LZD）	抗MRSA薬として用いられる．	骨髄抑制

(3) 核酸合成阻害薬：細菌の核酸の合成を阻害する

種　類	代表的な薬剤（略号）	特　徴	副作用
ニューキノロン系	オフロキサシン（OFLX）レボフロキサシン（LVFX）	幅広い細菌に対して効力を有する．	光過敏症，けいれん，横紋筋融解症*

用語解説 *
偽膜性大腸炎

薬剤に感受性のあった臨床微生物が死滅し，正常な細菌叢が乱れ，クロストリディオイデス・デフィシル（クロストリジウム・デフィシル）が増殖して起こる大腸炎．正常な腸管粘膜が壊死（えし）・脱落し，代わりに線維化した偽膜によって覆われる．激しい下痢を伴う．

用語解説 *
β-ラクタマーゼ

ペニシリナーゼ（ペニシリン系薬剤を分解する酵素），セファロスポリナーゼ（セフェム系薬剤を分解する酵素）などがあり，細菌がラクタム系薬に対してもつ耐性メカニズムの一つ．

用語解説 *
間質性肺炎

肺胞が炎症を起こした結果，肺胞の構造が破壊されて線維化がみられる肺炎．乾性咳嗽（がいそう）や呼吸困難，低酸素血症が出現する．

用語解説 *
溶血性貧血

赤血球の破壊が亢進するために起こる貧血．

用語解説 *
横紋筋融解症

骨格筋（横紋筋）が変性・壊死するために，筋肉痛や脱力感，四肢のしびれが出現し，時には急性腎不全となり死に至ることもある．抗菌薬（ニューキノロン系）投与開始1日目に出現することがある．

（4）細胞膜阻害薬：細胞膜を破壊する

種類	代表的な薬剤（略号）	特徴	副作用
ポリペプチド系	ポリミキシンB（PL-B） コリスチン（CL）	グラム陰性菌による腸炎や皮膚感染症に有効である。ヒトの細胞膜にも作用する。	腎障害，アレルギー，食欲不振
リポペプチド	ダプトマイシン（DAP）	グラム陽性球菌に有効で，新たな抗MRSA薬として期待されている。	横紋筋融解症

（5）代謝拮抗薬（葉酸合成阻害薬）：細菌の葉酸の合成過程を阻害する

代表的な薬剤	特徴	副作用
ST合剤 （サルファ剤とトリメトプリムの合剤）	尿路感染症，トキソプラズマ症，ニューモシスチス肺炎に有効である。 2剤を合剤にすることで相乗効果が得られ，耐性の出現を抑制する。	発疹，電解質異常，骨髄抑制*，ショック，スティーブンス・ジョンソン症候群*

Ⅱ 抗結核薬

代表的な薬剤（略号）	特徴	副作用
イソニアジド（INH），リファンピシン（RFP），ピラジナミド（PZA），ストレプトマイシン（SM），エタンブトール（EB）	結核菌は増殖速度が遅いため，長期投与が必要。耐性菌が出現しないように何種類かの薬剤を併用する。	視力障害，聴力障害，肝障害，腎障害，末梢神経障害

表6.2-2　抗菌薬の主な副作用

副作用	抗菌薬
下痢 要因：腸内細菌叢を変化させるため	多くの抗菌薬
肝機能障害・腎機能障害 要因：肝代謝，腎代謝を障害するため	多くの抗菌薬
アレルギー（アナフィラキシーショック）	ペニシリン系 セフェム系，カルバペネム系
聴覚障害	アミノグリコシド系
神経筋接合部障害 注意：筋弛緩薬との併用に注意する	アミノグリコシド系
けいれん・光毒性	ニューキノロン系 β-ラクタム系
濃度依存性毒性 注意：腎機能に応じた投与方法をとり，TDMを行う	アミノグリコシド系，バンコマイシンなど

用語解説＊

骨髄抑制

骨髄での造血機能が抑制される状態。

用語解説＊

スティーブンス・ジョンソン症候群

薬剤投与1日目～2週間以内に，感冒に似た症状や発疹，眼の充血が出現し，急速に進行する（40℃以上の発熱や皮膚・粘膜の熱傷後のようなただれ）。死亡率が30％と高く，一命をとりとめても，眼や肺に重い後遺症を残すことがある。

➡ 抗結核薬については，3章2節p.69も参照。

２ 抗ウイルス薬

　抗ウイルス薬は，核酸の合成を阻害したり，酵素を阻害したりして作用する。ウイルスは宿主（患者）のタンパクや酵素を利用するため，宿主に傷害を与えないように薬を製造するのは困難であり，抗ウイルス薬は一部のウイルスに対してのみ存在する。

　抗ウイルス薬にはインフルエンザウイルスに対するオセルタミビル（タミフ

ル®），ザナミビル（リレンザ®），水痘・帯状疱疹ウイルスに対するアシクロビル（ゾビラックス®），サイトメガロウイルスに対するガンシクロビル（デノシン®），新型コロナウイルスに対するレムデシビルなどがある（➡B型肝炎ウイルス，ヒト免疫不全ウイルスに対する薬剤はそれぞれp.88，107参照）．
表6.2-3に主な抗ウイルス薬を，図6.2-6に抗ウイルス薬の作用機序を示す．

❶**オセルタミビル，ザナミビル** ウイルスが宿主細胞の表面から遊離するために必要な酵素であるノイラミニダーゼを阻害することで，ウイルスの増殖を抑える．オセルタミビルは転落などの重大事故につながる異常行動を誘発する可能性がある．

➡ オセルタミビル服用後の異常行動については，p.54 plus α参照．

❷**レムデシビル** 抗新型コロナウイルス薬の一つであり，ウイルスRNA産生の減少を引き起こし，核酸の合成を阻害することで効果を現す．

❸**マラビロク** ウイルスが宿主細胞の表面へ吸着・侵入することを抑制することにより抗ウイルス作用を発揮する．

表6.2-3　代表的な抗ウイルス薬

代表的な薬剤	ウイルス	特　徴	副作用
オセルタミビル，ザナミビル	インフルエンザウイルス	ノイラミニダーゼ阻害	小児・未成年の異常行動の恐れ
アシクロビル	水痘・帯状疱疹ウイルス	核酸合成阻害	腹痛，下痢，貧血，発熱，発疹など
ガンシクロビル	サイトメガロウイルス		白血球減少，貧血など骨髄抑制，肝機能障害
ラミブジン	B型肝炎ウイルス		頭痛，倦怠感，腹痛，下痢など
レムデシビル	新型コロナウイルス		洞徐脈*，低血圧など
テノホビル	ヒト免疫不全ウイルス（HIV）		腎障害，骨障害
ファビピラビル			肝機能障害など
マラビロク		CCR5*阻害	疲労，発疹，めまいなど

＊1　洞徐脈：洞結節の興奮頻度（心拍数）が50/分以下に低下している状態
＊2　CCR5：ウイルスが侵入する時に結合する細胞表面の受容体

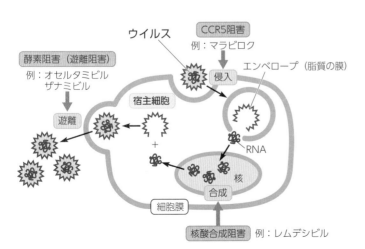

図6.2-6　抗ウイルス薬の作用機序

3 抗真菌薬

　健常人において深在性真菌症が問題になることは少ない．多くは移植後患者や重症患者などの**免疫能・全身状態が低下**している人に発症する．このような場合には，抗真菌薬の全身投与が行われる．抗真菌薬は，ヒトと構成成分が異なる真菌の細胞壁を破壊，あるいは合成を阻害して作用する（**図6.2-7**）．真菌の細胞膜のエルゴステロール（ステロールの一つ）を破壊するアムホテリシンB（ファンギゾン®），エルゴステロールの合成を阻害するミコナゾール（フロリード®），あるいは細胞壁のβ-D-グルカンの合成を阻害するミカファンギン（ファンガード®）などがある（**表6.2-4**）．

➡ 深在性真菌症については，p.251 参照.

4 抗寄生虫薬

　マラリア原虫に対するキニーネやメフロキンなどは，マラリアが赤血球内のヘム（ヘモグロビンの構成物）を利用するのを阻害する．悪心，めまいなどの**強い副作用**がある（**表6.2-5**）．

plus α
エルゴステロール

ヒトの細胞膜の構成成分はコレステロールで，エルゴステロールは存在しない（➡p.32 参照）.

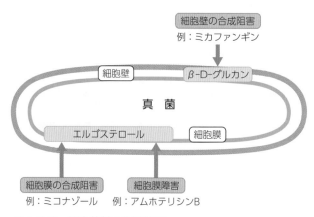

図6.2-7　**抗真菌薬の作用機序**

表6.2-4　**代表的な抗真菌薬**

代表的な薬剤（略号）	特　徴	副作用
アムホテリシンB（AMPH-B） ミコナゾール（MCZ） フルコナゾール（FLCZ） ミカファンギン	真菌の細胞壁の合成阻害，細胞膜の破壊・合成阻害などで効力を有する． ヒトの細胞膜にも作用する．	アレルギー，嘔吐，下痢，肝障害，腎障害，造血障害（貧血，顆粒球減少），ショック，スティーブンス・ジョンソン症候群

表6.2-5　**代表的な抗寄生虫薬**

代表的な薬剤	原　虫	特　徴	副作用
キニーネ	マラリア原虫	マラリアやアメーバ赤痢などの治療に用いられる．	アレルギー，悪心，嘔吐，めまい，顆粒球減少，まれにスティーブンス・ジョンソン症候群
クロロキン	マラリア原虫		
メフロキン	マラリア原虫（予防内服にも使用可）		
SP（サルファ剤＋ピリメタミン）合剤	マラリア原虫，トキソプラズマ		
メトロニダゾール	赤痢アメーバ，ランブル鞭毛虫		

2 血清療法（免疫グロブリン製剤の投与）

　血清療法とは，ヒトやウマの血液から作られた免疫血清（多量の抗体を含む血清）やモノクローナル抗体製剤を注射する治療法である．

　重症感染症や，免疫能が低下した状態では，感染から抗体産生までに時間がかかったり，抗体産生が不十分であったりする．このような場合に，**免疫グロブリン製剤**の投与は意義があると考えられる．免疫グロブリン製剤の作用にはオプソニン作用*，溶菌作用，毒素・ウイルス中和作用などがある．

　成人では通常，免疫グロブリン製剤を1日に5gずつ，3日間投与する．頭痛，悪心，アナフィラキシーショックなどの副作用がみられることがある．また，血液製剤であるため血液由来の感染の危険性を完全には否定できない．

a 重症感染症・敗血症

　重症肺炎などの**重症感染症**や**敗血症**では，発熱や倦怠感だけにとどまらず，呼吸不全，腎不全などの症状を呈することがあり，生死に関わることもある．こうした状況では，抗菌薬に加えて免疫グロブリン製剤の投与が行われることがある．

b 移植後ウイルス感染症

　臓器移植後は免疫抑制薬の投与により免疫能が低下した状態にある．サイトメガロウイルス感染の際は，抗ウイルス薬とともにサイトメガロウイルス抗体価の高い免疫グロブリンが使用されることがある．

c 針刺し事故によるB型肝炎ウイルス感染症

　HBs抗体陽性者から分離した高力価の免疫グロブリン〔高力価HBs抗体含有ヒト免疫グロブリン（HBIG）〕が，B型肝炎ウイルスに対する一時的な中和抗体として働くことが期待されている．

3 外科的処置

1 皮下膿瘍

　感染性粉瘤*，肛門周囲膿瘍などに対しては**切開・排膿**（図6.2-8）を行う．

2 創感染，術後の手術部位感染

　外傷，術後の手術部位感染（surgical site infection：SSI）の場合，創の開放を行い，創洗浄とともに感染部位の**デブリードマン***（debridement），あるいは感染巣への**ドレナージ***を行う（図6.2-8）．感染が鎮静化した後の肉芽の形成を促進するために，湿潤環境を保つドレッシング材を選択する．その後，タイミングを計って創閉鎖を行い，湿潤環境を維持する．

a 洗浄と消毒

　創部の感染の制御には，細菌数を減少させることが重要である．そのためには，局所麻酔を併用して，滅菌ブラシなども使用し，大量の生理食塩液などで積極的に洗浄する．

---

plus α

血清

血液＝血球＋血漿，血漿＝血清＋凝固因子

➡ 免疫グロブリンについては，p.226参照．

用語解説 *

オプソニン作用

細菌に抗体や補体が結合すると，好中球やマクロファージなどの食細胞が細菌を貪食しやすくなる現象．

➡ 移植患者と感染症については，4章7節p.188参照．

➡ 針刺し事故については，3章4節p.95参照．

用語解説 *

感染性粉瘤

表皮嚢腫，外毛根嚢腫などが炎症を起こして膿瘍化したもの．

➡ 手術部位感染（SSI）については，4章8節p.199参照．

用語解説 *

デブリードマン

創傷治癒の妨げになる，洗浄で除去できなかった感染部位の壊死組織，異物などを切除すること．壊死していない組織は出血するため，出血する程度まで行うことが必要である．

用語解説 *

ドレナージ

創内に血液，膿，分泌液がたまらないようにドレーンを挿入して外に導き出すこと．

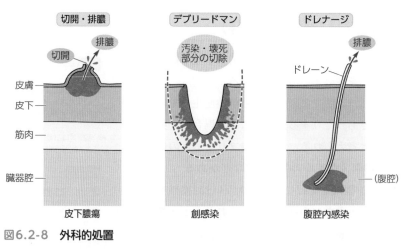

図6.2-8 **外科的処置**

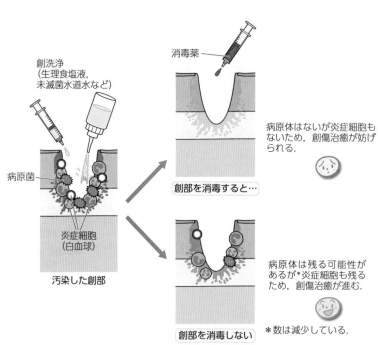

図6.2-9 **創洗浄**

　消毒薬は肉芽形成に必要な細胞にも傷害を与え，また消毒薬を使用してもすべての細菌を死滅させることはできない．したがって，高度の汚染や細菌数が多いと判断された場合には消毒薬を併用することもあるが，通常は，創部には消毒薬は使用せず洗浄を行う．ただし，周囲の皮膚には消毒を行う（図6.2-9）．

3 **腹腔内感染**

　開腹し積極的に洗浄する．さらに感染巣を外科的に切除し，ドレナージを行う．（図6.2-8）

4 敗血症の治療

1 敗血症

　敗血症とは，「感染症によって重篤な臓器障害が引き起こされる状態」である．肺炎，尿路感染，あるいはカテーテルなどからの感染によって一般的な感冒様症状である，頭痛，発熱，倦怠感，関節痛，咳，痰などが先行し，重篤化すると生体の反応の調節ができなくなり，呼吸器，脳，循環器など重要臓器の障害や，呼吸数増加，意識障害，血圧低下などの生命に危機を及ぼすような症状が引き起こされる．

　これまで敗血症は，感染が起こり，かつ**全身性炎症反応症候群**（systemic inflammatory response syndrome：SIRS）が引き起こされている場合に診断された（表6.2-6）．しかし近年では，感染が起こり，かつ**臓器障害**を伴う場合に診断されるようになった．臓器障害はSOFA（sequential organ failure assessment）*によって確認されるが，一般病棟や救急外来などではまず，速やかに診断が可能な**qSOFA**（表6.2-7）によってスクリーニングを行い，そこで陽性となればSOFAで確認を行う．

2 敗血症性ショック

　重度の血圧低下などのショック（急性循環不全）によって死亡の危険性が高まった状態は，**敗血症性ショック**と呼ばれる（図6.2-10）．さらに，コントロールが不良であれば，腎機能障害，肝機能障害，急性呼吸促迫症候群（ARDS），凝固機能障害（DIC等）なども合併し，複数臓器の障害である多臓器不全となる．

　近年，集中治療の進歩によって重症患者の救命率は向上したが，敗血症による死亡率は改善をみないままである．早期に診断し，治療を開始することが重要である．

表6.2-6　SIRSの診断基準

体　温	38℃以上，または36℃以下
心拍数	90回/分以上
呼　吸	呼吸回数20回/分以上，またはPaCO2 32mmHg以下
白血球	12,000個/μL以上，または4,000個/μL以下，または幼若白血球数10%以上

4項目のうち2項目以上に該当する場合にSIRSと診断

表6.2-7　qSOFA

意識の変容	GCS*で15未満
収縮期血圧	100mmHg以下
呼吸数	22回/分以上

3項目のうち2項目以上を満たす場合に敗血症と診断
GCS : Glasgow Coma Scale

Consensus Definitions for Sepsis and Septic Shock（JAMA. 2016）より抜粋して筆者翻訳．

用語解説*
SOFA

意識・呼吸・循環・肝・腎・凝固機能の6項目から成る，集中治療室で敗血症の診断に用いられる指標．項目ごとに0〜4点が与えられ，2点以上の増大で敗血症と診断される．

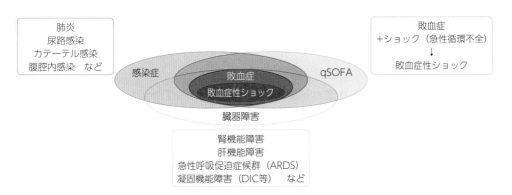

図6.2-10　**敗血症と敗血症性ショック**

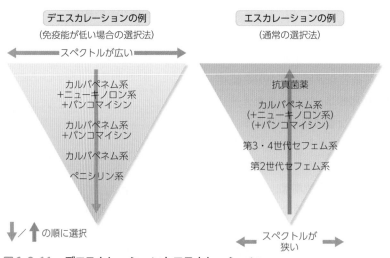

図6.2-11　デエスカレーションとエスカレーション

3 抗菌薬の投与法

　敗血症の治療は，原疾患である感染症のコントロールが第一で，広域スペクトルをもつ抗菌薬（カルバペネム系，ニューキノロン系など），あるいはメチシリン耐性黄色ブドウ球菌（MRSA）の疑いがあれば初めからバンコマイシンなどを投与する．すでに腎機能障害を併発している場合もあるが，有効血中濃度を早期に達成するために，初期には通常量や，むしろ多めの量を投与する場合もある．開始前には必ず，細菌培養のために検体を採取しておく．培養で起炎菌が限定できれば，**デエスカレーション**（図6.2-11）を行う．

4 全身管理

　敗血症診療ガイドラインに沿って，全身管理も並行して行う必要がある．敗血症性ショックに対しては，輸液や循環作動薬によるショックの管理，ARDSに対しては人工呼吸，DICに対しては抗凝固薬の投与，腎機能障害に対しては人工透析などの治療が必要となる．

5 宿主の免疫能の改善

　感染症は病原体の毒力と，宿主（患者）の免疫能とのバランスが崩れたときに発症する．市中感染のように，本来健康な人に発症する場合や，院内感染や日和見感染のように，原疾患のために栄養状態や免疫能が低下した人に発症する場合は，いずれも宿主の免疫能より毒力が優勢になったときである（➡ p.186 図4.6-3，p.187 表4.6-1）．したがって，感染症の治癒には抗感染症薬の投与や外科的処置がもちろん重要であるが，感染制御には，宿主の栄養状態を良好に保ち，免疫能を改善することが重要である．

1 栄養管理

　低栄養状態や経口摂取ができない状態では，積極的な栄養管理が重要である．栄養摂取はできる限り腸管を利用する．腸管は生理的な栄養摂取経路であり，かつ免疫機能にも携わるため，**腸管の健全性**を保つことは感染制御に重要である．腸管が利用できないときは経静脈栄養も併用するが，血管内カテーテル関連血流感染症などの合併症のリスクも高まるため，注意が必要である．

➡ 血管内カテーテル関連血流感染症については，4章9節p.201参照．

2 免疫抑制状態の改善

　免疫能の回復には，十分な栄養補給に加え，必要な水分の補給，安静による休養が必要である．また，糖尿病でなくても，高血糖は感染制御を妨げる要因となるため，**血糖管理**が重要である．免疫能を高める特殊な栄養剤である**免疫調整経腸栄養剤***の投与も有効な場合がある．

6 症状の緩和

　感染は炎症の原因の一つであり，炎症の4徴候である，**発赤・腫脹・発熱・疼痛**を伴う（**機能障害**を加えて5徴候ともいう）．これらの症状は安静や栄養状態の改善を妨げる要因ともなり得る．必要に応じて局所の冷却，抗炎症薬の湿布，消炎鎮痛薬の投与（内服・静注・坐薬）を行う．

　非ステロイド系の消炎鎮痛薬（nonsteroidal anti-inflammatory drugs：**NSAIDs***）が一般的であるが，胃粘膜を傷害するため長期投与は避ける．抗炎症作用はないがアセトアミノフェンは副作用が少なく使用されることが多い．ただし直接的な血管拡張作用と，症状の軽減により交感神経の緊張が緩和し，血圧低下を来すこともあるため注意する．

7 感染症治療時の看護

1 症状の観察

　炎症の4徴候である発赤・腫脹・発熱・疼痛を観察し，患者の苦痛を緩和して，安静を保ち，治療がうまくいくように導く（**図6.2-12**）．敗血症の基準を満たす場合は重症化の恐れがあるため，血液検査等のデータと併せて経過を追う．また，ドレーンが挿入されている場合，屈曲・閉塞・抜去に注意する．

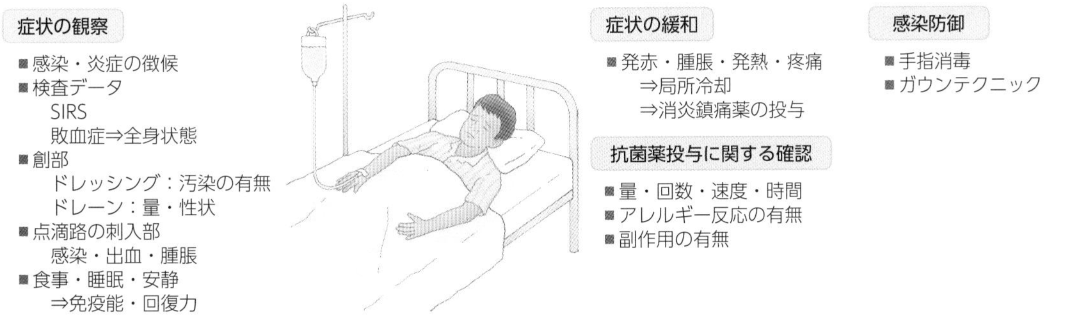

用語解説*
免疫調整経腸栄養剤
アルギニン，グルタミン，ω-3系多価不飽和脂肪酸，抗酸化物質などの免疫系に影響する栄養素が豊富に含まれた経腸栄養剤．この使用による術後感染の減少，敗血症への有用性が報告されている．

用語解説*
NSAIDs
ステロイド以外の構造をもつ抗炎症・解熱・鎮痛作用を有する薬物．ロキソプロフェン（内服薬，ロキソニン®），ジクロフェナク（内服薬・坐薬，ボルタレン®），フルルビプロフェン（静注薬，ロピオン®）など．

症状の観察
- 感染・炎症の徴候
- 検査データ
  SIRS
  敗血症⇒全身状態
- 創部
  ドレッシング：汚染の有無
  ドレーン：量・性状
- 点滴路の刺入部
  感染・出血・腫脹
- 食事・睡眠・安静
  ⇒免疫能・回復力

症状の緩和
- 発赤・腫脹・発熱・疼痛
  ⇒局所冷却
  ⇒消炎鎮痛薬の投与

抗菌薬投与に関する確認
- 量・回数・速度・時間
- アレルギー反応の有無
- 副作用の有無

感染防御
- 手指消毒
- ガウンテクニック

図6.2-12　**感染症患者の看護**

2 抗菌薬の投与に関する注意

投与量，投与回数，投与速度，投与時間などについて，PK–PD理論に配慮した投与方法をとるよう注意する．また，アレルギー反応などの副作用の有無をチェックする．点滴では薬液の漏れや出血，長期の投与では発赤・腫脹など，刺入部の観察も怠らないようにする．

引用・参考文献

1) 坂崎利一編. 図解臨床細菌検査. 第2版, 文光堂, 1996.
2) 小栗豊子編. 臨床微生物検査ハンドブック. 第3版, 三輪書店, 2008.
3) 平松啓一ほか編. 標準微生物学. 第11版, 医学書院, 2012.
4) 青木眞. レジデントのための感染症診療マニュアル. 第4版, 医学書院, 2020.
5) 河合忠. 目で見る初期診療の検査計画と結果の読み方. 東京医学社, 1998.
6) 一山智ほか編. 感染症. メディカルレビュー社, 2000.
7) 本田順一ほか. 基礎からわかる感染症. ナツメ社, 2012.
8) 松島敏春ほか. 診療に役立つ学べる感染症：カラーイラストレイティッド. 診断と治療社, 2012.
9) Frederick S.S. 原著編. 源河いくみほか編. 感染症診療スタンダードマニュアル. 第2版, 羊土社, 2011.
10) 日本感染症学会編. 感染症専門医テキスト第1部（解説編）. 南江堂, 2011.
11) 前﨑繁文ほか編. 入院患者における重症・難治性感染症を
診る. 文光堂, 2012,（臨床感染症ブックレット, 7）.
12) 日本外科感染症学会編. 周術期感染管理テキスト. 診断と治療社, 2012.
13) 竹末芳生編. 今すぐ実践したい周術期管理と抗菌薬適正使用：外科・救急集中治療における感染症対策. 医薬ジャーナル社, 2011.
14) 炭山嘉伸ほか編. 感染症・合併症ゼロをめざす創閉鎖：エビデンスと経験に基づく手術創，救急創傷の閉鎖・開放から創処置まで. 羊土社, 2010.
15) 前﨑繁文ほか編. 感染症の予防や制御に必要なことを実践する. 文光堂, 2013,（臨床感染症ブックレット, 8）.
16) 福井次矢ほか編. 今日の治療指針2022. 医学書院, 2022.
17) 永井良三編. 今日の診断指針. 第8版, 医学書院, 2020.
18) 島田和幸ほか編. 今日の治療薬2022. 南江堂, 2022.
19) 藤田次郎ほか編. 感染症 最新の治療2022-2024. 南江堂, 2022.
20) 氏家義人ほか編. 救急・集中治療領域における感染症診療. 克誠堂出版, 2019.

重要用語

グラム染色	抗ウイルス薬	ドレナージ
抗酸菌染色（チール・ネールゼン染色法）	抗真菌薬	敗血症
抗菌薬	抗菌スペクトル	
	デブリードマン	

◆ 学習参考文献

❶ 堀井俊伸監修. 微生物検査ナビ. 栄研化学, 2013.
臨床微生物検査学や感染症学の基礎となる培養法を学ぶことができる.

❷ 岩田健太郎. 99・9％が誤用の抗生物質：医者も知らないホントの話. 光文社, 2013,（光文社新書, 656）.
抗菌薬を使うことにはリスクが伴い，そのリスクが何であるのかを学ぶことができる.

❸ 矢野邦夫. ねころんで読める抗菌薬. メディカ出版, 2014.
抗菌薬の基本を，例えやイラスト・漫画を交えながらわかりやすく解説している.

❹ 笠原敬ほか. みるトレ 感染症. 医学書院, 2015.
感染症診療における，身体所見や微生物学的検査所見などを「みる」訓練ができる問題集である.

※以下に掲載のない出題基準項目は，他巻にて対応しています．

必修問題

目標Ⅲ．看護に必要な人体の構造と機能および健康障害と回復について基本的な知識を問う．

大項目	中項目（出題範囲）	小項目（キーワード）	本書該当ページ
10．人体の構造と機能	A．人体の基本的な構造と正常な機能	免疫系	p.43-50
11．徴候と疾患	B．主要な疾患による健康障害	感染症	p.38-43，52-133，136-218
12．薬物の作用とその管理	A．主な薬物の効果と副作用（有害事象）	抗感染症薬	p.257-264

疾病の成り立ちと回復の促進

目標Ⅱ．疾病の要因と生体反応について基本的な理解を問う．

大項目	中項目（出題範囲）	小項目（キーワード）	本書該当ページ
3．基本的な病因とその成り立ち	C．人と病原体の関わり	感染源と感染経路	p.40-42
		ウイルス	p.29，31，52，55，77，85，105，120，122，128，136，157，166，168，169，188
		細菌	p.28，30，57，62，72，97，109，111，115，124，127，138，159，164，170，183，194，201，206
		真菌	p.28，30，190，203
		薬剤耐性＜AMR＞（多剤耐性菌）	p.206-217

健康支援と社会保障制度

目標Ⅲ．公衆衛生の基本，保健活動の基盤となる法や施策および生活者の健康増進について基本的な理解を問う．

大項目	中項目（出題範囲）	小項目（キーワード）	本書該当ページ
7．公衆衛生における感染症と対策	A．感染症の基本	感染症の成立と予防	p.40-43
		予防接種	p.162，220-225
		感染症の予防及び感染症の患者に対する医療に関する法律＜感染症法＞	p.241-243
	B．主要な感染症と動向	結核	p.62-71
		新興感染症	p.239
		再興感染症	p.239
		薬剤耐性菌感染症	p.206-217
		人獣共通感染症	p.136-144
		ヒト免疫不全ウイルス＜HIV＞感染症，後天性免疫不全症候群＜AIDS＞	p.105-109
8．公衆衛生における生活環境への対策	C．ごみ・廃棄物	感染性廃棄物	p.238

臨床微生物・医動物

表紙デザイン：株式会社金木犀舎

本文デザイン：クニメディア株式会社

図版：有限会社デザインスタジオEX

イラスト：清水みどり

ナーシング・グラフィカ 疾病の成り立ちと回復の促進③

臨床微生物・医動物

2004年10月20日発行　第1版第1刷
2013年1月20日発行　第2版第1刷
2015年1月15日発行　第3版第1刷
2022年1月20日発行　第4版第1刷
2024年1月20日発行　第5版第1刷Ⓒ

編　者　矢野 久子　安田 陽子　四柳 宏
発行者　長谷川 翔
発行所　株式会社メディカ出版
　　　　〒532-8588
　　　　大阪市淀川区宮原3-4-30
　　　　ニッセイ新大阪ビル16F
　　　　電話　06-6398-5045（編集）
　　　　　　　0120-276-115（お客様センター）
　　　　https://store.medica.co.jp/n-graphicus.html
印刷・製本　株式会社広済堂ネクスト

デジタル看護教科書®
DIGITAL
NURSINGRAPHICUS

デジタル ナーシング・グラフィカ

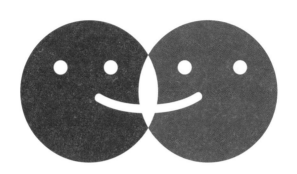

観る
動画がオフラインで
さくさく再生！

読む
いつもの本を
読むように！

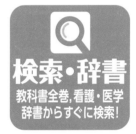

検索・辞書
教科書全巻，看護・医学
辞書からすぐに検索！

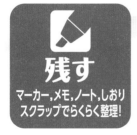

残す
マーカー，メモ，ノート，しおり
スクラップでらくらく整理！

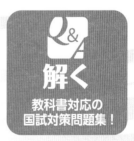

解く
教科書対応の
国試対策問題集！

きっとあなたを新しい知の世界へいざないます

for iPad ／ for Windows

iPad 版と Windows 版は別商品です．ご注文の際はそれぞれご指定ください．

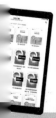

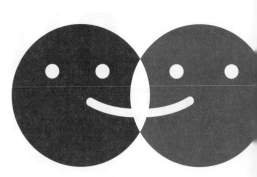